Ronald Dehmlow (Hrsg.)

Sauerstoff-Ozon-Therapien

Ronald Dehmlow (Hrsg.)

Sauerstoff-Ozon-Therapien

Methoden und praktische Anwendungen

ELSEVIER
URBAN & FISCHER

URBAN & FISCHER
München • Jena

Zuschriften und Kritik an:
Elsevier GmbH, Urban & Fischer Verlag, Lektorat Komplementäre und Integrative Medizin, Karlstraße 45, 80333 München

Wichtiger Hinweis für den Benutzer
Die Erkenntnisse in der Medizin unterliegen laufendem Wandel durch Forschung und klinische Erfahrungen. Herausgeber und Autoren dieses Werkes haben große Sorgfalt darauf verwendet, dass die in diesem Werk gemachten therapeutischen Angaben dem derzeitigen Wissensstand entsprechen. Das entbindet den Nutzer dieses Werkes aber nicht von der Verpflichtung, anhand weiterer schriftlicher Informationsquellen zu überprüfen, ob die dort gemachten Angaben von denen in diesem Buch abweichen und seine Verordnung in eigener Verantwortung zu treffen.

Wie allgemein üblich wurden Warenzeichen bzw. Namen (z. B. bei Pharmapräparaten) nicht besonders gekennzeichnet.

Bibliografische Information der Deutschen Nationalbibliothek
Die Deutsche Nationalbibliothek verzeichnet diese Publikation in der Deutschen Nationalbibliografie; detaillierte bibliografische Daten sind im Internet über http://dnb.d-nb.de abrufbar.

1. Auflage 2008

Der Urban & Fischer Verlag ist ein Imprint der Elsevier GmbH.

08 09 10 11 12 5 4 3 2 1

Um den Textfluss nicht zu stören, wurde bei Patienten und Berufsbezeichnungen die grammatikalisch maskuline Form gewählt. Selbstverständlich sind in diesen Fällen immer Frauen und Männer gemeint.

Planung: Ingrid Puchner, München
Lektorat: Christel Hämmerle, München
Redaktion: Stefan Oestreich, München
Herstellung: Antje Arnold, München
Satz: abavo GmbH, Buchloe; TnQ, Chennai
Druck und Bindung: Krips b.v., Meppel
Fotos/Zeichnungen: Susanne Adler, Lübeck; abavo GmbH, Buchloe
Umschlaggestaltung: SpieszDesign, Büro für Gestaltung, Neu-Ulm
Gedruckt auf 115g Eurobulk, 1,1faches Volumen

ISBN 978-3-437-57780-2

Aktuelle Informationen finden Sie im Internet unter **www.elsevier.de** und **www.elsevier.com**.

Vorwort

In dem vorliegenden Buch werden zum ersten Mal Gemeinsamkeiten sowie Unterschiede der Sauerstoff-, Ozontherapien, HOT und UVB (recht) umfassend dargestellt. Zudem wurden die Therapien eingebettet in den Kontext der Regulationsmedizin (Kap.1) und hier nicht nur auf dem Hintergrund des Regulationsstoffwechsels thematisiert, sondern auch im Zusammenhang der ihm übergeordneten Regulationsbiologie sowie der Regulationsphysiologie und -psychologie. Außerdem benennt die „Regulationssoziologie" im Rahmen der heutigen zivilisatorischen Entwicklungen den Zusammenhang dieser Therapien zum Dauerstress, da ständiges Wachstum und Beschleunigung aller Prozesse nicht zu übersehen sind. Die theoretischen Konzepte wären ohne das Konzept der Autoregulation, ohne die Grundlagen der Reizphysiologie der Zelle und Gewebe und ohne das Konzept der Grundregulation und die Zusammenhänge zum Vegetativum unvollständig (Kap. 9–12). Mit der Phasentheorie der Ruhe und Erregung (Segal, Dehmlow) stehen zudem halb-quantitative Beziehungen und mit der Assoziations-Induktions-Hypothese (Ling) eine voll geprüfte quantitative Theorie und Praxis zur Verfügung.

Grundlagen und Praxis der einzelnen Therapieverfahren (Kap. 2–7) werden so dargestellt, dass der Anfänger eine umfassende Einführung in die Konzepte erhält und der bereits Praktizierende wichtige Aspekte nachschlagen kann. Reine Sauerstofftherapien (Kap. 3) werden nur kurz erwähnt, da hier mit dem Buch „Sauerstoff-Mehrschritt-Therapien" (Ardenne) ein umfassendes Werk zur Verfügung steht. Uns war es auch wichtig, Aussagen zur Wirksamkeit der Ozon-Sauerstoff-Therapien aufzuführen und die klinischen Studien (Kap. 8) zu bewerten. Praktische Hinweise für den Kliniker oder Praktiker, Arzt oder Heilpraktiker, zu einzelnen Indikationen in Bezug zu Sauerstoff-, Ozontherapien, HOT und UVB sind ausführlich in Kapitel 13 dargestellt.

Dieses Buch ist ein Gemeinschaftswerk von vier Autoren, das von Dr. Ronald Dehmlow, ebenfalls Autor und zusätzlich als Herausgeber tätig, betreut wurde. Die Beiträge von Siegfried Kämper, Dr. med. Heinz Schöbe und Dr. med. Beat Unternährer, wurden nicht gesondert ausgewiesen, sondern sind integraler Bestandteil des praktischen Teils. Der Herausgeber dankt all seinen Autoren und Mitstreitern für die Mitarbeit und tatkräftige Unterstützung. Dabei entstandene Fehler gehen jedoch ausschließlich zu Lasten des Ersteren.

Die Autoren und insbesondere der Herausgeber dankt zudem dem Verlag Elsevier, Urban und Fischer für die vielfältige Unterstützung bei der Realisierung dieses Buchprojekts: Herrn Lenzen für anregende Diskussionen, Frau Puchner für die Erstellung des ersten Konzepts und der Lektorin Frau Hämmerle für Ihr Engagement und Ihre Ideen während der Realisierungsphase des nun vorliegenden Buches.

Der Herausgeber September 2007

Herausgeber- und Autorenverzeichnis

Herausgeber:

Dr. rer. nat. Ronald Dehmlow
Geschwister-Scholl-Str. 39
16547 Birkenwerder

Autoren:

Dr. rer. nat Ronald Dehmlow
Geschwister-Scholl-Str. 39
16547 Birkenwerder

Siegfried Kämper
Am Stadtgarten 2
45883 Gelsenkirchen

Dr. med. Henrik Schöbe Henrik
Augustaplatz 2
76530 Baden-Baden

Dr. med. Beat Unternährer
Oberdierikoner Str. 3
CH-6030 Ebikon

Inhaltsverzeichnis

KAPITEL

1 Sauerstoff-, Ozon-, HOT und UVB-Therapien in der Regulationsmedizin

Alle naturheilkundlichen diagnostischen und therapeutischen Verfahren, so auch die Sauerstoff-, Ozon-, HOT und UVB-Therapien sind im Kontext einer ganzheitlichen Medizin zu betrachten, die sich dem Konzept der Regulationsmedizin (auch ➤ Kap. 9.1) verpflichtet fühlt. Diese thematisiert die untrennbare Einheit von Prozessen der Regulationsphysiologie und Regulationspsychologie, d.h. die Einheit und Wechselwirkung zwischen Entgleisung, Kompensation und Dekompensation des (Regulations-)Stoffwechsels bis zur Erschöpfung und chronischen Erkrankungen einerseits und zwischen Angst, Aggression und Depression als Disharmonie der Psyche andererseits.

Sauerstoff- und Ozontherapien (Letztere: Ozontherapien sowie HOT und UVB ➤ Kap. 3.1– ➤ Kap. 7.4) lassen sie sich mit allen anderen Therapieverfahren der konventionellen Medizin sowie mit den (klassischen) Naturheilverfahren, wie z.B. Balneologie, Phyto- und Ernährungstherapie sowie den erweiterten Naturheilverfahren (z.B. Ozontherapie, Magnetfeldtherapie), aber auch mit Homöopathie und Akupunktur kombinieren.

1.1 Was, wo und wie wird reguliert?

Sauerstoff- und Ozontherapien (letztere: Ozontherapien sowie HOT und UVB ➤ Kap. 3.1– ➤ Kap. 7.4) sind grundsätzlich Reiz-Reaktions-(Regulations)-Therapien zur Behandlung von Regulationsstörungen und -erkrankungen, die nach Schole/Lutz [254] durch Stoffwechselentgleisungen sowohl auf der anabolen Seite bis zum Schock, z.B. Schocklunge als auch auf der katabolen Seite, insbesondere durch Dauerstress (physisch und psychisch) verursacht sind. Da Heilung nur möglich ist bei Normalisierung des Regulationsstoffwechsels, liegen die therapeutischen Ziele in der Erhöhung der Regulationskapazität (➤ Kap. 9.1, ➤ Kap. 9.2, und ➤ Abb. 9.1)

Im Fall der Ozon-Sauerstoff-Therapieverfahren wie auch anderer naturheilkundlicher Therapieverfahren steht die therapeutische Einflussnahme auf pathophysiologische Entzündungsreaktionen (➤ Kap. 10.1, ➤ Kap. 10.2) im Vordergrund [54]. Zusätzlich sind bei Regulationsstörungen infolge von oxidativem Stress bzw. dessen Folgereaktionen die neurophysiologischen Komponenten der Erregung und Dauererregung zu berücksichtigen (➤ Kap. 9.3, ➤ Kap. 10.4). Zudem können Mangelerscheinungen (Sauerstoffmangel, Energiemangel) als mögliche Krankheitsursachen erfolgreich behandelt und somit die Sauerstoffutilisation aller Zellen, Gewebe und Organe verbessert werden [56]. Zentrale Schaltstelle der physiologischen Vorgänge ist das Vegetativum verbunden mit den katabolen und anabolen Entgleisungen auf Stoffwechsel- oder biochemischer Ebene [54, 56, 226].

1.2 Regulation als Herstellung kohärenter Zustände

Wie bei allen naturheilkundlichen Verfahren, die autoregulative Prozesse in Gang setzen, markieren auch die Sauerstoff- und Ozontherapien den Übergang zu einer echten komplementären Medizin im Sinne Bohrs oder besser zu einer Ganzheitsmedizin im Sinne Popps und der Quantentheorie *(Quantenmedizin)*. Nach Popp scheint eine ausreichend „zielgenaue" schnelle und komplexe koordinierende Regulation aller biochemischen Prozesse in Organellen (z.B. Mitochondrien), Zellen, Organen und im ganzen Organismus bei Wachstum und Altern, Gesundheit und Krankheit nur über kohärente und „gequetschte" Zustände möglich. Erste Hinweise und Beweise liegen vor [213]. Insbesondere die UVB und HOT haben hier eine besondere Analogie zur (therapeutischen) Wirksamkeit der Sonnenstrahlen über die Haut und auch ins Blut (vermittelt über das verwendete Eigenblut (auch ➤ Kap. 2.3.1 und [57]). Eine vollständige Beschreibung dieser Prozesse setzt die ausreichende Berücksichtigung der Potenzialwirbel voraus, insbesondere auch im Rahmen einer konsequenten Umweltmedizin (z.B. Auswirkungen eines zunehmenden Elektrosmogs).

KAPITEL

2 Sauerstoff und seine Modifikationen

2.1 Sauerstoff: Biochemie und physiologische Funktionen

2.1.1 Physikalische und chemische Eigenschaften

Sauerstoff ist geruchlos, geschmacklos und unsichtbar. Ohne Sauerstoff ist Leben unmöglich, die Erde wäre eine Geröllwüste ohne höhere Lebewesen. Sauerstoff kommt in freiem Zustand als Bestandteil der Luft vor, in gebundenem Zustand in Wasser, zudem in Form von Oxiden, Karbonaten und Silikaten.

Die Hauptquelle der Sauerstoffaufnahme für Menschen ist die Atemluft mit ca. 21% Sauerstoff, 78% Stickstoff, ca. 1% Erdgase (Argon, Helium, Krypton, Neon, Radon, Xenon) und 0,03% Kohlendioxid. Die Ausatemluft enthält noch 16% Sauerstoff, d.h. unser Körper nutzt lediglich 5% für seine Funktion. Die Sauerstoffaufnahme ist abhängig vom Sauerstoffpartialdruck (pO_2) – dem prozentualen Sauerstoffanteil (ca. 160 mmHg): Je größer das Atemvolumen, je mehr Frischluft in die Lunge gelangt, desto höher ist auch der pO_2. Sauerstoff enthält zwar selbst keine Energie, ist aber Voraussetzung für die Energiegewinnung aus den energietragenden Nährstoffen. In dieser Funktion kann Sauerstoff durch keinen anderen Stoff ersetzt werden.

Sauerstoff tritt durch Diffusion in die Lungenalveolen über und wird hier gelöst bzw. an Hämoglobin gebunden. Die unmittelbare Sauerstoffverteilung an die Zellen erfolgt über die Kapillaren. In die Zelle gelangt der Sauerstoff durch Perfusion. Während der mehrstufig ablaufenden biochemischen Reaktion („Atmungskette") entstehen aus Sauerstoff und Nährstoffen in den Zellen die für den Menschen verwertbaren Energieformen, v.a. ATP. Je höher der pO_2 des Bluts ist, desto besser und vollständiger kann diese biologische Oxidation ablaufen.

2.1.2 Technische Verwendung

Überall dort, wo es bei Verbrennungsvorgängen auf die Erreichung möglichst hoher Temperaturen ankommt, wird Sauerstoff (O_2) anstelle von Luft verwendet. Dies gilt speziell für das autogene Schweißen mit Acetylen und O_2 und für die Verwendung der Knallgasflamme zum Schmelzen von Quarz und hochschmelzenden Metallen oder zur Herstellung künstlicher Edelsteine. Große Mengen O_2 werden in der Metallurgie, zum Beispiel beim Hochofenprozess, zum Schmelzen und Frischen von Eisen benutzt. Auch in die industrielle Synthese hat O_2 Eingang gefunden. Man benötigt ihn bei der Olefinoxidation (z.B. bei der Herstellung von Ethylenoxid aus Ethylen), bei der Oxychlorierung von Alkenen zu Chloralkanen sowie beispielsweise bei der Umwandlung von SO_2 in SO_3, NH_3 in NO_2, HS in SO_2. Auch zur Synthesegaserzeugung und als Oxidationsmittel für Raketentreibstoffe wird O_2 benötigt. O_2 dient ferner zur Füllung von Atemschutzgeräten; mit O_2 angereicherte Luft kommt in der Medizin zur Unterstützung der Atmung zur Anwendung. Bedeutung hat O_2 auch in der biologischen Abwasserbehandlung erlangt.

Das technische Gas ist im Handel in blauen oder auch grauen Stahlflaschen mit weißer Schulter erhältlich.

2.1.3 Therapeutische Wirkungen von Sauerstoff

Therapeutisch verabreichter Sauerstoff bewirkt nicht nur Veränderungen an festen und flüssigen Blutbestandteilen, sondern er ruft aufgrund der Verbesserung der Sauerstoffutilisation auch Veränderungen an Stoffwechselparametern hervor.

Veränderungen an Blutbestandteilen und Stoffwechselparametern

- **Biophysikalische und chemische Veränderungen:**
  - Verbesserung der elektrophoretischen Beweglichkeit der Erythrozyten
  - Erhöhung der elektrischen Ladung der Erythrozyten und der Chemolumineszenz des Bluts
  - Verminderung der Oberflächenspannung des Bluts

- **Hämatologische Veränderungen:**
  - Vermehrung der Erythrozyten, Leukozyten, basophilen Granulozyten, Lymphozyten, Thrombozyten
  - Anstieg des Hämoglobins
- **Hämostaseologische Veränderungen:**
  - Verminderung des Fibrinogens, der Thrombozytenaggregation
  - Normalisierung der Fibrinolyse, tendenzielle Normalisierung der Fibrinspaltprodukte
- **Hämorheologische Veränderungen:**
  - Verminderung der Vollblutviskosität in niederen Scherbereichen und der Plasmaviskosität
  - Verringerung der erhöhten Erythrozytenaggregation

In der Folge verändern sich die Hämodynamik (Erhöhung des poststenotischen arteriellen Drucks und des Stromzeitvolumens), die körpereigene Abwehr (Anstieg der Phagozytose, Zunahme der Bakterizidie des Bluts, Veränderung des Immunstatus) sowie die muskuläre Leistung (Verlängerung der Gehstrecke, Verbesserung der ergometrischen Leistung).

Die verbesserte Sauerstoffutilisation geht einher mit einer Veränderung folgender **Stoffwechselparameter**:

- Anstieg des arteriellen pO_2, des venösen pCO_2, der arteriovenösen Sauerstoffdifferenz
- Abfall des venösen pO_2, des Pyruvat- und Laktatspiegels
- Senkung von Cholesterin- und Triglyzeridwerten und Fibrinogenkonzentration
- Senkung von Plasmaviskosität, Erythrozytenaggregation
- Erhöhung der Peroxidzahl

Förderung der Durchblutung und Mikrozirkulation

In der Sauerstofftherapie wird die Versorgung des Organismus mit Sauerstoff gezielt beeinflusst, um die die Sauerstoffversorgung der Körperzellen und die Blutzirkulation in den Geweben zu verbessern. Von Ardenne, der Begründer der Sauerstoff-Mehrschritttherapie (➤ Kap. 3), entdeckte in den Kapillaren ablaufenden Schaltmechanismus der Blutmikrozirkulation: Unterschreiten Sauerstoff-Partialdruck und Perfusion am venösen Ende bestimmte Werte, schwellen die Kapillarwandzellen an und eine Verlangsamung des Blutflusses tritt ein. Durch Zufuhr von Sauerstoff und die Erhöhung des Sauerstoffpartialdrucks wird nach von Ardenne die Mikrozirkulation hoch geschaltet und eine verbesserte Sauerstoffversorgung des gesamten Organismus erzielt [6, 7, 8].

Entzündungshemmende Wirkung

Entzündungen gehen einher mit einer Übersäuerung des Gewebes. Durch den zugeführten Sauerstoff werden im Rahmen der Verbesserung der Mikrozirkulation auch saure Produkte aus dem Gewebe geschwemmt. Zudem wird eine ausreichende ATP-Bildung gewährleistet. Eine entzündungshemmende Wirkung ist die Folge.

Sauerstoff als Ausgangssubstanz für Reaktive Sauerstoffverbindungen (ROS)

Aerobe Organismen benutzen molekularen Sauerstoff als Oxidans bei der Atmung. Obwohl in dieser Form Sauerstoff nicht sehr reaktiv und eher harmlos ist, hat er jedoch das Pozential nur teilweise reduziert zu werden, so dass **toxische Zwischenprodukte**, wie Singulett-Sauerstoff ($^{1}O_2^{*}$), Superoxidradikal ($O_2^{\bullet-}$), Hydroperoxylradikal ($HO_2^{\bullet}$), Wasserstoffperoxid (H_2O_2) und das Hydroxylradikal (•OH) entstehen. Diese auch als Reaktive Sauerstoffverbindungen (ROS: „Reactive Oxygen Species“) bezeichneten Formen sind extrem reaktiv und sie sind in der Lage, biologische Moleküle wie beispielsweise die DNA, Proteine und Lipide zu oxidieren. Welche ROS gebildet werden, hängt ab von der Konzentration der einzelnen Moleküle und dem jeweiligen Radikalschutzsystem.

Bildung der ROS

- ROS können **endogen** durch folgende Prozesse entstehen: als Nebenprodukte der mitochondri-

alen Atmung, im Rahmen des Phagozytoseprozesses durch Aktivierung der Makrophagen bzw. Granulozyten bei Entzündungen, Autoimmunerkrankungen oder im Umfeld von Tumoren. Zudem durch das hepatische Detoxifikationssystem, ferner bei neuralen Entzündungsreaktionen sowie durch die Eisen-katalysierte Radikalgeneration auf der Oberfläche von Proteinen.
- **Exogene** Faktoren, die die Entstehung von ROS begünstigen sind: Beeinträchtigung der antioxidativen Schutzmechanismen oder Induktion von ROS in der Zelle, v.a. durch chronischen Stress (Adrenalin), UV- und radioaktive Strahlung, Ozon, Chemikalien in der Umwelt, am Arbeitsplatz oder in der Nahrung, Schwermetalle, Zigaretten oder übertrieben körperliche Belastung (Übertraining).

Funktionen der ROS

Der Körper verfügt über ein hoch entwickeltes exogenes und endogenes Schutzsystem und nutzt sowohl Vitamin C und E, Carotinoide, Ubichinon, Glutathion, Flavonoide als auch Enzyme wie Superoxiddismutase, Glutathionperoxidase, Katalase, Glutathionreduktase und Glutathion-S-Transferasen zur Entgiftung der oxidativen Metaboliten.
- Durch ihr hohes zytotoxisches Potential können ROS **störend** in die **körpereigenen Schutzfunktionen** eingreifen und z.B. die Aktivität von Enzymen und Strukturporteinen beeinträchtigen, die Energieausbeute in den Mitochondrien reduzieren, zudem können sie zu einer verminderten Nervenleitgeschwindigkeit, zu einer eingeschränkten zellulären Immunfunktion und zu bleibenden Schäden des Genoms beitragen.
- ROS haben neben ihren toxischen Wirkungen allerdings auch eine fundamentale Bedeutung als zelluläre **Signalmoleküle**. Sie sind an wesentlichen Abläufen wie Inflammation, Proliferation, Antioxidation, Immunaktivität oder Apoptose beteiligt, indem sie z.B. als redoxsensible Faktoren im Zytoplasma eine enorme Vielfalt an Signalen auslösen.

2.2 Ozon: Biochemie und physiologische Funktionen

War das Wort Ozon früher ein Begriff, mit dem nur Experten einiger Fachgebiete vertraut waren, so ist das Wort inzwischen Bestandteil unseres Alltagswortschatzes und der Stoff Ozon gehört zu unserem Alltag. Seit einigen Jahren ist seine schleimhautreizende Wirkung insbesondere während des sog. Sommersmogs den meisten Menschen vertraut. Ebenso sind inzwischen Informationen über das Ozonloch in der 10 bis 50 km von der Erdoberfläche entfernten Stratosphäre, das mehr schädigendes UV-Licht auf die Erdoberfläche lässt, Allgemeinwissen. Dass dieses aggressive Gas in der Medizin eingesetzt wird, verunsichert viele Therapeuten und v.a. Patienten (➤ Kasten Pressespiegel): Auf der einen Seite verbieten erhöhte Ozonwerte in der Atemluft einen Aufenthalt im Freien, auf der anderen Seite soll dieses Gas z.B. ins Blut gegeben werden. Kann eine Substanz sowohl Atemgift des „Ozonsmogs", ein Konglomerat aus Abgasen und Ozon sein, als auch therapeutisch genutzt werden?

Pressespiegel: Ozon im Kreuzfeuer der Meinungen

- *„Ozon ist gut fürs Schwimmbad, aber nicht für die Arterien."* [89]
- *„Nach Erlernen der Ozontherapie stellte ich nach kurzer Zeit fest, dass Ozon als Medikament überhaupt das wirksamste uns bis jetzt zur Verfügung stehende Mittel bei der Behandlung von Durchblutungsstörungen jeglicher Art ist."* [294]
- Münchner Abendzeitung (November 1979): *„München: Mit einer Ozonspritze hatte die Münchner Heilpraktikerin Margit M. (46) die Schlafstörungen der 69-jährigen Marion O. zu kurieren versucht. Der Erfolg: die Frau wurde bewusstlos."*
- Tabakova [297]: *„Die Ozontherapie unter Anwendung eines Gerätes mit exakter Dosierbarkeit stellt ein außergewöhnlich gutes und erfolgreiches physiologisches Heilverfahren dar, besonders bei Gefäßerkrankungen. Dabei kann die Ozontherapie als direkte und selbstständige Therapie erfolgen, sie*

kann aber auch als Hilfstherapie mit anderen Behandlungsmethoden kombiniert und synchronisiert oder aber im Wechsel mit solchen Methoden angesetzt werden. Deshalb sollte sie in den angegebenen Fällen als Behandlungsmethode Allgemeingut der Medizin werden.“

- Pencz [205]: *„Gasembolien nach intravasaler Sauerstoff-Ozon-Injektion. Die Annahme, dass eine intravasale Sauerstoff-Ozon-Therapie völlig ungefährlich sei, lässt sich nicht aufrechterhalten. Dies beweisen zwei Fälle, in denen es nach dieser Behandlungsform zu Komplikationen kam. Während die Komplikation im einen Fall – eine massive zerebrale Gasembolie – eindeutig auf die Injektion zurückzuführen ist, lässt sich der Kausalzusammenhang im zweiten Fall nicht sichern; ein Spinalis-anterior-Syndrom als Folge der intravasalen Injektion ist jedoch wahrscheinlich. Wegen dieser Risiken ist zu fordern, dass die Indikation zu einer intravasalen Sauerstoff-Ozon-Therapie bei schweren Gefäßerkrankungen relativ eng und nur vom Angiologen gestellt wird.“*
- Münchner Boulevardpresse, April 1992: *„Ozontherapie, Münchnerin starb in der Praxis! 48-Jährige nicht der erste Todesfall.“*
- Prof. W. Eisenmenger [74]: *„Ist die Ozontherapie wirklich ungefährlich? Aufgrund dieser Tatsachen erscheint mir jede Form der intravasalen Ozon-Sauerstoff-Injektion ein Risiko darzustellen, welches in keinem Verhältnis zu dem nachgewiesenen Erfolg steht.“*

2.2.1 Physikalische und chemische Eigenschaften

Ozon (O_3 von griechisch *ozein* = riechen) ist ein aus drei Sauerstoffatomen bestehendes, instabiles Molekül, das innerhalb kurzer Zeit zu dimerem Sauerstoff zerfällt. Ozon weist einen charakteristischen Geruch auf; es wird bei -111,9°C flüssig und bei -192,5°C fest. Als starkes Oxidationsmittel kann es an Doppelbindungen organischer Moleküle sog. Ozonide bilden. Ozon ist in festem Zustand ein schwarzer Kristall, in flüssigem Zustand von tiefblauer Farbe, als Gas ist es farblos und hat einen typischen Geruch. In allen drei Aggregatzuständen ist es höchst explosiv: nach Thorp [304] in gasförmigem Zustand bei Konzentrationen von 320 µg/ml – diese Konzentrationen liegen außerhalb des therapeutischen Bereichs.

Da Ozon schwerer als Luft ist, beträgt die Halbwertszeit von Ozon in einem geschlossenen Raum durch reine Autokatalyse bei normaler Raumtemperatur ca. drei Tage. Der Zerfall geht umso schneller vor sich, je höher die Temperatur ist: Bei + 37°C vollzieht sich augenblicklich die Umwandlung, d.h. der Zerfall von Ozon in molekularen Sauerstoff und atomaren Sauerstoff – dieser sehr aktive energiereiche Sauerstoff „in statu nascendi“ kann direkt an die Erythrozyten abgegeben werden.

Bildung und Vorkommen

Ozon ist ein natürlicher Bestandteil der Atmosphäre, dessen Menge einer beständigen Zu- und Abnahme in rhythmischen Schwankungen unterliegt. Es bildet sich in der Atmosphäre v.a. auf drei Arten:

- Energiereiche Sonnenstrahlung spaltet Sauerstoff-Moleküle in der Stratosphäre in zwei einzelne Atome, die sich jeweils mit einem weiteren Sauerstoff-Molekül zu Ozon vereinigen. Dieser Vorgang der Spaltung von Sauerstoff-Molekülen durch energiereiche UV-Strahlung mit einer Wellenlänge von < 0,242 µm wird als Photodissoziation bezeichnet.
- In Erdnähe bildet sich Ozon aus einer Reaktion zwischen Stickstoffdioxid NO_2 und Sauerstoff O_2 unter dem Einfluss von UV-Strahlung.
- Während eines Gewitters entstehen durch den elektrischen Stromfluss zwischen Wolke und Erdboden bei der Blitzentladung Ozon, aber auch Salpetersäure und andere Stoffe.

Ohne Ozon ist ein Leben auf der Erde nicht möglich, da es die Sperrschicht für UV-Strahlen bildet und damit Bildung und Wachstum organischer Stoffe ermöglicht. Man geht heute davon aus, dass die Erde in Urzeiten vornehmlich aus Wasser bestand, auf das die UV-Strahlung der Sonne ungehindert aufprallte. Durch diese Energie entstand aus dem H_2O-Molekül: H^+ und 2 O^-, der leichtere Wasserstoff entwich in die Atmosphäre, auf den Sauerstoff prallte noch immer die UV-Energie der Sonne und ließ so einen O_3-Mantel entstehen, der die Sonnenenergie nun bei ihrem

Durchgang zur Erde bremste: Die Dissoziation des Wassers und damit die Entstehung des Sauerstoffs ließen nach und es bildete sich weniger Ozon, bis der Kreislauf von vorne begann. Diesem für den Schutz des Lebens auf der Erde unbedingt erforderlichen Kreislauf sollte die Atmosphäre noch heute unterliegen, er wird allerdings durch unsere umwelt- und eigenzerstörerischen Aktivitäten (z.B. atomare Strahlung, FCKW, Autoabgase, industrielle Abgase) aufs höchste gefährdet.

Technische Verwendung

Ozon wird aufgrund seiner bakteriziden, viruziden und fungiziden Eigenschaften (unten) weltweit genutzt bei der Trinkwasserentkeimung, der Aufbereitung von Schwimmbadwässern sowie zur Haltbarmachung von Obst und Lebensmitteln. Viebahn sowie Bringmann [38, 317] berichten in ihren Untersuchungen über die ungleich bessere desinfizierende Wirkung des Ozons im wässrigen Milieu gegenüber Chlor, im Hinblick auf die Beseitigung von Bakterien, Viren sowie Pilzen.

Desinfizierende Wirkung von Ozon

Viebahn berichtet: *„Längst ist bekannt, dass Ozon die übrigen Desinfektionsmittel, besonders das gängige Chlor nicht nur in seiner entkeimenden Wirkung übertrifft; die Reaktionszeiten sind wesentlich kürzer, die Ozonisierung ist (im sauren Milieu) pH- und Temperaturunempfindlicher als die Chlorierung, Nebenprodukte und die unangenehmen Begleiterscheinungen entfallen. Der entscheidende Nachteil von Chlor liegt in seiner unzureichenden Wirksamkeit gegenüber Viren begründet. Nach einer Kontaktzeit von nur 8 Sekunden sind die Viren bei einer O3-Konzentration von CO3 = 1,5 mg/l bereits zu 99% bis 99,5% abgetötet, nach 112 Sekunden zu 99,999%, nach weiteren 3 Minuten sind keine Viren mehr nachweisbar. Vergleicht man Bakterien- und Virenabtötung durch Ozon, so zeigt sich, dass Ozon in beiden Fällen optimale Wirkung entfaltet.“* [317]

Bringmann berichtet: *„Die Ozonisierung des Trinkwassers bewirkt, im Vergleich zur Chlorung nicht nur eine unvergleichlich schnellere Vernichtung der Bakterien der Coligruppe, sondern auch durch relativ geringen Mengen des Gases eine Tötung widerstandsfähiger Bakteriensporen in verhältnismäßig kurzer Zeit ...“* [38]

Bei der Trinkwasseraufbereitung findet nicht nur die Entkeimung rasch und intensiv statt, sondern auch – und dies wird in unserer heutigen Zeit immer wichtiger – der Abbau chlorierter organischer Kohlenwasserstoffe.

Abbau von Kohlenwasserstoffen durch Ozon

Kroyer: *„Neben der keimtötenden und virustatischen Wirkung werden im Wasser gelöste Metall-Ionen oxidiert und können somit leichter abgeschieden werden; weiter können unerwünschte Farb-, Geruch- und Geschmackstoffe abgebaut sowie viele organische Substanzen durch Spaltung von Doppelbindungen und aromatischen Ringsystemen in kleinere Bruchstücke zerlegt werden, die durch nachfolgende Verfahrensschritte leichter biologisch abbaubar sind.“* [155]

Bei den meisten „chlorfrei“ benannten Produkten oder Verfahren wird Ozon eingesetzt, so z.B. beim Bleichen von Papier. In diesem Zusammenhang ist oft von „aktivem Sauerstoff“, d.h. vom hoch oxidativen Sauerstoff die Rede.

Herstellung von therapeutisch einsetzbarem Ozon

Wird Ozon aus normaler Luft, die ca. 80% Stickstoff enthält, unter Aufwand von Energie hergestellt, entstehen zwangsläufig Stickstoffverbindungen, wie salpetrige Säure, Salpetersäure, Stickstoffpentoxyd (N_2O_5). Diese Stoffe wirken ätzend und – v.a. Stickstoffpentoxyd – toxisch auf den menschlichen Organismus.

> Aufgrund Reaktionsfreudigkeit des Ozons darf zu Therapiezwecken eingesetztes Ozon nur aus reinem medizinischen Sauerstoff hergestellt werden. Jeglicher Kontakt des Ozons mit Luft ist bei der therapeutischen Anwendung unbedingt zu vermeiden.

Folgende Methoden der Ozonherstellung haben praktische Bedeutung erlangt, die Herstellung mittels UV-Energie, Herstellung mittels stiller elektrischer Entladung.

Herstellung von Ozon durch UV-Energie

Als UV-Quelle wird im Allgemeinen ein Niederdruck-Quecksilber-Lichtbogen benutzt. Gut geeignet sind UV-Generatoren, die zu Laboratoriumszwecken und insbesondere zur Keimtötung, genutzt werden. Zu therapeutischen Zwecken reichen die bis jetzt entwickelten Geräte allerdings nicht aus, sie erfüllen die Sicherheitsbedingungen nicht, welche die Ärztliche Gesellschaft für Ozontherapie e.V. für Ozongeräte (ÄGO_3) ausgearbeitet hat. Hiervon ausgenommen ist das Gerät, das zur Hämatogenen Oxidationstherapie nach Wehrli (HOT) genutzt wird [324, 325]: Hier entsteht Ozon über einem UV-Brenner. Die HOT (➤ Kap. 7.1, ➤ Kap. 7.2) kommt der Großen Ozon-Eigenblut-Behandlung (GEB ➤ Kap. 5.3.2) nahe, wie sie die „Ärztliche Gesellschaft für Ozontherapie e.V." lehrt: Als UV-Quelle dient hier eine Quarzlampe. Die neuesten Apparate dieser Art arbeiten so, dass das Patientenblut mit reinem Sauerstoff aufgeschäumt, dann an der UV-Quelle vorbeigeleitet wird, um schließlich am Ende in einem Blut-Auffanggerät ozonisiert gesammelt zu werden.

Herstellung von Ozon durch elektrische Entladung

Der Prototyp des Ozongenerators mittels stiller elektrischer Entladung, der den Forderungen der ÄGO_3 für „patientensichere" Ozongeräte in vollem Umfang entspricht, ist der Ozonosan PM 58 von Hänsler. Er zeichnet sich durch folgende Merkmale aus:

- Jegliche Luftbeimischung ist unmöglich.
- Die zu entnehmende Ozonkonzentration ist stets konstant und kann genau bemessen werden.
- Die Zeit, in der das Ozon aufgebaut wird, ist minimal; d.h. das Gerät ist in der Praxis sehr einfach und wenig zeitaufwändig im Gebrauch.
- Es kann kein überschüssiges Ozon in den Arbeitsraum austreten, da überschüssiges Ozon sofort in einem Schwermetall-Destruktor in O_2 umgewandelt wird.
- Da Ozonentnahme und Blutbehandlung gesondert erfolgen, besteht keine Gefahr für AIDS-Übertragung! Das Gerät kann also nicht nur für Blutbehandlungen, sondern auch für andere Ozon-Applikationen (➤ Kap. 4.3) eingesetzt werden.

Der Ozongenerator (Ozonosan) arbeitet nach dem Prinzip der Siemens-Ozon-Röhre mittels stiller elektrischer Entladung: An zwei Elektroden wird eine Hochspannung mit Wechselstrom angelegt; die eine Elektrode besteht aus einem Metallzylinder aus Aluminium; sie wird umschlossen von einem Glaszylinder, der als Dielektrikum eine Lichtbogenentladung verhindert und an der äußeren Seite mit einer zweiten Metall-Legierung als zweite Elektrode beschichtet ist. Durch das so entstehende elektrische Feld wird durch den Raum zwischen erster Elektrode und Glaszylinder ein O_2-Gasstrom geleitet: Durch die elektrische Energie wird O_2 in O_3 umgewandelt. Je nach Gasstromgeschwindigkeit entsteht eine bestimmte Menge Ozon: Je schneller der Gasstrom, d.h. je höher der Gasdruck, desto weniger Ozon entsteht, desto größer ist der O_2-Anteil des zu entnehmenden O_2/O_3-Gemischs. Je nach Spannung, die in drei Stufen regulierbar ist, verändert sich die Ozonkonzentration: je höher die Spannung, desto höher die Ozonkonzentration.

Die modernen Apparate bestehen aus mehreren hintereinander geschalteten Röhren, das Arbeitsprinzip der Siemens Ozonröhre blieb erhalten. Hinzu kamen technische Verfeinerungen, wie beispielsweise Kühlvorrichtungen der Röhren zur maximalen Ausnutzung der aufzuwendenden Energie, Destruktor für überschüssiges Ozon mittels eines Katalysators, der das Ozon augenblicklich in O_2 rückverwandelt, luftsichere Ozon-Entnahmedüse. Eine andere technische Weiterentwicklung stellen die Geräte zur Durchführung der „hyperbaren" Ozontherapie (➤ Kap. 7.2.2) dar. Bei gleich bleibendem Arbeitsprinzip ist man über technische Verfeinerungen, z.B. eine Vakuumpumpe, in der Lage, mehr Blut mit Überdruck zu ozonisieren.

2.2.2 Therapeutische Wirkungen von Ozon

Bei der therapeutischen Anwendung von Ozon werden sowohl die lokalen als auch die systemischen Wirkungen von Ozon ausgenutzt.

Systemische Wirkungen

Nach Wolff ist jeder Gewebstod und Zelluntergang letzten Endes das Resultat einer langdauernden, irreversiblen Hypoxie der Zelle. Durch das reaktionsfreudige, metastabile Molekül Ozon ist es möglich, noch während des reversiblen Stadiums der Hypoxämie einer Zelle den lebensnotwendigen Sauerstoff zuzuführen.

Ozon und seine Wirkung im Sauerstoffmetabolismus

Albers, Weigel und Doerfler [2, 69] fanden heraus, dass Ozon bevorzugt mit den ungesättigten Fettsäuren im Blut reagiert, indem es die bestehenden C = C-Doppelbindungen aufspaltet, hydrolysiert, wodurch reaktionsfreudige Peroxide gebildet werden. Einer der wichtigsten Reaktionspartner des Ozons stellt somit die **Zellmembran** dar, da ihre Struktur zu großen Teilen von Phospholipiden gebildet wird. Stadtlaender [286] geht davon aus, dass die reaktionsfreudigen Peroxide in der Zelle unter Umgehung der Atmungsfermentkette durch Reaktion mit dem Enzym Peroxidase einen Atmungsvorgang in Gang setzen. Da dieser bei höheren Lebewesen, die Hämoglobin besitzen, normalerweise zur Sauerstoffversorgung nicht mehr notwendig ist, steht der Zelle auch dann Sauerstoff zur Verfügung, wenn die Atmungsfermentkette gestört ist. Dieser durch die Peroxide angekurbelte „Autokatalysezyklus" würde auch die lang anhaltende Wirkung einer Ozontherapie erklären. Ozon reagiert auch mit den Membranen der Mitochondrien. Dies ist nach Seeger [262] die Ursache für die Wirksamkeit des Ozons als Krebszusatztherapie (➤ Kap. 2.2.2).

Wolff konnte rasterelektronenmikroskopisch die Wirksamkeit des Ozons am **Erythrozyten** nachweisen: Durch die Einwirkung von Ozon wird der Erythrozyt besser verformbar. Anstatt sich zu Geldrollen zu formieren, marschieren die Erythrozyten nach Ozongabe sozusagen im Gänsemarsch hintereinander, ein Effekt, der im englischen Sprachgebrauch als „single-file-flow" bekannt ist und der die Voraussetzung der Sauerstoffabgabe des Erythrozyten an das umliegende Gewebe ist. Nach Ozonapplikation ist daher die Viskosität des Blutes verbessert. Diese Erkenntnisse sind von besonderer Bedeutung beim Einsetzen des Ozons bei Durchblutungsstörungen. Wolff [350] konnte ebenfalls nachweisen, dass selbst bei hohen Ozonkonzentrationen (80 µg/ml Blut) an der Erythrozyten-Membran keine Zerstörung eintritt. Erst bei 120 µg/ml Blut treten erste, mit Rasterelektronenmikroskop nachweisbare Veränderungen auf. Der gleichen Fragestellung, nämlich der toxischen Schädigung der Zelle bzw. Zellmembran durch Ozon, sind O. und A. Rokitansky [232] nachgegangen. Sie stellten fest, dass im Tierversuch bei intraversaler und intraperitonealer Ozonapplikation mit den üblichen Ozonkonzentrationen weder am Gefäßendothel vom Kaninchen noch am Peritoneum parietale et viszerale von Ratten elektronenmikroskopisch sichtbare Zellschäden nachweisbar waren. Zu den gleichen Ergebnissen kommt Ernst [77] bei Untersuchungen über die Mikrozirkulation nach Ozonbehandlung.

Einfluss auf Fette und Fettsäuren

Washüttl, Wenning, Kief und Rokitansky [322, 330, 133, 231] konnten getrennt voneinander nachweisen, dass durch Ozonapplikation ein gezielter Abbau von pathologisch erhöhten Blutinhaltsstoffen, insbesondere von Lipidfraktionen im Blut stattfindet, was sich günstig auf die Behandlung folgender Erkrankungen auswirkt: essenzielle Hyperlipidämie verschiedener Art mit all ihren Folgeerscheinungen, chronische Pankreatitis, Nephrose, Hepatopathien, Diabetes mellitus, Arteriosklerose. Nicht nur die freien Fettsäuren, sondern auch Cholesterin und Cholesterinester nehmen nach Ozonapplikation im Serum nachweisbar ab. Die lipidsenkende Wirkung des Ozons erklärt auch die positiven Effekte der Ozontherapie bei Arteriosklerose: Es entfällt der negative Einfluss eines erhöhten Plasmacholesterinspiegels auf die Blutgerinnung, zudem wird die fibrinolytische Aktivität, die durch erhöhtes Cholesterin vermindert wird, normalisiert und damit das Entstehen von Thrombosen bei Arteriosklerose verhindert.

Lokale Wirkungen

Viruzide und bakterizide Wirkung

Ozon ist eines der am stärksten wirksamen Oxidantien, da es unter Abgabe von Sauerstoff in Anwesenheit anderer Substanzen in Bruchteilen von Sekunden reagiert. Hieraus erklärt sich die desinfizierende Eigenschaft des Ozons; es wirkt bakterizid, viruzid und fungizid. Die Desinfektionskraft des Ozons in wässrigem Milieu (auch ➤ Kap. 2.2.1) wird auch in der Medizin praktisch genutzt. Dabei ist der biochemische Mechanismus des Ozons an der Zelle von Bakterien, Viren und Pilzen noch nicht geklärt. Möglicher Angriffspunkt sind nach Barron [19] die parasitären Zellen, die durch Oxidation von Sulfhydrilgruppen zerstört werden; Mc Nair, Scott und Lesher [178] sehen die Lipide der Zellmembran als Wirkort des Geschehens. Ihnen zufolge beruht die desinfizierende Wirkung des Ozons auf seiner zellzerstörenden Reaktion mit den Zellmembranlipiden und geht einher mit einer generellen oxidativen Schädigung des Protoplasmas mit nachfolgender totaler „Stoffwechsel-Unordnung".

Förderung der Wundheilung

Bei lokaler Anwendung von Ozon werden zusätzlich zur desinfizierenden Wirkung die gewebsregenerierenden und granulationsfördernden Eigenschaften des Ozons therapeutisch ausgenutzt.

Die Dosis des Ozons bestimmt nach Wolff den Heilungseffekt: ihm zufolge wirken hohe Ozonkonzentrationen keimtötend, niedrige Ozonkonzentrationen granulationsfördernd auf das Gewebe.

Wolff hat bereits 1916/17 [349] sowohl die außerordentlich desinfizierende Wirkung, als auch die granulationsfördernde Wirkung an Kriegsverletzten beschrieben und eingesetzt. Er konnte bei gangränösen Wunden, Phlegmonen, Abszessen, Fisteln und komplizierten, vereiterten Knochenbrüchen mit einem Sauerstoff-Ozon-Gasstrom einen Heilungsprozess in Gang setzen. Insbesondere jauchig-stinkende, schmierig belegte Wunden zeigten eine verblüffende Heilungstendenz: Der üble Geruch verschwand; danach setzte eine lebhafte Granulation ein; Wolff vertrat die Ansicht, mit dieser Art von Behandlung manche Gliedmaßen vor der Amputation gerettet zu haben. Unter vielen anderen bestätigt Rokitansky die von Wolff beschriebenen Heilerfolge (➤ Kasten).

Wundheilungsfördernde Wirkung von Ozon

„Die lokale Anwendung der Ozons in Form von Ozonbegasungen hat sich bei schlecht heilenden, offenen Wunden, bei infizierten Hautaffektionen, bei Ulcus cruris und Dermatomykosen als eine außerordentlich wertvolle Behandlungsmethode erwiesen, bedingt durch die hohe bakterizide, fungizide und viruzide Wirkung des Ozons, wobei auch die durch Ozon verbesserte Sauerstoffversorgung des Gewebes einen Anteil am Heilungserfolg hat." [349]

Werkmeister betont die heilende Wirkung des Ozons mittels Unterdruckbegasung insbesondere bei **Dekubitus** und **Strahlentherapie** [334, 335, 336]. Seine Aussagen basieren auf der Behandlung von 122 Patienten mit insgesamt 3960 Anwendungen von Ozon im Zeitraum von Januar 1974 bis zum Juni 1978 in der Röntgenabteilung des Evangelischen Krankenhauses Oberhausen (➤ Kasten). Die Heilung von **Osteomyelitiden** durch Ozon beschreibt bereits Payr [203](➤ Kasten).

Ozon in der Behandlung von Dekubitus, Fisteln und Osteomyelitiden

„In der Behandlung schlecht heilender Wunden, insbesondere unter erschwerten Bedingungen (z.B. Dekubitus bei alten oder gelähmten Kranken, Defekten nach Strahlentherapie sowie Fisteln) stellt die O_2/O_3-Unterdruckbegasung eine gute und sehr wirksame, einfache und den Patienten nicht belastende, praktisch komplikationslose Therapiemethode dar." [336].

„Der größte Erfolg unserer Fälle war mehrfach ‚radikal' voroperiert, fistelnde Osteomyelitiden, welche entweder seit der letzten Operation nicht ausgeheilt

waren oder nach längerer Zeit wieder aufgebrochen waren. Es waren darunter Fälle, welche seit 15 Jahren ununterbrochen eiterten. Wir müssen unterscheiden zwischen Fällen, bei welchen im Röntgenbild noch deutliche Herde, also Sequester, Knochenabszesse, Granulationshöhlen nachweisbar sind, und jenen, welche solche nicht mehr erkennen lassen. Bei Letzteren handelt es sich meist um die sklerosierende elfenbeinartige Form mit elfenbeinartigem, gleichmäßig verdicktem Knochen. Gerade bei jenen Fällen, bei welchen man schwankt, ob man angesichts der vielfachen kleinen Herde – manchmal mit ganz kleinen Sequestern – oder unbefriedigender Röntgenbefunde noch einmal operieren soll, ist das Verfahren sehr aussichtsreich. Zum Teil handelt es sich noch um Osteomyelitiden aus dem Weltkrieg nach Knochenschüssen! Einige Male musste die sehr aussichtsreich begonnene Behandlung wegen Apparatedefekts abgesetzt werden. Längere Pausen in der Begasung waren einige Male bei nahezu vollendeter Abheilung der Fisteln von einem Rückfall gefolgt. Von 14 Fällen ergaben 8 ein sehr gutes oder gutes Resultat, 2 sind noch nicht abgeschlossen. Auch Fälle mit röntgenologisch sicheren mehrfachen kleinen Sequestern sind „fistelgeheilt". In einem Fall, welcher schon mehrmals operiert war, stieß sich nach der 3. Ozonisierung ein erbsengroßer Sequester ab." [203].

Über die erfolgreiche Behandlung von Fisteln mit Ozon berichtete Aubourg schon um 1940 [10]. Die granulationsfördernde Wirkung von Ozon wird ebenfalls genutzt bei der Behandlung von **Colitis ulcerosa und mucosa**, worüber Aubourg [9] berichtet hat. Hierbei ist nach Wolff die physiologische Wirkung von hohen Konzentrationen blutungsstillend, von niedrigen Ozonkonzentrationen durchblutungsfördernd: hinzu kommt nach Wolff [350] außerdem eine Verbesserung der Darmperistaltik.

Die desinfizierenden und granulationsfördernden Eigenschaften werden auch seit langem in der **Zahnmedizin** genutzt. Die Zahnärzte Fisch, Sandhaus und Türk [81, 238, 306] beschreiben eine wesentliche Verbesserung der Heilungsvorgänge im Zahnbereich. Kramer [150] führt dies anlässlich des „6. Ozon-Weltkongresses in Washington" u.a. darauf zurück, dass Ozon die örtliche Sauerstoffversorgung im Wundgebiet verbessert und dadurch eine Verbesserung der Wundheilung bewirkt sowie lokal die Gewebstemperatur im Wundgebiet erhöht und so deutlich die Stoffwechselvorgänge beschleunigt.

Ozon-Einlauf

Die Anwendung des Ozons bei **Darminfektionen**, wie beispielsweise der Colibacillose, wurde ebenfalls von Aubourg [9] erfolgreich durchgeführt. Eberhardt [73] wendet die Ozontherapie generell bei länger dauernder Diarrhoe sowie bei Status febrilis an, und zwar meistens in Form der einfach zu handhabenden Ozon-Insufflation über den Darm. Diese Therapiemethode hat sich v.a. auch bei den Säuglingen und Kindern bewährt.

Auch mit „Ozonwasser", welches mit Aqua bidest hergestelltes physikalisch gelöstes Ozon enthält, lässt sich ein regelrechter „Ozon-Einlauf" durchführen. Rektal appliziertes Ozonwasser eignet sich zur Behandlung von Diarrhoe, zu Spülungen der Harnblase bei Cysto-Pyelitiden, sowie zur Behandlung von hartnäckigen Vaginalmykosen, Proktitiden, Analfissuren, Analfisteln, entzündlichen Hämorrhoiden, Nasennebenhöhlenaffektionen, Parodontose und Mundhöhlenaffektionen, wie Stomatitiden und Mundsoor, Gastritiden.

Ozonisiertes Olivenöl

Über die gute **Wundreinigung nach Brandverletzungen** sowie die **Beschleunigung der Wundheilung** nach mechanischen Verletzungen mit Öl-Ozoniden, z.B. des mit Ozon gesättigten Oleum olivarum, berichtet Schulz in einer tierexperimentellen Studie. Die breitere klinische Anwendung der Ozonide im humanmedizinischen Bereich wird für die Zukunft zu erwarten sein, was u.a. auch von Gaebelein [88] vorangetrieben wird. Schönbauer, Metha und Salzer [255] berichten über den positiven Einsatz des ozonisierten Olivenöls bei rezidivierenden therapieresistenten **Soorkolpitiden**. Über die wirksame Anwendung von Ozon bei Infektionen mit Anaerobiern wie Gasbrand oder Tetanus liegen bisher nur Einzelbeispiele vor, z.B. von Wolff. Hier könnte an Stelle der aufwändigen hyperbaren Sauerstoff (O_2)-Therapie in Unterdruckkammern die Ozontherapie eine einfach anzuwendende Alternative darstellen.

Minimierung medikamentöser Nebenwirkungen

Eine der positiven Begleiterscheinungen bei lokaler Ozonapplikation ist die Möglichkeit, antibiotische Medikamente mit ihren Nebenwirkungen und Resistenzbildungen auf ein Minimum zu reduzieren. Im Gegensatz zu den Antibiotika gibt es nach Wolff für Ozon keine Immunität und keine Resistenzbildung. Die gleiche Meinung vertritt Eberhardt.

2.3 Sauerstoff- und ozonangereichertes Eigenblut

Die UVB, HOT, die Ozon- sowie die Sauerstofftherapie nach Ardenne (auch ➤ Kap. 3) werden seit Jahrzehnten in Praxis und Klinik eingesetzt, um Sauerstoffmangelzustände und -erkrankungen zu behandeln. Durch die Therapien werden inhalativ bzw. im Fall der Ozontherapien über das Medium Blut (➤ Kap. 2.3.1) zwei bzw. drei angeregte Sauerstoffatome zur Energiegewinnung genutzt: Bei der Applikation von Ozon zerfällt das hochaktive Ozon (O_3) sofort zu Sauerstoff (O_2) und der konzentrierte Sauerstoff wird sofort an Erythrozyten, die Träger des Sauerstoffs im Organismus, abgegeben. Durch die Ozongabe wird der Sauerstoff auch die Körperzellen erreichen, die wegen der bestehenden Beschwerden und Symptome zuvor nicht mehr mit genügend Sauerstoff versorgt wurden.

2.3.1 Eigenblut als therapeutisches Medium

Eigenbluttherapien sind Reiz- bzw. Reiz-Reaktions-(Regulations-)Therapien [61] (➤ Kap. 1.1 und ➤ Kap. 9.2). Die Wirkung einer Reiztherapie wurde von F. Hoff [151] als Stoß in das vegetative System bezeichnet. Ein Reiz auf das Regulationssystem aktiviert dabei eine Kaskade von Gegenantworten in zwei Phasen, die insgesamt das Prinzip der „vegetativen Gesamtumschaltung" ausmachen (➤ Tab. 2.1).

Für die Eigenbluttherapie gilt: Gelangt Blut in seiner Ganzheit ins Gewebe (auch in die Blutbahn), setzt dieser physiologisch-pathogene Reiz sowohl lokal als auch – und dies im größeren Ausmaß – systemisch (➤ Tab. 2.2) Abwehrmaßnahmen im Sinne einer Entzündung in Gang. Entnimmt man Blut aus einer Vene und reinjiziert dieses als s.c.- oder i.m.-Inj., wird eine auf den Ort beschränkte Immunmodulation und Stoffwechselaktivierung ausgelöst, die sich nachfolgend auf den ganzen Organismus erstreckt. Aufgrund dieser Wirkungen hat sich die Eigenbluttherapie bei folgenden Indikationen bewährt:

- Abwehrstabilisierung bei akuten, subakuten und chronischen Infekten
- Immunmodulation bei Allergien, Immunmodulation bei Autoimmunopathien
- Antiphlogistische Wirkung
- Fiebersenkung
- Schnelle Rekonvaleszenz nach Infektionen und Operationen
- Besserung des physischen und psychischen Allgemeinbefindens
- Stoffwechselaktivierung

2.3.2 Sauerstoffmangelzustände und -erkrankungen

Sauerstoff stellt ein zentrales Element im Stoffwechsel höherer Organismen dar, in denen die Bildung von ATP aus ADP den Hauptweg der zellulären Energieerzeugung bildet. Eine unzureichende Sauerstoffversorgung des Organismus führt zu insuffizienter Energiebereitstellung mit Einschränkung zellulärer Funktionen bis hin zum Zelltod. Auch im gesunden Organismus weisen bereits bestimmte Teilbereiche von Organen eine relativ niedere Sauerstoffversorgung auf, was sich in unerwartet niedrigen Sauerstoffdrucken (Hypoxie) in diesen Gewebsregionen äußert.

Tab. 2.1 Das Prinzip der vegetativen Gesamtumschaltung nach F. Hoff

1. Phase: Übergewicht des Sympathikus	2. Phase: Übergewicht des Parasympathikus
(Aktivierung der Immunmodulation)	(Heilungstendenz)
↑ Fieber	↓ Fieber
↑ Leukozyten	↓ Leukozyten
Myeloische Tendenz	Lymphatische Tendenz
↓ Eosinophile	↑ Eosinophile
↑ Gesamtstoffwechsel	↓ Gesamtstoffwechsel
↑ Serumeiweiß	↓ Serumeiweiß
↓ Albumin/Globulin-Quotient	↑ Albumin/Globulin-Quotient
↑ Blutzucker	↓ Blutzucker
↓ Cholesterin	↑ Cholesterin
↑ Blutketonkörper	↓ Blutketonkörper
↑ Kreatinin	↓ Kreatinin
↑ Stoffwechsel und Aktivität der Neutrophilen, Granulozyten	↓ Stoffwechsel und Aktivität der Neutrophilen, Granulozyten
↓ Kalium-/Kalzium-Quotient	↑ Kalium-/Kalzium-Quotient
↓ Properdin	↑ Properdin
↑ Fibrinolytische Aktivität	↓ Fibrinolytische Aktivität
↓ Plasmaeisen	↑ Plasmaeisen
↑ Plasmakupfer	↓ Plasmakupfer

Tab. 2.2 Wirkungsweise der Eigenblut-Injektion

Lokale Reaktion	Allgemeine Reaktion
• Rubor, Calor, Tumor, Dolor • Steigerung der Oxidationsvorgänge • Anreicherung von Entzündungsmediatoren • Störung der Gewebsisotonie • Elektrolytverschiebung • Gewebsazidose	• Leukozytose • Stoffwechselsteigerung • Auslösung von Immunreaktionen • Antikörperbildung • Temperaturerhöhung • Auftreten subjektiver Erscheinungen

Ursachen einer mangelnden Sauerstoffversorgung

Eine verminderte Sauerstoffversorgung kann krankheitsbedingt auftreten sowie Folge eines geringeren Sauerstoffangebots und einer gestörten Sauerstoffverwertung sein.

Sauerstoffmangelkrankheiten

Einem manifesten Sauerstoffmangel können folgende Erkrankungen zugrunde liegen:

- Erkrankungen der Atemwege und Lungen:
  - COPD oder Emphysem (Verengung oder Überblähung der Atemwege), Lungenfibrose (bindegewebiger Umbau des Lungengewebes), wiederkehrende Lungenembolien, operative Teilentfernung der Lunge
  - Mukoviszidose, Kartagener-Syndrom (angeborene Lungenkrankheiten mit gestörtem Schleimtransport)
  - Churg-Strauss-Syndrom, pulmonale Hypertonie
  - Lähmungen der Atemmuskulatur
- Herz- und Kreislauferkrankungen: Herzinsuffizienz, insbesondere bei Herzfehlern

Sauerstoffmangelzustände

Obwohl die Luft 21% Sauerstoff enthält, sind durch den schadstoffbedingten Verlust von negativ ionisierten Sauerstoffmolekülen nur noch zwischen 18% und 15% Sauerstoff für die Aufnahme über das Atmungssystem verfügbar. Doch nicht nur die Luft ist sauerstoffärmer geworden: Auch Nahrungsmittel wie Gemüse, Obst, ja sogar Fleisch und Milchprodukte enthalten immer weniger Sauerstoff, ebenso das Trinkwasser, dessen Sauerstoffgehalt teilweise so niedrig ist, dass Fische darin nicht existieren könnten. Zudem ist die heutige Lebensweise einer ausreichenden Sauerstoffversorgung mehr als abträglich. Nur ein geringer Teil der Bevölkerung bewegt sich regelmäßig an der frischen Luft, gegessen wird hastig, zudem ungesund und sauerstoffarm: Fettige (nur 15% Sauerstoffanteil) und eiweißreiche (20% bis 40%) Nahrungsmittel wie Pommes frites und Fleisch liefern weit weniger Sauerstoff als Obst und Gemüse (über 50% Sauerstoffanteil). Auch Zucker, weißes Mehl, Alkohol und koffeinhaltige Getränke sind eher Sauerstoffräuber als Sauerstofflieferanten – um solche kalorienreichen, aber nährstoffarmen Nahrungsmittel verarbeiten zu können, muss der Körper Sauerstoff von anderen wichtigen Körperfunktionen abziehen, wodurch Herztätigkeit, Blutfluss, Gehirnfunktion und Immunabwehr beeinträchtigt werden. Der Sauerstoffkiller ist jedoch Stress, denn der Körper befindet sich im dauernden, sauerstoffverbrauchenden Ausnahmezustand, der mit einer Herabsetzung des Sauerstoff-Partialdrucks (pO_2) einhergeht.

Zusätzlich zu den durch exogene Noxen und eine ungesunde Lebensweise bedingten Sauerstoffdefiziten, entsteht ein Sauerstoffmangel infolge von Alterung sowie durch zahlreiche Störungen, die mit einem verringerten Sauerstoffangebot an das Gewebe einhergehen, z.B. bei peripheren, arteriellen Durchblutungsstörungen (Claudicatio intermittens), venöse Durchblutungsstörungen (Ulcus cruris), bei chronischen Entzündungen, aber auch bei Stoffwechselstörungen.

Folgen einer mangelnden Sauerstoffversorgung

Der sich dadurch schleichend einstellende geringe Sauerstoffgehalt des Blutes (Hypoxämie) führt zu einer Sauerstoffverarmung des Gewebes (Hypoxie). Und darin sehen viele Mediziner die eigentliche Ursache vieler Zivilisationskrankheiten. So ist nach Levine Hypoxie die fundamentale Ursache für alle degenerativen Krankheiten. Der Mangel an biologischer Energie könne sich durch verschieden Symptome äußern: von der leichten Müdigkeit bis hin zur lebensbedrohlichen Krankheit. Die Verbindung zwischen Sauerstoffmangel und Krankheit kann heute mit Sicherheit festgestellt werden, alle chronischen Schmerzen, Leiden und Krankheiten werden durch einen Sauerstoffmangel auf der Zellebene verursacht.

Reaktionen des Gewebes auf Sauerstoffmangel

Ein Sauerstoffmangel geht einher mit der Ausbildung hypoxischer Regionen in Organen, die zu Gewebe-/Zellschädigung führen können: Der Abfall des Sauerstoffdrucks löst dann in den betroffenen Zellen die Expression von Genen aus, welche der einzelnen Zelle helfen, sich schnell auf den Sauerstoffmangel einzustellen und mittelfristig die Sauerstoffversorgung der betroffenen Gewebe wieder zu verbessern.

So werden unter Hypoxie, z.B. vermehrt Enzyme des Glykolysestoffwechselwegs induziert, welche es der Zelle ermöglichen, die anaerobe Energiegewinnung zu stimulieren. Diese Form der Energiegewinnung geht einher mit einem Anstieg von Laktat, was zur Erniedrigung des pH-Werts und damit zur Übersäuerung des Gewebes bevorzugt in der sog. lethal corner (periphere Gebiete geringer Sauerstoffversorgung) führt. Beim Absinken des pH-Wertes auf etwa 6,5 versteifen die Erythrozyten und verlieren ihre Flexibilität. Der Umbau der Erythrozytenmembran erfolgt in Bruchteilen einer Sekunde, in denen die Erythrozyten die venöse Strecke einer Kapillare passieren. Dies führt bei lang anhaltendem Sauerstoffmangel zu einem irreversiblen Blutgefäßverschluss. Zudem wird ein komplexer Mechanismus ausgelöst,

Tab. 2.3 Parameteränderungen bei Sauerstoffmangelerscheinungen. Aus [48].

Sauerstoffmangel		Behandlung mit Sauerstoff- und Ozontherapien	
Theorie	Klinische und experimentelle Parameter	Theorie	Klinische und experimentelle Parameter
O_2-Mangel	↓	(↑)	↑
ATP-Mangel	↓	(↑)	↑
Senkung Glukose	↓	(↑)	↑
Anstieg Pyruvat	↑	(↓)	↓
Anstieg Laktat	↑	(↓)	↓
pH-Senkung	↓	(↑)	↑
TMP	↓	(↑)	↑
Koazervatzusammenbruch		Bildung	Bildung
Ca^{2+} frei/Ionen	↑	Bindung	↓
Na^+-Aufnahme	Na^+↑, Na^+a↓	Abgabe	Na^+↓, Na^+a↑
H_2O-Aufnahme	Schwellung	Abgabe	Schrumpfung
K^+-Abgabe	K^+↓, K^+a↑	Aufnahme	K^+↑, K^+a↓
OF-L (neg.)	↓		↑
Aggregat /Thrombozyten, Erythrozyten)	↑	(↑)	↓
Elektrophoretische Beweglichkeit	↓	(↑)	↑
Endothelzellen	Schwellung	(Schrumpfung)	Schrumpfung

der über die Aktivierung von Gerinnungsvorgängen durch die Senkung des pH-Werts einerseits die Thrombozytenflexibilität verringert, andererseits die Thrombozytenaggregation und die Fibrinogenkonzentration erhöht und mit einer Abnahme der Mikrozirkulation einhergeht. In den Kapillaren vollziehen sich unspezifische Mesenchymreaktionen: Es werden zunächst reversible, später irreversible Veränderungen der Struktur der Gefäßwände durch den Einbau von Mesenchymzellen hervorgerufen. Dies führt über die Schwellung zur Verringerung des Lumens der Kapillaren und damit über positive Rückkopplung zur weiteren Verstärkung des O_2-Mangels. Tabelle 2.3 zeigt diese Abläufe bei Sauerstoffmangel und ihrer Umkehrung durch die Behandlung mit Sauerstoff- und Ozontherapien sowie HOT und UVB.

KAPITEL

3 Reine Sauerstoff-Therapien

3.1 Entwicklung

Scheele und Priestley entdeckten Ende des 18. Jh. den Sauerstoff unabhängig voneinander. Wenige Jahre später war es Lavoisier, der grundlegende Aussagen zu der Bedeutung des Sauerstoffs für Verbrennung, Atmung, Oxidation machte.

Die Entwicklung zur Sauerstoff-Mehrschritt-Therapie nach von Ardenne [5, 6, 7] ging einher mit der Untersuchung verschiedener therapeutischer Effekte. 1977 wurde als „Ersteffekt" eine Steigerung des arteriellen pO_2 ausgemacht. Ab 1980 wurde als „Zweiteffekt" die Senkung des venösen pO_2 gesichert. Als dritter wesentlicher Effekt wurde gezeigt, dass mit der Sauerstoff-Mehrschritt-Therapie (SMT) und dem sich anschließenden Bewegungstraining auch das Herzzeitvolumen nicht selten anhaltend erhöht wird.

Studien

Belastbare Daten liegen nur zur SMT vor: Elf klinische Studien belegen den Basiseffekt, d.h. die lang anhaltende Zunahme der Ruhe-Sauerstoff-Aufnahme und die arteriovenöse Sauerstoff-Sättigungsdifferenz des Bluts. Zudem zeigen Berichte die Wirksamkeit der SMT bei der Behandlung vieler Krankheitsbilder (unten).
Es gibt weder belastbare klinische Daten noch klinische Studien zum Einsatz von ionisiertem Sauerstoffs (Engler) und von Singulett-Sauerstoff (Öhlenschleger). Es lassen sich ebenfalls keine Vergleiche zur Anwendungen der Sauerstofftherapie in der Pulmologie oder zur SMT finden.

3.2 Praktische Anwendung

3.2.1 Sauerstoffinhalation

Erzielt werden soll eine Erhöhung des Sauerstoff-Partialdrucks in der eingeatmeten Luft entweder aus Sauerstoffdruckflaschen oder durch elektrisch betriebene Sauerstoffgeneratoren. Die Fluss-Rate beträgt 4–5 l/Min.

Durchführung

- Der Patient sitzt entspannt oder liegt. Die Inhalation von reinem Sauerstoff erfolgt über 1–2 Stunden mittels Brille, Maske oder Nasensonde.
- Behandlungsdauer und -intervalle:
  - Dauer: 1–2 Stunden
  - Häufigkeit: 3–6 Sitzungen pro Woche
  - Anzahl der Behandlungen: ca. 15–20 bzw. 30 in Abhängigkeit von der Krankheit

Sinnvoll ist die Bestimmung von Hämoglobin, Erythrozyten, Hämatokrit. Ebenso sollte vor Behandlungsbeginn eine Blutgasanalyse durchgeführt und der arterielle Sauerstoff-Partialdruck gemessen werden.

Indikationen, Kontraindikationen und Nebenwirkungen

Indikationen:
- Durchblutungsstörungen (koronar, peripher, zerebral)
- Chronische obstruktive und restriktive Lungenfunktionsstörungen
- Leistungsförderung bei geriatrischen Patienten
- Prä- und postoperativ

Kontraindikationen: globale respiratorische Insuffizienz

Nebenwirkungen: keine

Kombination mit anderen Pharmaka und Therapieverfahren

- Gleichzeitige i.v.-Inj. von Strophanthin (⅛–¼ mg) bei Herzinsuffizienz, evtl. zusätzlich Crataegus Cor comp. Amp. (Wala) oder Cor comp. Amp. (Heel)
- Vorherige oder gleichzeitige i.v.-Inj. von Magnesium bzw. Infusion von 250 ml Inzelloval über 45 Minuten.
- Gleichzeitiges Radfahren (Ergometer).

3.2.2 Sauerstoff-Mehrschritt-Therapie (v. Ardenne)

Therapieverfahren, um durch mehrere hintereinander geschaltete Therapieschritte die Sauerstoffutilisation zu erhöhen.

- **1. Schritt:** Erhöhung der O_2-Utilisationsfähigkeit in den Geweben durch Pharmaka (Vitamin B_1, Magnesiumorotat, Pangansäure)
- **2. Schritt:** Erhöhung des O_2-Partialdruckes der Inspirationsluft durch Inhalation von 7,5–15 Liter O_2 pro Minute
- **3. Schritt** (Erhöhung der Gewebedurchblutung):
  - Verbesserung der Durchblutung von Myokard und Gehirn: z.B. durch Strophanthin (z.B. Strodival MR-Kapseln bzw. Oleum Strophanthi forte Kapseln)
  - Verbesserung der Durchblutung von Herz, Lunge und Muskulatur: körperliches Training (Belastung von 20–40 Watt) wirkt generell durchblutungsfördernd, insbesondere auf sauerstoffabhängige Organe
- **4. Schritt:** Intervalltraining, während der Behandlungsintervalle erfolgt ein angepasstes körperliches Training

Durchführung

- Benötigt werden eine Sauerstoff-Druckflasche mit Druckminderer und eine Sauerstoffbrille oder -maske, Trainingsgerät (Ergometer).
- Der Patient nimmt die verordneten Medikamente ½ Stunde vor Beginn der Sauerstoffatmung ein.
- Während der Inhalation von 40%igem Sauerstoff für die Dauer von ½ bis 2–4 Stunden ist gleichzeitiges Training am Fahrradergometer zu empfehlen (Richtwert: maximaler Puls: 180 minus Lebensalter).
- Die Belastung muss angepasst sein an Alter, Grundkrankheit, Herzkreislaufleistung, koronare Durchblutung, evtl. Gelenkerkrankungen
- Behandlungsdauer und -intervalle:
  - Häufigkeit: 2–3 Sitzungen pro Woche
  - Anzahl/Behandlungen: 10–20 Sitzungen

TIPP

Aus den Erfahrungen und Forschungen nach von Ardenne ist folgende Gesamtzeitdauer erforderlich:
- 20–60 Std. für die Regenerierung der Arterialisierungssysteme
- 20–60 Std. für die Normalisierung von Blutdruckwerten bei noch nicht fixiertem Hypertonus

Indikationen, Kontraindikationen und Nebenwirkungen

Indikationen:
- Koronare, zerebrale und periphere Durchblutungsstörungen
- Revitalisierung bei geriatrischen Patienten
- Präoperativ
- Leistungssteigerung im Sport
- Begleitend bei Stoffwechselstörungen (Diabetes, Hyperlipidämie, Hyperurikämie)
- Restriktive und obstruktive Lungenerkrankungen (leichter bis mittlerer Schweregrad)

Kontraindikationen:
- Nicht kompensierte Herzinsuffizienz
- Respiratorische Globalinsuffizienz
- Erhebliche Herzrhythmusstörungen
- Hyperthyreose

Nebenwirkungen: bei Beachtung der Regulationskapazität nicht zu erwarten

Kombination mit anderen Pharmaka und Therapieverfahren

K-Strophantin (⅛–¼ mg) als i.v.-Inj. bei Herzinsuffizienz, evtl. in Verbindung mit 10 ml Dextromed 20 %

3.2.3 Singulett-Sauerstoff-Therapie

Luftsauerstoff wird in einen energiereichen Zustand (Singulett-Sauerstoff) gebracht. Dieser spezielle, innerhalb von Sekunden zerfallende Sauerstoff gibt Energie an die Wassermoleküle der Luft ab. Diese werden durch die normale Atemluft eingeatmet.

Durchführung

- Benötigt wird ein Generator zur Herstellung von Singulett-Sauerstoff.
- Mithilfe der Atembrille wird für die Dauer von ca. 15 Min. Singulett-Sauerstoff eingeatmet.
- Behandlungsdauer und -intervalle:
  - Häufigkeit: 2–3 Sitzungen pro Woche
  - Insgesamt: 10–30 Sitzungen in Abhängigkeit von der Erkrankung

Indikationen, Kontraindikationen und Nebenwirkungen

Indikationen: Durchblutungsstörungen (peripher, koronar und zerebral), präventiv in der Geriatrie
Kontraindikationen: bisher keine bekannt
Nebenwirkungen: keine

Kombination mit anderen Pharmaka und Therapieverfahren

- Vor Therapiebeginn sollte Vitamin B_1 eingenommen und Magnesium i.v. injiziert werden.
- Während der Inhalation erfolgt leichtes Ergometer-Training.

3.2.4 Neue Variante

Die neuere Variante der hyperbaren Sauerstofftherapie appliziert den Sauerstoff nicht mehr mit Sonden und Blut, sondern mit großräumigen Kammern, welche die Aufnahme größerer Patientenzahlen erlauben. Diese kostenintensive Anwendung lässt sich bei gleicher Wirkung wesentlich kostengünstiger durch den überdruckfreien, dafür aber aktivierten Sauerstoff der HOT/UVB erzielen.

KAPITEL

4 Ozon-Sauerstoff-Therapien

Im Laufe der letzten 50 Jahre hat sich neben der Anwendung von reinem Sauerstoff (➤ Kap. 3) die Anwendung von Sauerstoff-Ozon-Gemischen bewährt. Das aus 95–99,5% reinem Sauerstoff und 0,05–5% Ozon bestehende Gemisch (zur Herstellung von Ozon ➤ Abb. 4.1) kann intrakutan, subkutan, intramuskulär, intraarteriell, rektal sowie zur Beutelbegasung oder als Badezusatz zur Anwendung kommen. Ebenso in Verbindung mit patienteneigenem Blut als Große Ozon-Eigenblut-Behandlung (GEB ➤ Kap. 5.3.2) oder als Kleine Ozon-Eigenblut-Behandlung (KEB ➤ Kap. 5.3.1).

4.1 Entwicklung

Zusätzlich zur Entdeckung Schönbeins im Jahr 1839, dass bei elektrischer Entladung von Luftsauerstoff ein Gas entsteht, das er „Ozon" taufte, ist die Entwicklung der Ozontherapie durch folgende Meilensteine markiert.

1783: van Marum [312] beschreibt einen „besonderen Geruch" beim Durchschlagen elektrischer Funken durch Sauerstoff.

1841: Schönbein [256] entdeckt ein „riechendes Gas", das bei Elektrolyse von Wasser auftritt und identisch ist mit dem Gas, das den Blitz eines Gewitters begleitet: Er nennt das „riechende Gas" Ozon.

1845: Masignar [176] und de la Rive [176] finden heraus, dass sich Ozon beim Durchgang elektrischer Funken durch reines und getrocknetes Sauerstoffgas bildet.

1856: Tait [298] und Andrews[176]: Ozon ist Sauerstoff in einem allotropen Zustand, d.h. unabhängig davon, aus welcher Quelle es erzeugt wurde, ist es ein- und derselbe Stoff mit ein- und derselben Zusammensetzung.

1857: Werner von Siemens gelingt es erstmals, durch die von ihm erfundene Ozonröhre das „stinkende Gas" auf elektrischem Wege auf unkomplizierte Art zu gewinnen.

1898: Brodie und Ladenburg [160] formulieren die Molekularformel für Ozon (O_3).

Nachdem also feststand, was Ozon ist, und wie man es einfach in größeren Mengen gewinnen konnte, erfolgten zahlreiche Untersuchungen zu den Wirkorten und der Wirkungsweise von Ozon.

1891: Labbe und Oudin [159], Bontemps [35], Pfannenstill [206] entdecken die ausgeprägten bakteriziden Eigenschaften von Ozon.

1916: Wolff [349] nutzt die bakteriziden Wirkungen erstmals systematisch in der Wundversorgung von Kriegsverletzten aus: Trümmerfrakturen, stinkende eiternde Wunden, Gasbrand, Phlegmone heilen äußerst schnell.

1933: Laqueur [162] und Solvatini [283] bestätigen die Erfolge von Malten [173], der auf die positiven Heilergebnisse bei der Behandlung von Asthma, Keuchhusten, Heuschnupfen und chronischen Katarrhen aufmerksam macht.

1934: Fisch [81] führt die Ozon-Sauerstoff-Therapie in die Zahnheilkunde ein. Er behandelt Parodontosen, Zahngranulome, apikale Entzündungsherde mit sehr gutem Erfolg.

1934: Fisch, Payr, Allemann [81, 203, 4] finden heraus: Ozon ist ebenso wenig wie Glukose oder Kochsalz ein Protoplasmagift.

1935: Payr, Universitätsprofessor in Leipzig, führt die Ozon-Sauerstoff-Therapie in die Chirurgie ein, nachdem er ihre positive Wirkung am eigenen Leibe erfahren hat; Allemann übernimmt die Therapie im Fachgebiet Urologie.

1938: Aubourg [10] berichtet von überzeugenden Erfolgen bei der Anwendung von Ozon-Sauerstoff-Gemisch als Darmklistier bzw. als Injektion in nicht heilende Fistelgänge, Vagina, Uterus, Blase, Nebenhöhlen.

1940: Rust [235] erkennt, dass kleine Dosen Ozon eine therapeutische Wirkung haben, große Dosen Ozon jedoch letal wirken können. Barker [16], Chamorro [43], Kleinmann [135], Yamamoto [356], Zorraquin [362] u.a. verweisen auf die guten Effekte des Ozon-Sauerstoff-Gemisches als intramuskuläre, intravenöse und intraarterielle Injektion bei Erkrankungen von Herz, Gefäßen, Leber, Blut, Stoffwechselstörungen und zur vegetativen Umstimmungstherapie.

1958: Hänsler baut den ersten, einfach zu bedienenden Ozongenerator.

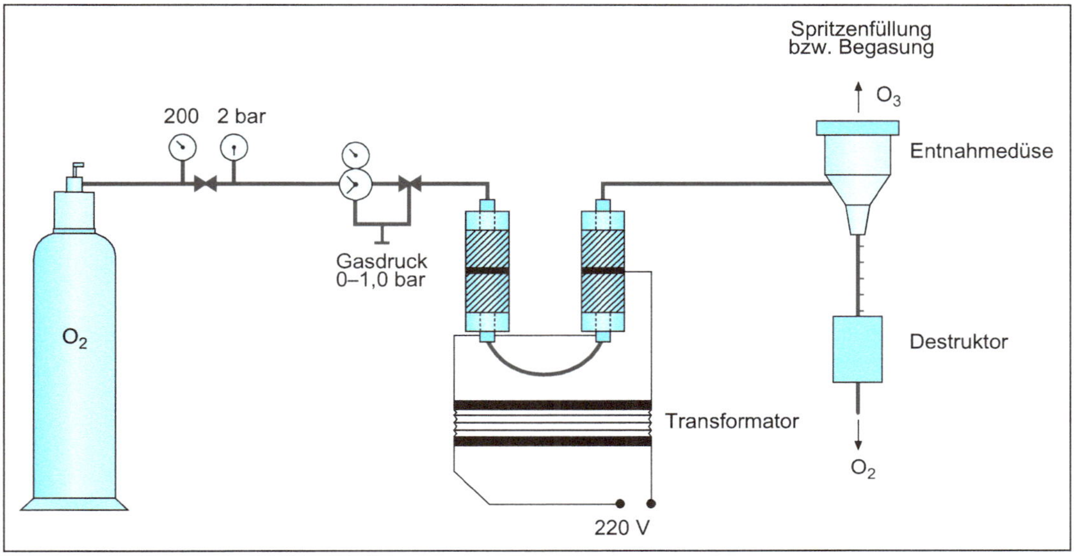

Abb. 4.1 Funktionsschema der Ozonerzeugung. Durch die Glasrohre wird niederfrequente Spannung geschickt, wobei sog. „stille" oder „dunkle" elektrische Ladungen entstehen. In den Glasrohren fließt ein Sauerstoffstrom (1–2 bar), in dem sich dann durch die Energiezufuhr der Entladungen Sauerstoff zu Ozon verbindet.

Parallel zur Erfahrung mit dem „Medikament Ozon" vollzog sich die Entwicklung der Kunststoffe. Während 1935 noch keine ozonfesten Kunststoffe bekannt waren – verwendet wurden Gummischläuche an den riesigen und kompliziert zu installierenden und zu bedienenden Ozongeneratoren, die durch die aggressive Substanz Ozon zerfielen „wie Zunder und die Ozontherapie nicht praktikabel" war – gewährleisteten ozonfeste Kunststoffe eine deutlich bessere Handhabbarkeit.

4.2 Stellenwert heute

Die Ozontherapie ist durch ihre vielfältigen Anwendungsmöglichkeiten – systemisch als Große und Kleine Eigenblutbehandlung (GEB ➤ Kap. 5.3.2 und KEB ➤ Kap. 5.3.1) und lokal als Wundbegasung von außen oder in Form der Applikation von Ozonwasser – eine wichtige komplementärmedizinische Therapieoption sowohl zur Wundbehandlung als auch zur Behandlung arterieller Durchblutungsstörungen (➤ Kap. 4.2.1).

4.2.1 Indikationen

Nach Rilling/Viebahn [227, 228] ist die Ozontherapie bei folgenden Indikationen angezeigt:

- **Externe Ulzera und Hautläsionen:** diabetische Gangrän, Ulcus cruris, Dekubitus, Verbrennungen (Stadium I und II), Proktitis (Stadium I), Analfisteln, Analfissuren
- **Arterielle Durchblutungsstörungen:** periphere und zerebrale Durchblutungsstörungen, geriatrische Bereich
- **Virale Erkrankungen:** z.B. Hepatitis B und Herpes.

4.2.2 Wirkungen

In Abhängigkeit von seiner Anwendung hat Ozon eine völlig unterschiedliche Wirkungsweise: Lokal angewendet wirkt es desinfizierend und fördert die Wundheilung. Als systemische Wirkung wird die Auslösung regulativer Prozesse, die die Eigenheilkräfte stärken, postuliert.

Als eines der stärksten Oxidationsmittel hat Ozon je nach Konzentration eine keimtötende, eine inaktivierende oder restituierende Wirkung. In Abhängigkeit von der Ozon-Konzentration wirkt sich der oxidative Charakters des Ozons (➢ Abb. 4.2) wie folgt aus:

- Die Keimabtötung wird v.a. durch oxidative Zerstörung der Viren und Bakterien erzielt.
- Im niedrig dosierten Konzentrationsbereich erfolgt die systemische Wirkung in Form eines restituierenden Effektes über die direkte Reaktion des Ozons mit Blutbestandteilen sowie durch die indirekte Reaktion über peroxidische Folgeprodukte.

Als Kern der direkten Reaktion gilt die klassische ionische **Ozonolyse** der Doppelbindungen essenzieller Fettsäuren zu peroxidischen Folgeprodukten. Es wird postuliert, dass unter physiologischen Bedingungen die Reaktion ohne Radikalbildung und ohne Radikalkettenreaktion abläuft (zur Ozonisierung des Bluts bei KEB und GEB ➢ Kap. 5.3.1 und ➢ Kap. 5.3.2). Die direkte Reaktion verläuft in folgenden Schritten:

- Peroxidbildung mit ungesättigten Fettsäuren der Phospholipide von Zellmembranen mit nachfolgender Einschleusung kurzlebiger Peroxide in die Zelle
- Beeinflussung des Zellstoffwechsels über das Glutathionsystem
- Erhöhung der Glykolyserate
- Enzyminduktion
- Verschiebung des HbO_2-Gleichgewichtes
- Veränderung der Flexibilität der Erythrozyten
- Verbesserung der O_2-Transportmechanismen, durch Beeinflussung der mitochondrialen Atmungskette

Da im niedrig dosierten Konzentrationsbereich die Peroxidbildung mit einer Aktivierung der Enzyme

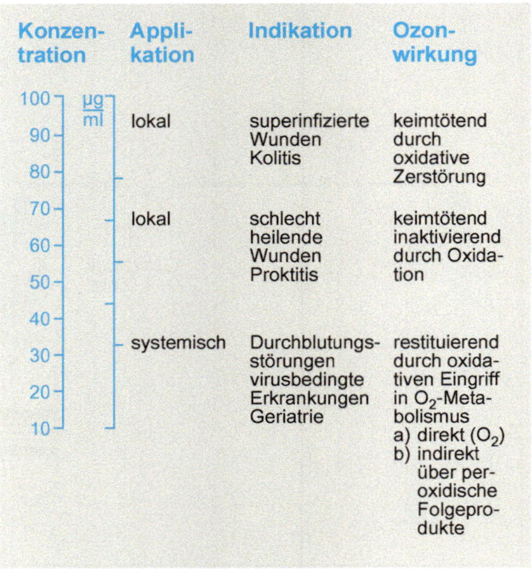

Abb. 4.2 Konzentrationsabhängige Wirkung der Ozonapplikationen.

einhergeht, die am Sauerstoffmetabolismus beteiligt sind (z.B. Glutathion-Peroxidase, Katalase, Superoxid-Dismutase, Glucose-6-Phosphat-Dehydrogenase), ist v.a. durch die Aktivierung der körpereigenen Superoxid-Dismutase der Abbau überschüssig erzeugter Superoxid-Radikale gewährleistet. Nach Viehbahn-Hänsler [317] wirkt das O_3-Molekül im Gegensatz zu extrakorporal und therapeutisch eingesetzten Enzymen oder Antibiotika als eine Art Medikament, das durch seine spezifische Reaktion körpereigene Reaktionen in Gang setzt. bzw. Enzyme induziert, ohne selbst als Abbauprodukt belastend zu sein.

Systemische Wirkungen

Bei viralen Erkrankungen erfolgt extrazellulär eine Inaktivierung durch Oxidation und Blockierung der Virusspikes bzw. der Zellrezeptoren und eine Abnahme der Infektiosität. Intrazellulär werden folgende Prozesse postuliert: Die in die Zelle eingeschleusten Peroxide wirken synergistisch mit dem zellulär gebildeten H_2O_2 und bewirken eine Aktivierung der Phagozytose. Die mit dem verstärkten Sauerstoffstressgeschehen einhergehende Peroxidintoleranz der Zellen führt zur Zerstörung der infizierten Zellen.

Längst ist in der Erfahrungsheilkunde die immunstimulierende und immunmodulierende Wirkung von Ozon bekannt, die inzwischen wissenschaftlich untermauert werden konnte. Beobachtet wurde dieser Effekt v.a. bei der Kleinen Eigenblutbehandlung (KEB ➤ Kap. 5.3.1), aber auch bei den intramuskulären Ozoninjektionen (➤ Kap. 4.3.3) sowie bei entsprechender Dosierung der Großen Eigenblutbehandlung (GEB ➤ Kap. 5.3.2). Viebahn formulierte bereist 1993 für die niedrig dosierte Ozontherapie vornehmlich in Form der GEB zwei wesentliche Effekte:

- **O_2-liberalisierender Effekt:** durch die Induktion von 2,3-DPG mit einer erleichterten Sauerstoffabgabe des Erythrozyten und nachfolgender verbesserten Sauerstoffversorgung der Peripherie
- **Immunaktivierender Effekt:** messbar als Induktion von γ-Interferon, Tumor-Nekrose-Faktor-alpha und Interleukin-2. Dieser immunaktivierende Effekt bestätigt im Nachhinein die wichtige Rolle des Ozons in der biologischen Tumorzusatztherapie.

Die Aktivierung der immunkompetenten Zellen konnte von Bocci [31, 33] am Beispiel gesteigerter γ-Interferon-Produktion bei der GEB (➤ Kap. 5.3.2) durch Ozon gezeigt werden.

Studien

Für die systemische Ozontherapie liegen zwei neuere Studien vor:

- Martinez-Sanchez und Fernandez et.al [175] untersuchten die Wirksamkeit der Ozontherapie bei Diabetes Typ II, tierexperimentell und in einer klinisch kontrollierten Studie mit 160 Patienten.
- Mawsouf et.al erstellten eine klinisch Studie zur Ozontherapie bei chronischer Hepatitis C [177].

Zu weiteren Aspekten klinischer Forschung ➤ Kap. 8.1 und ➤ Kap. 11.1.

Lokale Wirkungen

Für die topische Anwendung werden folgende Wirkungen postuliert: Desinfektion, Wundreinigung, Enzyminduktion (SOD!), Phagozytoseaktivierung.

Studien

Für die lokale Ozon-Therapie liegt bislang eine Studie zur Ozon-Unterdruckbegasung bei chronischen Ulzerationen vor [42]. Zu weiteren Aspekten klinischer Forschung ➤ Kap. 8.1 und ➤ Kap. 11.1.

4.3 Praktische Anwendung der lokalen Ozon-Applikation

4.3.1 Intrakutane Ozon-Injektionen

Injiziert wird in die Epidermis, möglich ist auch eine Injektion in Akupunkturpunkte oder schmerzhafte Stellen (Loco dolendi).

Durchführung

- 1–5 ml Ozon-Sauerstoff-Gemisch (empfohlen: 10 µg/ml O_3) werden intrakutan auf 3–6 schmerzhafte Stellen (Loco dolendi) verteilt injiziert. Das Injektionsintervall beträgt 1–5 Tage.
- Behandlungsdauer und -intervalle:
  - Häufigkeit: 1–3 Behandlungen pro Woche
  - Dauer: 3–5 Sitzungen

Indikationen, Kontraindikationen und Nebenwirkungen

Indikationen:

- Arthrosen, v.a. der großen Gelenke (Hüfte, Knie, Schulter), aber auch HWS und LWS
- Spondylosen (HWS und LWS)
- Myogelosen
- Lumbago, Ischialgie
- Neuritiden

Kontraindikationen: niedrige Quickwerte bei Patienten unter Antikoagulantien
Nebenwirkungen: die Injektion ist etwas schmerzhaft

Kombination mit anderen Pharmaka und Therapieverfahren

Keine.

4

4.3.2 Subkutane Ozon-Injektionen

Als lokale Reiztherapie werden subkutane Depots von 5–10 ml Ozon-Sauerstoff (Konzentration 10–20 µg/ml O_3) verabfolgt. Erzielt werden soll nicht nur eine lokale Durchblutungssteigerung, sondern eine deutliche Durchblutungsverbesserung und somit eine Zunahme der Leistungsfähigkeit und des Wohlbefindens.

Durchführung

- 5–10 ml Ozon aus dem Generator entnehmen, den Inhalt der Spritze auf 1–3 Stellen verteilt s.c. injizieren (schmerzhaft). Werden zuvor einige Milliliter eines Lokalanästhetikums injiziert, lassen sich die Schmerzen vermeiden.
- Bevorzugt bei s.c.-Injektion dünne Kanülen (Nr. 18 oder 20) verwenden.
- Die Insufflation von bis zu 20 ccm Ozon erfolgt unter wiederholter Aspiration, während der Injektion ist das Ozon distalwärts zu verstreichen, um eine schnelle Resorption und beinahe völlige Schmerzfreiheit zu gewährleisten.
- Behandlungsdauer und -intervalle:
  - Häufigkeit: 1–3 × pro Woche
  - Anzahl der Behandlungen: 1–10 × in Abhängigkeit von der Erkrankung

TIPP
- Dünne Kanülen verwenden und zuvor Lokalanästhetikum ohne Vasokonstringens injizieren, um Schmerzen zu verhindern
- Keine Inj. im Kopfbereich durchführen.

Indikationen, Kontraindikationen und Nebenwirkungen

Indikationen:
- Periphere Durchblutungsstörungen wie Morbus Raynaud, Endangiitis obliterans, diabetische Gangrän, Varikosis. Bei lokalen arteriellen Durchblutungsstörungen können größere Ozonmengen (20–40 ml) verabreicht werden
- Zerebrale Durchblutungsstörungen, die mit Müdigkeit, Vergesslichkeit, Schlafstörungen, allgemeiner Leistungsunfähigkeit einhergehen
- Migräne
- Ateminsuffizienz, z.B. bei Herzinsuffizienz, Angina-pectoris-Anfällen, Asthma bronchiale, Lungenemphysem
- Überanstrengungs- und Erschöpfungssyndrom
- Furunkulose und Pyodermie
- Wundheilungsstörungen (Inj. an Wundränder)
- Arthrose der großen Gelenke (Hüften, Knie, Schulter, Spondylosen von HWS/LWS)

Kontraindikationen: keine
Nebenwirkungen: keine

Kombination mit anderen Pharmaka und Therapieverfahren

Keine.

4.3.3 Intramuskuläre Ozon-Injektionen

Das Ozon-Sauerstoff-Gemisch wird in den M. gluteus injiziert. Die i.m.-Inj. eignet sich v.a. zur Behandlung postoperativer Zustände, bei chronischen Schmerzen sowie zur adjuvanten onkologischen Therapie. Das Ozon-Sauerstoff-Gemisch kann auch mit Eigenblut versetzt und appliziert werden.

Im Unterschied zur i.c.- und s.c.-Inj. hat eine i.m.-Inj. auch eine systemische Wirkung, indem sie den Gesamtstoffwechsel aktiviert, die Durchblutung fördert und die Energiebilanz erhöht. Zudem wird das Immunsystem aktiviert.

Durchführung

- Mit einer Glasspritze die gewünschte Ozonmenge (nach Dosis und Konzentration z.B. 5–20 ml/100–600 µg/ml O_3) entnehmen und diese mit einem Adapter in eine Kunststoffspritze überführen.
- Ozon mit dünner Kanüle (Stärke 16) langsam injizieren, um Schmerz- oder Druckgefühl beim Patienten zu vermeiden.

TIPP

- Da die Inj. längere Zeit in Anspruch nimmt, sollte der Patient immer liegen.
- Desinfektion ist (wie bei jeder anderen Inj.) erforderlich!

- Dosierung: 10–20 ml Ozon-Gas-Gemisch (Konzentration von 10–20–25 µg/ml O_3).
- Behandlungsdauer und -intervalle:
  - Häufigkeit: 1–6 Anwendungen pro Woche
  - Anzahl/Behandlungen: 5–10 in Abhängigkeit und mehr von der Erkrankung

i.m.-Applikation bei onkologischen Patienten (nach Wurms)

1.–4. Woche, tgl.. 20–25 µg O_3/ml/cm³
5.–16. Woche, 4 x/Wo.: 20–25 µg O_3/ml/cm³
17.–54. Woche, 2–3 x/Wo.. 20–25 µg O_3/ml/cm³
Weiterbehandlung, 1–2 x/Wo.: 20–25 µg O_3/ml/cm³
Dieses Schema soll auch während einer Chemotherapie unverändert beibehalten werden. Die lokale Behandlung von gut zugänglichen Tumoren (z.B. Lymphknoten-Metastasen) erfolgt durch subkutanes Umspritzen.

Indikationen, Kontraindikationen und Nebenwirkungen

Indikationen:

- Durchblutungsstörungen
- Onkologische Nachsorge und Begleittherapie,
- Stoffwechselstörungen
- Revitalisierung
- Generelle Durchblutungsverbesserung
- Geriatrischer Erschöpfungszustand

Kontraindikationen: zu niedrige Quickwerte bei Patienten unter Marcumar bzw. Gerinnungsstörungen bei Leberzirrhose
Nebenwirkungen: zu rasche Inj. verursacht Schmerzen

Kombination mit anderen Pharmaka und Therapieverfahren

Die i.m.-Inj. ist aufgrund ihrer systemischen Wirkung als Monotherapie geeignet.

4.3.4 Rektale Ozon-Insufflation

Die rektale Ozon-Insufflation entfaltet ebenfalls eine systemische Wirkung, die nach Eberhardt und Jakl fast einer Großen Ozon-Eigenblut-Behandlung (GEB ➤ Kap. 5.3.2) gleich kommt. Zur Anwendung gelangen höhere Dosen zwischen 6000–9000 µg/ml O_3 pro Sitzung.

Durchführung

- Den Patienten seitwärts lagern, Darmkatheter einführen.
- Mit einer Glasspritze (250 ml) Ozon-Gas-Gemisch (Konzentration 25–40 µg/ml) aus dem Ozon-Generator entnehmen.
- Innerhalb von 1–4 Min. langsam in den Enddarm insufflieren.
- Patienten nach der Insufflation ca. 5 Min. ruhen lassen.

Nur Glasspritzen und Kunststoff-Einmalkatheter verwenden.

- Behandlungsdauer und -intervalle:
  - Häufigkeit: 2–3 × pro Woche
  - Anzahl/Behandlungen: 10–20–30 Behandlungen je nach Erkrankung

Indikationen, Kontraindikationen und Nebenwirkungen

Indikationen:
- Chronisch-entzündliche Darmerkrankungen (Colitis ulcerosa, Morbus Crohn)
- Abwehrschwäche
- Immundysbalancen, z.B. rheumatoide Arthritis, Asthma bronchiale
- Neurodermitis (in Verbindung mit einer Autovakzine-Therapie nach Eberhardt)

Kontraindikationen: keine
Nebenwirkung: keine

Kombination mit anderen Pharmaka und Therapieverfahren

Die Kombination mit einer mikrobiologischen Therapie als Symbioselenkung (oral oder Autovakzine) ist insbesondere bei chronisch entzündlichen Darmerkrankungen (CED) angezeigt.

4.3.5 Ozon-Begasung (Beutelbegasung mit Ozon)

Lokale Ozon-Applikation zur Förderung der Wundheilung. Ausgenutzt werden die bakteriziden, viruziden, fungiziden und durchblutungsfördernden Eigenschaften des Ozons. Bei der in einer sterilen Kunststofftüte verpackten Extremität wird die Luft abgesaugt, gleichzeitig strömt ein Ozon-Sauerstoff-Gemisch durch den Beutel.

Benötigt werden eine Saugglocke bzw. luftdichte Beutel. Damit das O_2/O_3-Gemisch an die zu begasende Stelle gelangt, ohne eingeatmet zu werden – Ozon ist ein Atemgift (➤ Kap. 2.2) – wird ein gasdichter, ozonfester Kunststoffbeutel benutzt. Sowohl das zu begasende Hautareal und der Kunststoffbeutel müssen mit Aqua destillata benetzt werden, da Ozon nur in feuchtem Milieu desinfizierende Eigenschaften entwickelt. Zudem wird durch die Benetzung mit Wasser die Ozonresorption gefördert. Insbesondere „offene Beine" (Ulcus cruris) reagieren sehr gut auf diese Behandlungsform.

Die Ozon-Begasung wird nicht nur zur Förderung der Wundheilung sondern auch zur Wundreinigung angewendet: in hoher Konzentration (Dosierung) wirkt es bakterizid, viruzid und fungizid – in geringer Konzentration (Dosierung) hingegen geweberegenerierend, granulationsfördernd und epithelisierend.

> Hohe Ozonkonzentrationen wirken keimabtötend, niedrige Ozonkonzentrationen granulationsfördernd.

Durchführung

- Sterilen Kunststoffbeutel über die zu begasende Stelle stülpen, z.B. über eine Extremität, und gasdicht mit einer Spezialbinde verschließen.
- Durch Unterdruck-Absauger die im Kunststoffbeutel vorhandene Luft über ein spezielles Ventil absaugen und das an das Therapieziel angepasste O_2/O_3-Gemisch (➤ oben) einfließen lassen.
- Nach einer Einwirkzeit von ca. 10– 30 Min. Gasgemisch absaugen und in einem Destruktor evakuieren, so dass kein Ozon in den freien Raum austritt.

> - Oft ist eine Wunde nur oberflächlich frei von Erregern, eine Ozon-Begasung mit niedriger Ozonkonzentrationen verursacht eine erneute Ausbreitung von Erregern über die ganze Wundfläche.
> - Um nicht Erreger heranzuzüchten, sollten insbesondere bei ausgedehnten Wunden zwei Ozonbegasungen durchgeführt werden – eine mit hoher Konzentration über ca. 5 Min., danach mit dem gleichen Beutel nach Absaugung eine geweberegenerierende, niedrige Ozonkonzentration.

- Dosierung:
  - hohe Ozonkonzentration: 80 µg O_3/ml/cm^3
  - niedrige Ozonkonzentration: 8–20µg O_3/ml/cm^3
- Behandlungsdauer und -intervalle:
  - Häufigkeit: 1–3 × pro Woche
  - Anzahl/Behandlungen: 5–15 Behandlungen in Abhängigkeit der Erkrankung

TIPP

- Haut und Kunststoffbeutel gründlich anfeuchten und Kunststoffbeutel gasdicht verschließen.
- Die dem Krankheitsbild entsprechende Ozonkonzentration wählen.
- Keine Duftstoffe, Parfums verwenden, da sich unbekannte Ozonide auf der Haut bilden und ekzematöse Hautreaktionen hervorgerufen werden können.

Eine Weiterentwicklung dieser Ozonbehandlung ist die **Ozonunterdruckbegasung nach Werkmeister**, bei der statt eines Kunststoffbeutels eine Kunststoffglocke mit An- und Absaugstutzen verwendet wird. Ein leichter Unterdruck gewährleistet das ständige Umfließen des Behandlungsareals beim Patienten mit einem Ozonstrom, der sofort wieder abgesaugt wird.

Der Vorteil dieser Methode liegt darin, dass der Unterdruck mit einer starken Hyperämie einhergeht und damit die desinfizierende Wirkung des Ozons intensiviert wird.

Die Unterdruckbegasung eignet sich v.a. zur Behandlung **kleinflächiger Wunden**.

Auch hier gilt die Grundregel: hohe Ozonkonzentrationen wirken keimabtötend, niedrige Ozonkonzentrationen granulationsfördernd.

Indikationen, Kontraindikationen und Nebenwirkungen

Indikationen der Ozon-Beutelbegasung nach Wolff:
- Ekzeme unterschiedlicher Art
- Bakterielle Infektionen
- Periphere Durchblutungsstörungen
- Ulcus cruris (neben konsequenter Entstauungstherapie)
- Schlecht heilende Wunden
- Osteomyelitiden

Indikationen der Ozonunterdruckbegasung nach Werkmeister:
- Dekubitus
- Ulcus cruris
- Schlecht heilende Wunden – Abszesse
- Eingezogene, schmerzhafte Narben, Bestrahlungsnarben
- Strahlenulkus, während und nach Röntgenbestrahlung
- Oberflächliche Tumoren
- Spritzenabszess

Kontraindikationen: keine
Nebenwirkungen: keine

Kombination mit anderen Pharmaka und Therapieverfahren

Beide Formen der Ozonbegasung lassen sich gut mit der entsprechenden medikamentösen Therapie kombinieren.

4.3.6 Ozonwasser

Spülungen mit Ozonwasser eignen sich für Wundspülungen bei Entzündungen des Mundraums sowie bei Scheidenspülungen. Therapeutisch ausgenutzt wird die bakterizide und stoffwechselaktivierende Wirkung von Ozon.

Benötigt werden ein Glasbehälter mit Aqua bidestillata und ein Ozon-Generator.

Durchführung

- In den Behälter mit Aqua bidest Ozon in einer Konzentration von 30–60 µg O_3/ml/cm^3 einleiten, für die Dauer von 15 Min. dort belassen.
- Danach Ozonwassers in dunkle Flaschen abfüllen, im Kühlschrank aufbewahren.
- Behandlungsdauer und -intervalle:
  - Häufigkeit: mehrfach tägl. Spülungen durchführen.
  - Anzahl/Behandlung: 5–10 Behandlungen in rascher Reihenfolge

Ozonwasser ist im Kühlschrank bei 5 °C nur 5 Tage lang haltbar.

Indikationen, Kontraindikationen und Nebenwirkungen

Indikationen:
- Wundspülung:
  - insbesondere nach Zahnextraktionen sowie chirurgischen Eingriffen im Mundraum, aber auch an übrigen Körperabschnitten
  - Entzündungen des Mundraums (Soor, Stomatitis, Gingivitis, Tonsillitis)
- Spülungen: Vaginalspülungen, v.a. bei therapieresistenten Mykosen, Blasenspülungen (bei rezidivierenden Zystitiden), Spülen der Fistelgänge
- Colitis ulcerosa, mucosa als Darmeinlauf
- Gastritiden (schluckweise trinken lassen – bis zu 1 Glas pro Tag)

Kontraindikationen: keine
Nebenwirkungen: keine

Kombination mit anderen Pharmaka und Therapieverfahren

Aufgrund ihrer spezifischen Indikationen sind Spülungen mit Ozonwasser als Monotherapie durchzuführen.

4.3.7 Ozonisiertes Olivenöl

Ozonisiertes Olivenöl (Ozonid von Oleum olivarum) wird eingesetzt zur allgemeinen Wundbehandlung, Wundreinigung, Wunddesinfektion sowie zur Verbesserung der Sauerstoffversorgung im Wundgebiet sowie zur Granulationsförderung.

Die außerordentlich bakterizide Wirkung von ozonisiertem Olivenöl beruht auf der Freisetzung von Ozon aus der Epoxidbindung und der nachfolgenden Bildung von Peroxiden. Durch die Ozonisierung erhöht sich der Anteil an Peroxiden um das 18-fache. Die Peroxide geben Sauerstoff an das Gewebe ab.

Durchführung

- Ozonisiertes Olivenöl ist im Handel erhältlich; zur eigenen Herstellung – Waschflasche mit einer Fritte Oleum olivarum verwenden – wird viel Sauerstoff benötigt, da Ozon bis zur vollständigen Absättigung des Oleum olivarum das Ozon ca. 48 Std. durchperlen muss.
- Die Sättigung (Reaktion aller C=C-Doppelbindungen mit Ozon) ist erreicht, wenn der typische Ozongeruch vernehmbar ist und das zuvor leicht grünliche Öl ins Gelbweißliche umschlägt und das Öl fester wird.
- Aus dem Ozonid können unter Hinzufügen einer Basiscreme (z.B. von Asche; Verhältnis 1:1) größere Mengen „Ozoncreme“ gewonnen werden. Diese mehrere Jahre lang haltbare Ozoncreme vermindert schmerzhaftes Brennen bei ausgedehnten Wundverhältnissen.

Ozon ist hochexplosiv! Es empfiehlt sich bei der Herstellung des ozonisierten Olivenöls immer anwesend zu sein, bzw. Pausen einzulegen und die Waschflasche abkühlen zu lassen.

Indikationen, Kontraindikationen und Nebenwirkungen

Indikationen:
- Zusatzbehandlung bzw. Verbände aller Wundbehandlungen (auch nach vorheriger Begasung mit Ozon)
- Brandwunden (aller Schweregrade) auch Sonnenbrand, Ekzeme jeder Art
- „Schönheitscreme“
- Akne vulgaris als Antimykotikum, auch im Vaginalbereich
- Analfissuren als Zusatzbehandlung von durchblutungsgestörten Extremitäten, z.B. bei Varizen

Kontraindikationen: keine
Nebenwirkungen: keine

4.3.8 Intraarterielle Ozon-Injektionen

Für diese Applikationsform, wird eine verstärkte Wirkung, insbesondere bei peripheren arteriellen Durchblutungen postuliert.

Aufgrund des schlechten Lösungsvermögens von Sauerstoff und einer möglichen Emboliegefährdung ist die intraarterielle Applikation nicht zu empfehlen. Stattdessen sollte die KEB (➤ Kap. 5.3.1) bzw. GEB (➤ Kap. 5.3.2) durchgeführt werden.

Durchführung

- Der Patient liegt auf dem Rücken. Arteria femoralis aufsuchen und punktieren (18er- oder 16er-Kanüle)
- Injektionen:
  - 1–2 ml 2%iges Procain (ohne Adrenalinzusatz) intraarteriell injizieren,
  - Danach (neue Spritze verwenden) 5–10 ml Ozon-Sauerstoff-Gemisch (Konzentration 10–20 ml µg/ml O_3) langsam (2–3 Min.) intraarteriell injizieren.
  - Nach Entfernung der Nadel Kompression der Injektionsstelle für 3 Minuten. Ruhen des Patienten für 10 Minuten.
  - Dosierung: Beginnen mit 5 ml und eine Konzentration von 10 µg/ml O_3, steigern mit jeder Injektion um 1 ml Ozon und 1 µg/ml O_3 bis maximal 10 ml Gas und 20 µg/ml O_3.
- Behandlungsdauer und -intervalle:
  - Häufigkeit: 2–5 × wöchentlich
  - Anzahl/Behandlungen: 10–20 × in Abhängigkeit von der Erkrankung

Bei 5% der Patienten findet man einen irregulären tiefen Abgang der Arteria epigastrica superficialis und der Arteria pudenda externa. Eine versehentliche Injektion in diese Arterien führt zu schmerzhaften Darm- und Blasenkrämpfen. Sofortiger Abbruch der Injektion.

Indikationen, Kontraindikationen und Nebenwirkungen

Indikationen: periphere arterielle Durchblutungsstörungen der unteren Extremitäten, Ulcus cruris
Kontraindikationen: Hyperthyreose, Blutgerinnungsstörungen
Nebenwirkungen: Bei exakter langsamer intraarterieller Injektion nicht zu erwarten.

4.3.9 Intraartikuläre Ozon-Injektionen

Bei der intraartikulären Ozon-Injektion wird ein Ozon-Sauerstoff-Gemisch steril direkt in das betroffene Gelenk injiziert. Hauptsächlich bei entzündlichen Gelenkerkrankungen eingesetzt, sorgt das Ozon durch die Aktivierung der körpereigenen Superoxid-Dismutase für den Abbau überschüssig erzeugter Superoxid-Radikale.

Durchführung

- 5–10 ml Ozon (Konzentration 10–15 µg/ml O_3) werden unter streng aseptischen Bedingungen langsam intraartikulär injiziert.
- Behandlungsdauer und -intervalle:
  - Häufigkeit: 2–3 × wöchentlich
  - Abstand: 1-2 Wochen

Die intraartikuläre Injektion ist mit einem erhöhten Infektionsrisiko verbunden. Risikolos und sehr wirkungsvoll ist die lokale Quaddelung mit Viscum-Extrakten (z.B. Viscum Mali D2 Amp., Wala) mit einer gleich großen Menge Procain 2% periartikulär.

Indikationen, Kontraindikationen und Nebenwirkungen

Indikationen: vorwiegend Gon- und Koxarthrose
Kontraindikationen: Entzündung (Arthritis, Reizknie), Stauungsknie
Nebenwirkungen: bei aseptischen Arbeiten nicht zu erwarten (chirurgische Händedesinfektion, sterile Schutzkleidung, sterile Handschuhe, Abdecken des Hautareals, Hautdesinfektion des umgebenden Hautareals durch Aufsprühen des Hautdesinfektionsmittels und Verreiben mittels Mulltupfer, steile Einmalkanülen verwenden, Abdecken der Injektionsstelle mit Wundschnellverband).

4.3.10 Intravenöse Ozon-Injektion

Unterschieden werden die direkte intravenöse Ozongabe in eine Hand- oder Armvene, die der GEB (➤ Kap. 5.3.2) vergleichbar eingesetzt wird, sowie die intravenöse Gabe von Ozon in Unterschenkelvenen zur Behandlung des varikösen Symptomenkomplexes.

Diese risikoreiche Form der Ozontherapie wird heute als Kunstfehler betrachtet. Stattdessen sollte die GEB (➤ Kap. 5.3.2) eingesetzt werden.

Durch eigene Studien über Zwischenfälle mit Ozon [84, 85] und experimentelle Untersuchungen über die Löslichkeit des O_2/O_3-Gemischs im strömenden Blut konnte festgestellt werden, dass diese frühere Applikationsart des Ozons gefahrenträchtig und nicht patientensicher praktikabel ist. Eine Ausnahme mag die intravenöse Ozonzufuhr mittels eines Spezial-„Perfusors" nach Kief [133, 134] sein, der in genau definierter Zeiteinheit ganz geringe Mengen des Gases in die Vene einfließen lässt. Henn, Gerichtsmediziner in Innsbruck, hat in einer Diskussion 1984 dieser Art der Ozonperfusion eine Ausnahmestellung eingeräumt. Es bleibt jedoch sicher Tatsache, dass die direkte intravenöse Ozonzufuhr gefährlich sein kann für den Patienten und bei gleicher Indikationsliste der GEB unter allen Umständen der Vorrang zu geben ist.

Durchführung

- Stauen der betreffenden Extremität am Oberschenkel mit einem speziellen Stauschlauch. Wichtig ist hierbei, dass ein regelrechter Venenstau angelegt wird.
- Mit einer dünnen Kanüle (Nr. 18 oder 20) und einem Ozon-Sauerstoff-Gemisch niedriger Konzentration (ca. 8 µg/ml O_3) die am weitesten distal befindliche Varize aufsuchen und langsam injizieren:
  - In der ersten Sitzung ca. 2–7 ccm injizieren, in den nächsten Sitzungen Menge und Konzentration allmählich steigern, bis zu 15–20 ccm, bei Konzentrationen bis zu 33 µg/ml O_3.
  - Absolute Grenze des Injizierens ist auch schon dann erreicht, wenn der Patient Schmerzen angibt.
- Injektionsstelle ca. 5 Min. manuell komprimieren bei gestauter Extremität.
- Staubinde weitere 10 Min. belassen; danach langsam entstauen, gleichzeitig Extremität mit elastischer Binde umwickeln. Diese Staubinde verhindert, dass Ozon zum Herzen strömt; innerhalb 15 Min. ist das O_2/O_3-Gasgemisch resorbiert.
- Patient 15 Min. nachruhen lassen, er soll anschließend ca. ½ Stunde spazieren gehen. Eine Stunde später kann auch die elastische Binde abgenommen werden.
- Die nächste Inj. erfolgt frühestens nach 3–5 Tagen, am besten eine Woche später mit allmählich ansteigender Ozonmenge und Konzentration.

Der Zweck dieser Methode ist es, nicht wie bei der Krampfaderverödung die Gefäße zu zerstören, sondern Tonus und Elastizität der ausgesackten Venenwände zu kräftigen bzw. wiederherzustellen und die Ausheilung von Entzündungsvorgängen an der Intima zu fördern. Das Gasgemisch gelangt bei dieser Art der intravenösen Ozontherapie nicht in den großen Kreislauf, sondern verweilt aufgrund des angelegten Staus in der injizierten Vene, bis das O_2/O_3-Gemisch sicher abgebunden ist.

TIPP

- Mit kleinen Mengen und geringen Konzentration beginnen, Dosierung allmählich steigern.
- Dünne Kanülen (Nr. 18, 20) verwenden.
- Die Inj. darf nur bis zur Schmerztoleranzgrenze des Patienten erfolgen.
- Langsam entstauen, Patienten ruhen lassen und auf langsames Aufstehen achten, da durch zu schnelles Rückfluten des abgestauten Bluts Kollapsgefahr besteht.

Indikationen, Kontraindikationen und Nebenwirkungen

Nach Bircher, der die ozontherapeutische Behandlung von Varizen eingeführt hat, ergeben sich folgende Kriterien für die Behandlung:

- Es muss Behandlungsbedürftigkeit vorliegen. Bei Beschwerdefreiheit sollte keine Behandlung erfolgen. Große Venenerweiterungen, die möglicherweise hereditärer Natur sind und meist auch über den Oberschenkel hinaufgehen, sind ebenfalls keine Therapieoption, solange sie keine Beschwerden verursachen.

- Venenerweiterungen, die sich heiß anfühlen, druckempfindlich sind und eventuell Verdickung der Venenwand nachfühlen lassen, sowie Krämpfe hervorrufen und Ekzeme oder Ulzerationen verursachen, sollten versuchsweise ozontherapeutisch behandelt werden.

KAPITEL

5 Ozon-Eigenblut-Therapie

5.1 Entwicklung

Die Entwicklung der Großen Ozon-Eigenblut-Behandlung (GEB) und der Kleinen Ozon-Eigenblut-Behandlung (KEB) wurde insbesondere von Wolff und Rilling, Viebahn, Knoch und Bocci vorangetrieben. Darauf aufbauend formulierten Dehmlow und Jungmann erstmalig die Gemeinsamkeiten und Unterschiede zu HOT und UVB.

5.2 Stellenwert heute

Zum Unterschied zu den reinen Ozon-Sauerstoff-Therapien erfolgt bei den Ozon-Eigenblut-Therapien eine intensive oxidative Reaktion zwischen dem Ozon und dem Informationsträger „Blut" (➤ Kap. 2.3.1). Hierbei kommt es als Primärreaktion zur Bildung aktivierter Makromoleküle, Proteine und Lipide sowie zur Bildung von Peroxiden und Ozoniden. In der nachfolgenden Sekundärreaktion reagieren die aggregierten Proteine auf Granulozyten und Heparinoyten im Sinne einer kontrollierten Entzündungsreaktion und setzen Entzündungsmediatoren frei. Bedeutsam sind insbesondere der Einfluss auf die Cholesterin-, Triglyzeride und die Fibrinogen-Konzentration (Senkung pathologischer Werte, Verbesserung der Thrombozytenfunktion), die mit einer Verbesserung der Mikrozirkulation einhergeht.

5.3 Formen und praktische Anwendung

5.3.1 Kleine Ozon-Eigenblut-Behandlung (KEB)

Intramuskuläre (i.m.) Reinjektion von intravenösem, mit Sauerstoff-Ozon-Gemisch aufbereitetem Blut. Durch das ozonisierte Blut werden die therapeutischen Wirkungen der Eigenbluttherapie (➤ Kap. 2.3.1) ausgenutzt und deren immunstärkenden Eigenschaften geltend gemacht. Die KEB wurde insbesondere durch Windstoßer entwickelt.

Durchführung

Die KEB kann je nach Venenzustand auf verschiedene Art durchgeführt werden: Bei schlecht auffindbaren Venen eignet sich die Vorgehensweise nach Windstoßer.

> Es darf keinesfalls mit der ozongefüllten Spritze an der Vene manipuliert und mühselig gesucht werden, um eine intravasale Ozoninjektion auf alle Fälle zu vermeiden.

- 2–5 ml Venenblut entnehmen und mit 8–10 ml Ozon eines (10–20 µg/ml O_3) mischen; kräftig schütteln und langsam tief intramuskulär reinjizieren.
- Behandlungsdauer und -intervalle:
  - Häufigkeit: 1–2 × pro Woche
  - Anzahl/Behandlungen: 5–10 Behandlungen in Abhängigkeit von der Erkrankung

Vorgehen bei gut auffindbaren Venen

- Gewünschte Ozonkonzentration (z.B. 100–600 µg/ml O_3) in einer sterilen Glasspritze abnehmen.
- Gewünschte Ozonmenge (z.B. 5–20 ccm) in eine entsprechende Kunststoffspritze überführen. Blutmenge mit der ozongefüllten Spritze entnehmen.
- Aufsetzen einer 1-er Kanüle und intramuskuläre Reininjektion, Aspiration ist möglich. Blut-Ozon-Gemisch langsam zu reinjizieren, um Schmerzen zu vermeiden.

Vorgehen bei schlecht auffindbaren Venen

- 2–10 ml Blut aus der Cubitalvene entnehmen (20er-Kunststoffkanüle)
- Gewünschte Menge Ozon (5–20 cm^3) in der gewünschten Konzentration (100–600 µg O_3/ml/cm^3) in sterile Glasspritze entnehmen.

- Ozon-Sauerstoff-Gemisch mit einem Adapter in die 20er-Kunststoffspritze hineinpressen; ca. ½ Minute gut verschütteln, bis das Blut hellrot wird.
- Langsame Reininjektion intramuskulär lege artis mit neuer 1er- oder 2er-Kanüle

Indikationen, Kontraindikationen und Nebenwirkungen

Indikationen:
- Rezidivierende Infekte, Abwehrschwäche
- Verzögerte Rekonvaleszenz in der Geriatrie, zur Vitalisierung; Umstimmungstherapie
- Hauterkrankungen: Akne vulgaris, Furunkulose, rezidivierende Abszesse, falls natives Eigenblut unzureichend anspricht
- Chronisch rezividierende und allergische Erkrankungen, wie z.B. Colitis mucosa, Asthma bronchiale, Rhinitis vasomotoria, Akne vulgaris
- Krebskranke und Krebsgefährdete
- Periphere und zerebrale Durchblutungsstörungen

Kontraindikationen: keine
Nebenwirkungen: keine

Die KEB kann auch bei Patienten angewendet werden, die unter ASS stehen. Subkutane Injektionen vermeiden. Das gesamte Blut-Gas-Gemisch kann unter Aspiration reininjiziert werden.

Kombination mit anderen Pharmaka und Therapieverfahren

Vermeiden.

5.3.2 Große Ozon-Eigenblut-Behandlung (GEB)

Intravenöse Reininfusion von venösem Blut, das mit Ozon sowie zur Gerinnungshemmung Heparin oder Zitrat aufbereitet wurde, entnommen werden 50–200 ml (bis 300 ml), meistens 100–150 ml venöses Blut. Die Therapieform wurde von Wolff entwickelt

Welche Ozondosen zu wählen sind, ist abhängig von der zu behandelnden Erkrankung: Kleine Ozonmengen wirken nach Wolff regenerierend, durchblutungsfördernd, aber auch herdprovozierend, große Ozonmengen blutungsstillend.

Durchführung

- Benötigte Geräte: Natriumcitrat 3,8 % 10 ml steril, pyrogenfrei, Vakuumflasche, Überleitungsstück, Butterfly.
- Aus einer Armvene über ein Transfusionsbesteck 100–150 ml Blut in eine sterile Vakuum-Einweg-Flasche entnehmen. 10 ml Natrium-Zitrat ohne Esterzusatz oder 2.000 I.E. Liquemin + 10 ml Aqua destillata zufügen.
- Mit einer genau bemessenen Ozon-Sauerstoffmenge (Wolff [350] empfiehlt Mengen von 500 µg/ml O_3 bis maximal 10.000 µg/ml O_3) über ein in den Unterdruckflaschen vorhandenes, direkt in das Blut führende Kunststoffröhrchen versetzen.
- Blut-Ozon-Gemisch mit langsam kreisenden Bewegungen ca. eine halbe Min. lang gut schütteln, dabei wird das Blut hellrot arterialisiert.
- Blut über die offengehaltene Vene (40–70 Tr./Min.) reinfundieren. Zum Offenhalten der Vene empfiehlt die Ärztliche Gesellschaft für Ozontherapie e.V. z.B. physiologische Kochsalzlösung.

TIPP
- Entnommene Blutmenge und gerinnungshemmende Mittel müssen aufeinander abgestimmt sein, sonst besteht die Gefahr der Mikrothrombosierung, z.B. bei Verwendung von Natrium-Zitrat: Verhältnis Blut: Natrium-citricum wie bei Blutsenkungsreaktion 5:1.
- Kein Natrium-citricum mit Esterzusatz verwenden, da eine teratogene Wirkung nicht auszuschließen ist.
- Auf saubere Entnahme des Ozons ohne die geringsten Beimengungen von Luft achten, da sonst giftige nitrose Gase entstehen.

- Dosierung: 100–150 ml Blut. 10–50 µg/ml O_3. Reinfusion in 5–15 Minuten. Eine zu rasche Infusion kann einen Flush hervorrufen.
- Behandlungsdauer und -intervalle:
  - Häufigkeit: 1–2 × pro Woche

– Anzahl/Behandlungen: 8–10–15 in Abhängigkeit von der Erkrankung. Nach Stabilisierung reicht oft eine Behandlung pro Monat.

Bei der Durchführung der GEB in einem geschlossenen System muss heute eine sog. „Infusionsfalle" eingebaut werden, die bei Entleeren der Infusion zuschnappt und eine versehentliche und verheerende Gasinfektion sicher verhindert.

Indikationen

Indikationen nach Wolff

- Geriatrische Erkrankungen
- Periphere und zerebrale Durchblutungsstörungen
- Apoplexprophylaxe und -nachbehandlung
- M. Parkinson
- Koronare Durchblutungsstörungen mit Herzinfarktprophylaxe und -nachbehandlung
- Generalisierte Arteriosklerose
- Hyperlipidämie
- Akute und chronische Hepatitis
- Umstimmungstherapie
- Herdprovokation
- Revitalisierungstherapie
- Rheumatische Erkrankungen
- Maligne Tumoren bei gleichzeitiger Bestrahlungsserie

Indikationen (nach Jungmann, Dehmlow)

- Durchblutungsstörungen peripher, koronar, zerebral
- Chronische immunologische Dysbalance, z.B. rheumatoide Arthritis, Morbus Bechterew, Colitis ulcerosa, Morbus Crohn
- Chronisch-rezidivierende Infektionen
- Chronische Hepatitis
- Rezidivierende Herpes-simplex- bzw. Herpes-zoster-Infektionen
- Begleittherapie bei Malignom
- Morbus Sudeck
- Tinnitus (im Alter!)
- Hörsturz

Kontraindikationen und Nebenwirkungen

Kontraindikationen: Thyreotoxikose
Nebenwirkungen: bei zu rascher Reinfusion Flush, sehr selten Allergie

Variante: GEB nach Herget

Die GEB, wie sie an der Universität Gießen von Herget durchgeführt wird, bevorzugt folgende Vorgehensweise:

- Blut in der gewünschten beliebigen Menge (von 50– 500 ml) direkt in einen sterilen Vakuumbeutel entnehmen, wie er zur Zubereitung von Bluttransfusionen Verwendung findet.
- Diese Vakuumbeutel enthalten bereits ein Gemisch gerinnungshemmender Substanzen in einem ausgewogenen abgepufferten Mischungsverhältnis. Dadurch entfällt die Gefahr der oben erwähnten Mikrothrombosierung durch zu wenig gerinnungshemmende Substanzen bei „Selbstzubereiten" der Blutentnahmeflasche.
- Das Blut wird nach der Abnahme mit der gewünschten Menge Ozon aufbereitet und dem Patienten reinfundiert, wie oben beschrieben.

Variante: Hyperbare Ozontherapie

Eine weitere Variante der GEB ist die sog. „hyperbare Ozontherapie". Diese wird inzwischen in immer größerem Umfange durchgeführt (➤ Kap. 7.2.2). Gearbeitet wird hierbei beispielsweise mit einem Zusatzgerät zum *Ozonosan* (Fa. Hänsler), dem *Vakozon* (Fa. Biomedica), mit dem *Biozon Hyp* (Fa. Biozon) oder dem *Ozomed* (Fa. Kastner), einer Geräteeinheit, mit der auch die anderen Applikationsarten für Ozon durchführbar sind. Die Geräte ermöglichen mittels einer Vakuumpumpe, dass Blut mehrmals in die gleiche Vakuumflasche abgenommen und unter Druck ozonisiert wird und auch unter Druck reinfundiert werden kann.

Vor- und Nachteile

- Als **Vorteile** der hyperbaren Ozontherapie werden formuliert: Sie erlaubt die Applikation wesentlich höhere Ozondosen (bis zu ca. 40.000 µg/ml O_3), sowie die Verarbeitung wesentlich größere Blutmengen (bis zu ca. 1.200 ccm). Zudem ist aufgrund des „Überdruckverfahrens“ ein zeitlich schnelleres Arbeiten möglich.
- **Nachteile** der Methode sind:
  - Notwendigkeit großer Mengen Natrium-citricums/Frage der Verträglichkeit – Tetanie?
  - Frage der Verträglichkeit so hoher Ozonmengen/Mengen ozonisierten Blutes
  - Reinfusion unter Druck – Frage der Verträglichkeit
  - Frage der Löslichkeit des Ozon-Sauerstoff-Gemischs im Blut

Da die Vorteile der „hyperbaren Ozontherapie“ fraglich sind – die Verfechter dieser Methode sind inzwischen von den großen Blut- und Ozonmengen abgekommen – wird diese Art der GEB von der GOS (Gesellschaft für Ozon in Medizin und Technik e.V.) sowie von der „Ärztlichen Gesellschaft für Ozontherapie e.V.“ abgelehnt. Angeführt wird insbesondere die Tatsache, dass die schnelle Reinfusion unter Druck von den Patienten sehr unterschiedlich vertragen wird und gehäuft Hustenreiz und retrosternale Beschwerden hervorgerufen werden. Zudem ist die Ozontherapie keine schnell und nebenher durchzuführende „Massenabfertigung“, sondern eine an dem Patienten orientierte Zu- und Anwendung.

Indikationen nach Kief

Kief, der die Anwendungsgebiete der hyperbaren Ozontherapie systematisiert hat, nennt folgende Indikationen:

- **Innere Medizin:** Herz- und Koronarsuffizienz, Sauerstoffutilisationsstörungen, Anämien, Leberparenchymschäden infektiöser und toxischer Art, Stoffwechselstörungen, Pankreopathien, periphere und zerebrale Durchblutungsstörungen, Immunerkrankungen, Erkrankungen des rheumatischen Formenkreises.
- **Kinderheilkunde:** Entwicklungsstörungen, Anämien, allergische Diathese, Hauterkrankungen, Krampfleiden.
- **Chirurgie:** Bekämpfung von Gangrän, Verbesserung der Wundheilung bei verzögerter Rekonvaleszenz nach schweren Operationen, als Adjuvans mit verblüffender roborierender Wirkung bei Neoplasma.
- **Röntgenologie:** Strahlenkater, Neoplasma, Bekämpfung bzw. Beseitigung der Nebenwirkung von Zytostatika.
- **Augenheilkunde:** Augenkrankheiten und Sehstörungen, die durch eine verbesserte Durchblutung und verbesserte Sauerstoffutilisation behoben werden können.
- **Frauenheilkunde:** Durchblutungsstörungen von Händen und Füßen auch funktioneller Art, Monatsschmerzen, Darmstörungen, funktionelle Störungen im kleinen Becken.
- **Neurologie:** zerebrale Durchblutungsstörungen, durch lokalen Sauerstoffmangel bedingte Kephalgien, Schwindel, durch Gefäßverschlüsse bedingte Apoplexien, damit verbundene Lähmungen und Aphasien, Krampfleiden ähnlicher Genese, M. Parkinson, spinale Durchblutungsstörungen.
- **Urologie:** erste Erfahrungen bei Niereninsuffizienzen (auch Dialysepatienten) geben zu großen Hoffnungen Anlass. Das subjektive Befinden der Patienten bessert sich schlagartig nach der ersten Behandlung. In einigen Fällen kommt es zur Harnflut als Zeichen einer Revitalisierung noch bestehenden funktionsfähigen Nierengewebes.
- **Dermatologie:** Ulcus cruris, allergische Diathese, Ekzeme, chronisch venöse Insuffizienz, Durchblutungsstörungen bestimmter Hautareale, trophische Störungen der Haut.
- **HNO:** Morbus Menière, alle durch Durchblutungsstörungen bedingten Erkrankungen im HNO-Bereich, Tinnitus, akuter Hörsturz.

KAPITEL

6 Kontraindikationen und Risiken der Ozontherapie

6.1 Kontraindikationen

Kontraindikationen sind:
- Akute Blutungen und Blutungsneigung
- Hyperthyreose
- Unklare Erkrankungen (Verdacht auf Tbc; Parasiten)
- Akutes Nierenversagen, akute Apoplexie, akuter Mykokardinfarkt (➤ Kap. 3.3), akutes Leberversagen
- Abhängigkeit von Alkohol und anderen Drogen
- Schwere Vergiftungen
- „Ozonallergie“ (➤ Kap. 6.2.1)

Ein Problemkreis stellen die marcumarisierten Patienten dar. Bereits Wolff empfahl in seinen Ozonkursen eine medikamentöse Umstellung von Marcumar auf Thrombozytenaggregationshemmer, wenn möglich.

6.2 Komplikationen

6.2.1 „Ozonallergie“

Während der Ozontherapie können allergische Reaktionen auftreten (selten). Es ist bisher noch unbekannt, welches Substrat diese allergische Reaktion hervorruft. Die allergische Reaktion kann blande verlaufen (z.B. als einfache Urtikaria), aber sich auch schnell und massiv zur Anaphylaxie entwickeln. Aus diesem Grund müssen Notfallmaßnahmen für die anaphylaktische Schockbehandlung bekannt sein.

Das Notfallset sollte immer am gleichen Ort rasch greifbar sein. Der Notarzt sollte sofort verständigt werden können. Kontrolle der Haltbarkeit der Notfallmedikamente jedes halbe Jahr.

Notfallmaßnahmen

Allergische Reaktionen (Achtung: Calcium i.v. nie gleichzeitig mit Digitalis oder Strophanin verabreichen):
- Leichte Urtikaria: Calcium Sandoz (10%): 10 ml in 10 Min. i.v.
- Schwerwiegende Urtikaria: Calcium Sandoz (10%): 10 ml in 10 Min. i.v. + 5 ml Trevegil (evtl. auch Fenistil)

Anaphylaktische Reaktion:
- Notarzt benachrichtigen
- 1 ml Suprarenin auf 10 ml NaCl verdünnen, davon langsam 1–3 ml i.v.
- 50 mg–250 mg Solo-Decortin oder Urabason solubile 250 mg–1000 mg i.v.
- Vene offen halten mit NaCl oder bei schwerem Schockzustand mit 8,4% Natriumcarbonat
- Sauerstoffgabe (4–6 l Min), bis der Notarzt eintrifft

Angina- pectoris-Anfall/Herzinfarkt:
- Notarzt benachrichtigen
- 2 Hübe Nitrolingualspray (evtl. auch Strovidal spezial Zerbeißkapseln)
- Falls in 2–5 Min. keine oder nur geringfügige Besserung eintritt: 0,5–2 ml Valium langsam i.v., Sauerstoffgabe (4–6 l/Min), bis der Notarzt eintrifft

Kreislaufdekompensation:
- Kreislaufdepression: Kopf tief – Beine hochlagern, Sauerstoffgabe (2–6 l /Min), evtl. Akrinor i.m. (bei RR 80 mmHg)
- Hypertensive Krise: Notarzt benachrichtigen bzw. Krankentransport, 1–2 ml Serpasil i.m. (1 ml = 1 mg Reserpin)
- Atem-Kreislaufstillstand: Reanimationsversuch (Verhältnis Herzmassage Beatmung 5:1)

Status asthmaticus:
- Notarzt benachrichtigen bzw. Krankentransport
- 1 Hub Berotec oder Berodual Dosieraerosol (falls vom Pat. nicht schon eingenommen)
- Euphillin (0,24): 10 ml in 10 Min. i.v.
- Solo-Decortin: 25–100 mg i.v.

6.2.2 Gasembolie

Insbesondere bei der intravenösen und intraarteriellen Therapie sind Vorsichtsmaßnahmen zu berücksichtigen und eine verbesserte Vordiagnostik durchzuführen, um Gasembolien sicher zu vermeiden.

Laut rechtsmedizinisch gültiger Lehrmeinung haben 50–80 ccm Luft eine direkt tödliche Wirkung. Henn [144] zufolge können jedoch bereits so geringe „Luft"mengen wie 5 ccm – wenn auch nicht direkt – so doch mittelbar zum Tode führen. Die Auswirkung einer intravasalen Gasinjektion sind jedoch nicht nur abhängig von der Menge des Gases, sondern auch von der Art des Gases und v.a. von der injizierten Menge pro Zeiteinheit, d.h. ob sich das verabreichte O_2/O_3-Gemisch in einer bestimmten Zeit im Blut gelöst hat und resorbiert werden kann. Experimentelle Studien über die Löslichkeit des O_2/O_3-Gemischs im strömenden Blut zeigen, dass der Weg von der üblicherweise punktierenden Cubitalvene bis zum Herzen so kurz ist, dass eine Auflösung der injizierten Ozonsauerstoffbläschen nicht garantiert ist.

Es wird empfohlen, Abstand zu nehmen von der direkten intravenösen Ozoninjektion. Rheographische Messungen konnten bestätigen, dass bei der lege artis durchgeführten intraarteriellen Ozoninjektion keine Gasembolie entsteht. Lege artis bedeutet hierbei nicht nur das Beherrschen der Injektionstechnik, sondern auch das „Know-how" zum Ausschluss einer Arteria femoralis-Stenose/Verschlusses.

Bei einer Gasembolie können folgende Symptome auftreten:

- **Arterielle Luftembolie der unteren Extremitäten:** Pain (plötzlicher Schmerz), Parästhesie, Paralysis (Lähmung der Extremitäten), Pulselessness (Fehlen der Pulse), Paleness (Blässe mit Kälte, später zyanotische Marmorierung der Haut), Prostration (Schocksymptomatik)
- **Koronarinfarkt:** Schmerz und Angst, Herzrhythmusstörungen, Herzinsuffizienz, kardiogener Schock
- **Hirninfarkte:** Hemiparese evtl. Aphasie, Hemianopsie, fokale oder generalisierte Konvulsionen
- **Spinalis-anterior-Syndrom:** neurologische Reiz- und Ausfallerscheinungen bei Verschluss der A. spinalis ventralis mit Paraspastik der Beine und meist dissoziierter Sensibilitätsstörung in Abhängigkeit von der Segmenthöhe des Prozesses
- **„Luftembolie"** im rechten Herzen oder im Lungenkreislauf bei direkter intravenöser Ozoninjektion sind: Übelkeit, Blässe, Kollaps mit kaltem Schweißausbruch, Tachykardie, Schmerzen im Thorax, starke Unruhe, Vernichtungsgefühl bis Todesangst, ausgeprägte Zyanose, Dyspnoe, Tachypnoe, Einflussstauung, u.U. Leberstauung, pektanginöser Zustand, Hustenreiz und blutiges Sputum, atemabhängiger Pleuraschmerz.

KAPITEL

7 Photobiologische Therapien

Folgen wir naturwissenschaftlichen Hypothesen, so ist das Leben aus einfachen Kohlenstoff-Stickstoff-Sauerstoff-Wasserstoff-Verbindungen im Urozean in Form sog. Koazervate entstanden. Diese Entwicklung war nur in metertiefem Wasser möglich, welches die damals durch kein Ozon gebremste starke UV-Strahlung der Sonne in dem Maße fernhielt, als diesem Prozess günstig war: Geringe Filterung zerstörte gebildete Koazervate in nicht überlebensfähige radikalische Bruchstücke, mittlere Filterung erleichterte bzw. förderte die Koazervatbildung, eine starke, in diesem Fall durch meterhohes Wasser bewirkte Filterung störte gebildete Koazervate nicht weiter, so dass sie Reduplikationsmechanismen nicht unterbrochen wurden. Es kann also davon ausgegangen werden, dass seit Uranfängen des Lebens Protoplasma an UV-Intensitäten trainiert ist und keine „Aversion" gegen die therapeutische Ausnutzung dieser Prinzipien im Rahmen der UVB-Therapie – die richtige Dosierung vorausgesetzt –bestehen dürfte. Seit Beginn des 20. Jh. ist die antibakterielle Wirkung des ultravioletten Lichtes (UV) bekannt und wird genutzt, um z B. einzelne Körperteile oder das Blut zu bestrahlen.

7.1 Therapeutischer Einsatz von UV-Licht – Entwicklung und Wirkprinzipien

7.1.1 Gemeinsamkeiten der Hämatogenen Oxidationstherapie (HOT) und Ultraviolett-Bestrahlung des Bluts (UVB)

Die von Wehrli entwickelte Hämatogene Oxidationstherapie (HOT ➤ Kap. 7.2) sowie die auf Wiesner zurückgehende Ultraviolett-Bestrahung des Bluts (UVB ➤ Kap. 7.2) zeichnen sich als photobiologische Therapien dadurch aus, dass das therapeutische Agens vor der Verabreichung mit UV-Licht bestrahlt wurde. Bei beiden Therapieformen soll die therapeutische Wirkung des UV-Lichts (➤ Kap. 7.1.3) ausgenutzt werden [84].

7.1.2 Vorläufer der Therapie mit UV-Licht

Sowohl bei der Heliotherapie, die in der Naturheilkunde durch die Lichtbäder von Rikli (➤ unten) wieder aktiviert wurde, als auch bei der UV-Hautbestrahlung erfolgt die Behandlung des Körpers bzw. einzelner Körperteile mit UV-Licht.

Heliotherapie

Bereits der Sonnenkult der Ägypter lässt das Wissen um die Heilkraft des Sonnenlichts vermuten, in Griechenland beschrieb Hippokrates die Heilkräfte der Sonne, Römer stellten bereits Indikationslisten für die Heliotherapie auf, und im späten Rom wurden Solarien gebaut; etwa zur selben Zeit hatten die Germanen bereits ihre Sonnenberge, die nicht nur zu Sonnwendfeiern, sondern auch zu Heilzwecken genutzt wurden. Im Mittelalter hingegen, der Zeit, in der alles Nackte als sündig versteckt und verborgen wurde, konnten Rachitis und Skrofulose ihre Siegeszüge antreten. Erst während der Renaissance und Revolutionen wurde das Wissen um **heilende Wirkung des Lichts** wieder zu Tage gefördert. Während der Französischen Revolution wurde die Heilung von Hautulcera durch Sonnenlicht wieder durchgeführt, und Hufeland erkannte danach, dass die Skrofulose durch Lichtmangel begünstigt wird. 1855 gründete Rikli in der Schweiz die erste Heilstätte für Lichtbehandlung, nachdem er entdeckt hatte, dass die klare Bergluft eine größere Heilwirkung des Sonnenlichts garantiert als die dunstige Luft der Täler und des Flachlands. Diese Erkenntnis wurde später von Dorno erweitert und theoretisch untermauert – in Folge wurde der Einsatz des kurzwelligen Anteils bevorzugt Vor etwa 100 Jahren entdeckten Downes und Blunt die **keimtötende Wirkung** des Sonnenlichts, woraufhin Finsen seine Arbeiten in Kopenhagen begann und 1894 sein Lichtinstitut gründete. Er behandelte mit der Kohlebogenlampe – diese hatte eine ähnliche Lichtwirkung wie das UV-Licht – zunächst Lupus vulgaris, später Hauttuberkulose und andere Hauterkrankungen.

UV-Hautbestrahlung

Der deutsche Physiker Ritter zerlegte 1801 mit einem Prisma das Sonnenlicht in seine Anteile und entdeckte die luftionisierende Wirkung des UV-Lichts. Aufgrund seiner Fähigkeit zur Schwärzung von Silberchlorid nannte er das UV-Licht auch „chemische Strahlung". Obwohl das Experimentieren mit UV seitdem eigentlich nie mehr unterbrochen wurde, fehlt es an eigenständigen Forschungseinrichtungen. Das derzeitige Wissen auf dem Gebiet der Photobiologie und UV-Strahlentechnik lässt trotz ständigem Zuwachs an Erkenntnis immer noch viele Lücken erkennen. Da sich die energetische Physik und Quantenchemie hier überschneiden, bestehen interdisziplinär viele Verständnisschwierigkeiten, und das Gebiet wurde in der Vergangenheit deswegen von Vertretern der klassischen Chemie und Physik immer abwechselnd boykottiert.

7.1.3 Erste Erfahrungen mit der UVB-Therapie

Tierexperimentelle Erfahrungen

- Naswitis [193] legte 1922 im Pathologischen Institut der Universität Berlin bei hirudinisierten Hunden arteriovenöse Shunts an und bestrahlte das Shuntblut 7–15 Min. in 40 cm Abstand mit der Quecksilberquarzlampe. An den folgenden vier Tagen waren bis um 16% erhöhte Erythrozytenwerte, zwei Tage lang bis auf das 3-fache erhöhte Leukozytenwerte nachweisbar (Letztere können auch Folge der Operation sein).
- Becher, Fischer und Hildebrand [23] berichteten 1925 über ähnliche Versuche.
- Schubert wies 1926 nach [257], dass die Absorption des UV an das Vorhandensein der roten Blutkörperchen gebunden ist, worauf Kollath und Suhrmann 1927 Absorptionskurven des Blutes für die verschiedenen Wellenlängen aufstellten.
- 1933 erzeugte Fervers mit Saponin an Hunden Anämien und heilte diese mittels der Shunt-UVB sehr schnell [79].

Hämoirradiation: Knott und die amerikanische Schule

Bereits 1928 wurde von **Knott** in den USA ein praxiswirksames UVB-Gerät gebaut. Der **„Haemoirradiator"** [141, 142] wurde mit Zitrat und Blut im Verhältnis 1:5 gefüllt und bestand aus einer zylindrischen Kammer mit septalen Halbwänden, die eine optimale Verwirbelung vor dem Quarzfenster gewährleisten sollten, um Schichtenbildungen und laminare Strömungen zu verhindern und eine homogene Strahlenexposition zu gewährleisten. Mit dem „Haemoirradiator" wurden in 10 Min. 100–400 ml Blut mit 240–265 nm bestrahlt. 1928 hatte Knott eine Todeskandidatin mit Pneumonie durch den Haemoirradiator geheilt. In den 30er- und 40er-Jahren des 20 Jh. fand diese Methode in den USA eine breite Anwendung mit Hunderttausenden von Behandlungen.

- Bei **Peritonitis, Sepsis** und **chirurgischen Wundheilungsstörungen** wurde sie mit Erfolg von Barrett, Miley, Seidel, Christensen und Rebbeck eingesetzt [17, 181–188, 220–222]. Insbesondere Rebbeck [220–222] berichtete über eine Einsparung von Fremdblut – eine Tatsache, an die man sich im Zeitalter von AIDS erinnern sollte. Wehrli, der diese Angabe 1958 überprüft hatte, konnte bis 80% Konservenblut einsparen [324].
- Knott und Hancock [141] berichteten 1934 über den erfolgreichen Einsatz der UVB bei 75 **Pneumonien**, was bei damals möglicher Antibiotikatherapie einen echten Fortschritt darstellte.
- Rebbeck bewies 1943 [222] anhand der **präventiven prä- und postoperativen Behandlung** von 1500 Patienten in 5 Jahren den Wert der Hämoirradiation bei Risiken wie Kreislaufdekompensation, rheumatischem Fieber, eitriger Cholezystitis, septischem Abort und Lymphangitis. Olney [199] bestätigte 1946 ebenfalls an einem großen Krankengut die Verminderung postoperativer Pneumonien und Phlebitiden und erwähnte insbesondere die schnelle Beseitigung einer Ileussymptomatik bei postoperativer Peritonitis: Die Peristaltik setzte häufig schon während der Reinjektion ein.
- Miley beschrieb 1944 die Abheilung **therapieresistenter** teilweise bereits über Monate und Jahre bestehender **Wunden**, z.B. nach alten Kriegsver-

letzungen [183, 185]. Auch über erste Vergleiche mit Sulfonamiden konnte Miley 1944 berichten, wobei die UVB besser abschnitt.

- Rebbeck und Lewis fanden 1949 heraus, dass **Typhus abdominalis** mit ausschließlicher Hämoirradiation besser heilte als in der Kombination mit Sulfonamiden [220].
- In diese Zeit fällt aber auch die Beobachtung der weniger aufwändigen Therapie mit Antibiotika durch Miley und Christensen, welche den UVB-Einsatz nur bei sulfonamid- und **penicillinresistenten Viruserkrankungen** wie Viruspneumonie, Mumps, Herpes und Poliomyelitis empfahlen [181].
- Olney und seine Mitarbeiter [199] setzten die Hämoirradiation in Tausenden von **Hepatitisfällen** mit Erfolg ein und empfahlen sie in der Hämoirradiation Society der USA auch zur Virusreduktion in Konservenblut.
- 1943 schilderte Miley [184] eine schnelle Besserung der Symptomatik der akuten **febrilen Thrombophlebitis** nach UVB.

Trotz der unzweifelhaften Erfolge der Hämoirradiation bei infektiösen Erkrankungen gerieten diese im Laufe der Antibiotikaära ab den 1950er-Jahren in Vergessenheit, da die damaligen Probleme mit der Reinigung und Sterilisation der Geräte offensichtlich schwerwiegend waren – was sich beim Einsatz von Einwegmaterialien heutzutage kaum noch vorstellen lässt. Aufgrund der immunsuppressiven Wirkungen der Antibiotika sollte der Einsatz von UVB und aus ökonomischen Aspekten der der Hämorirradiation heute wieder in Betracht gezogen werden.

7.1.4 Vorläufer der HOT

Die Umstimmungstherapie mit Eigenblutinjektionen wurde zu Beginn der frühen 30er-Jahren des 20. Jh. erfolgreich mit UV-Hautbestrahlungen kombiniert. Erfolge wurden in der Behandlung von Lues, Akne, Psoriasis, chronischem Ekzem und Rheumatismus erzielt. Zur Anwendung kam im Jahr 1940 durch Kast mit Sauerstoff „arterialisiertes" Blut, das ebenfalls mit UV-Licht bestrahlt wurde [326]. In den frühen 40er-Jahren hat sich Wehrli der Erfahrungen von Kast angenommen – Kast ließ sich seine Vorgehensweise 1948 patentieren – und aus dieser Idee ein praktikables Gerät entwickelt.

7.1.5 Wirkprinzipien des UV-Lichts

Bei auf die Haut oder auf das Blut auftreffender Strahlung sind emittierte Strahlung, Absorption und biologische Wirkung nicht gleichzusetzen. Bereits 1818 zeigte Grothus, dass nur absorbierte Energie wirksam werden kann. Dieses Gesetz wurde 1841 von Draper erneut formuliert und ist seitdem als Grundgesetz von Draper und Grothus bekannt. Dabei verhält sich die photochemische Wirkung der Strahlung nach Bunsen und Roskoe proportional zur Bestrahlungsstärke, die wiederum abhängig ist von der Wellenlänge.

Die Absorption wird durch folgende Faktoren beeinflusst: von der Reflektion und Eindringtiefe der Strahlen, von dem Durchlässigkeitsvermögen und der Strahlenempfindlichkeit des biologischen Materials sowie von der Anwesenheit von photosensibilisierenden Substanzen.

Beeinflussende Faktoren der Strahlenabsorption

- Die **Reflexion und Eindringtiefe** ist in niederen Wellenlängen geringer (315 nm 5%). Die Absorption ist in den verschiedenen Hautschichten unterschiedlich, was Pauli 1927 [200] und Bachem 1931[11] darlegten: Das Stratum corneum absorbiert mit 60% maximal bei 750–800 nm, aber 16% dringen tiefer als 0,5 mm ein. Damit werden Blutgefäße erreicht.
- **Strahlenempfindlichkeit** des **biologischen Materials:** Die Lichtempfindlichkeit hingegen steht im Zusammenhang mit dem Hautzustand und ist v.a. abhängig von Fettgehalt, Durchblutung und Temperatur. Hormonelle Veränderungen (z.B. Aktivität der Ovarien), Lichtanpassung durch Verdickung („Lichtschwiele" als Hyperkeratose) bzw. die aktinische Elastose oder Pigmentierung – diese wirkt als regulativer Faktor auf die aufgenommene Dosis und damit auch die Abwehr möglicher Schädigungen ein – beeinflussen die

Absorption ebenfalls. Die Anpassungsmöglichkeiten und ihre Grenzen sind die entscheidenden Regulative über Frage von Schäden oder gar Krebsentstehung in der Haut durch Lichteinwirkung. Pigmentbildungsstörungen (Albinos) oder Defekte der Reparaturenzyme (Xeroderma pigmentosum) führen zu einer verstärkten Sensibilisierung der Haut.

1894 fand Quincke heraus, dass sich oxidative Prozesse durch UV-Licht steigern lassen [218], Bering und Mayer [28] konnten diese 1912 auch quantitativ erfassen. Durch die sich anschließenden experimentellen Warburg-Versuche war bekannt, dass die Haut selbst auf Sonnenlicht und UV reagiert und dann auf den Körper zurückwirkt. Dass allerdings die Haut selbst für den Körper mehr Vermittlerorgan ist und über ihr Gefäßsystem auf den Körper einwirkt, äußerte Rollier 1904 [233]. Damit war der Einstieg für die in den 1920er Jahren beginnenden direkten Blutbestrahlungsexperimente gegeben.

Wirkung photosensibilisierender Substanzen

- Huldschinsky postulierte 1921 die UV-Abhängigkeit von Vitamin D als wirksames Prinzip der Rachitisprophylaxe [125]. Erst später geriet diese wichtige Tatsache durch die Dorschlebertran-Prophylaxe wieder in Vergessenheit.
- Hausser und Vahle bestimmten ebenfalls 1921 die Erythemdosen bestimmter Wellenlängen [108]. Während für das UV-C Maxima bei 280 und 297 nm mit etwa 90 J/qm bestehen, liegt es für UV-A bei 307,5 nm mit 0,1–1 J/nqm. Als Verursacher des Erythems wurden schon früh Sulfhydrylgruppen (Wels [329]), Lipoperoxide (1956 Wennig [330]) und Histamin (Holtz 1930 [122]) verantwortlich gemacht.
- Valtonen zeigte 1961, dass die in der Haut reichlich vorhandenen Mastzellen unter UV degranulieren, wobei das freigesetzte Histamin die Bildung von Erythemen und Ödemen [311] hervorruft. Das UV-Licht fungiert dabei als natürlicher Reiz zur Vermehrung der Mastzellen. Diese Tatsache wird durch die Entdeckung von Fernex bestätigt, der 1961 herausfand, dass sich bei Menschen, die in den Tropen beheimatet und somit dem UV-Licht in starkem Maß ausgesetzt sind, vermehrt Mastzellen in der Haut zu finden sind [78] – die dort deutlich geringere Myokardinfarktrate lässt sich indirekt ebenfalls auf das Vorhandensein vermehrter Mastzellen zurückführen, denn diese bilden nicht nur das für die Haut unter Umständen pathogene Histamin sondern auch gerinnungshemmend wirkendes Heparin.

7.2 Hämatogene Oxidationstherapie (HOT) und Ultraviolett-Bestrahlung (UVB)

Sowohl bei der HOT als auch bei der UVB wird mit Natriumzitrat versetztes Patientenblut mit UV- Licht bestrahlt und therapeutisch eingesetzt. Während bei der HOT das Blut vor der Bestrahlung zusätzlich mit Sauerstoff aufgeschäumt wurde, wird bei der UVB das Patientenblut nicht zusätzlich aufbereitet (➤ Kap. 7.2.3 und ➤ Kap. 7.2.4 sowie ➤ Abb. 7.1 und ➤ Abb. 7.2).

7.2.1 Wirkung des Lichtquanten auf aufbereitetes Blut

auch ➤ Kap. 2.3.

Wirkungen der Sauerstoffanreicherung auf das Blut

Bei dem Versuch der direkten Anreicherung von Blut mit Sauerstoff kommt es zur Blasenbildung. Je nach Oberflächenspannung des Bluts halten sich die Blasen kürzere oder längere Zeit, bis sie zerplatzen und der nicht aufgenommene Sauerstoff wieder in die Atmosphäre entweicht. Dünne Blasenwände lassen sich gut durchstrahlen, so dass die Quantenabsorption erleichtert ist. Andererseits wird durch den Gaskontakt der Faktor XII aktiviert und somit die

Gerinnung und Fibrinolyse gefördert. Bei Gaskontakt sind also größere Mengen Antikoagulans nötig. Bei der HOT wird deswegen die doppelte Zitratmenge empfohlen als bei der UVB im engeren Sinne (oben).

Wirkung der Lichtquanten auf Blut

Prinzipiell werden **UV-Quanten** aufgrund ihrer gegenüber Röntgenstrahlen geringeren Energie in dünnen Substratschichten absorbiert. Noch in den 70er-Jahren des 20. Jh. wurde aus biophysikalischer Sicht postuliert, das UV dringe nur etwa 1/10 mm tief in Gewebe oder Blut ein und sei dann absorbiert, d.h., es sei nicht sehr durchdringend. Für strömendes Blut wurde daraus abgeleitet, eine Blutschicht solle möglichst nur Bruchteile eines Millimeters dick sein, damit UV-Licht durchdringen könne; sonst laufe dahinter strömendes Blut unbestrahlt an der UV-Lampe vorbei. Bei Annahme einer 1%igen Irrtumswahrscheinlichkeit hat diese Aussage auch heute noch Gültigkeit. Sowohl die HOT und UVB arbeiten mit diesem Irrtum:

- Bei der **UVB nach Wiesner** hat Wiesner diesen Grundsatz durch zwei planparallele Quarzobjektträger im Abstand von etwa ½ mm realisiert. Die der der Küvetteninnenwand adhärente Schicht ist 1/10 mm dick und steht annähernd still. Pro cm^2 und s dringen $1{,}8 \times 10^{17}$ Quanten ein. Nach Neumann und Scherf 1983 erreichen davon 14,2% die Erythrozyten [195]. Wenn man davon ausgeht, dass jeder 1/10 mm Eindringtiefe drei Zehnerpotenzen reduziert, so erhält auch noch der letzte Zehntel mm eines 1 mm dicken Küvettenlumens reichlich Photonen. Zusätzlich erzeugen Unebenheiten der Küvettenwand Turbulenzen, so dass Verwirbelungen bewirken, dass alles durch eine 10 bis 14 cm lange Küvette strömende Blut ausreichend Kontaktmöglichkeiten zu Zonen hoher Photonendichte hat.
- Bei der **HOT nach Wehrli** wird die dünne Schicht durch die Blasenbildung infolge der Sauerstoffaufschäumung, die wabenförmigen Charakter haben soll, gewährleistet.

7.2.2 Entwicklung der HOT nach Wehrli und der UVB nach Wiesner

Wehrlis Hämatogene Oxidationstherapie (HOT)

Wehrlis Verdienst ist es, die Wirkungen des UV-Lichts auf sauerstoffangereichtertes Eigenblut empirisch – d.h. ohne heutige Kenntnis der pathophysiologischen Zusammenhänge – ermittelt zu haben. Sein Gerät besteht aus zwei durch einen Bestrahlungsdom (Schaumberg) verbundenen Gefäßen. Im ersten wurde der Schaum erzeugt, im zweiten fiel er wieder zusammen, wodurch die blasenfreie Retransfusion ermöglicht wurde. Das Glas musste den Reinigungsprozeduren und den Temperaturgradienten bei der Sterilisation standhalten. Mehrere Schweizer Patentanmeldungen waren die Folge. 1956 konnte Wehrli seine ca. 15-jährigen Erfahrungen auf dem Karlsruher Therapiekongress der Internisten vorstellen [327]. In der Folgezeit entstanden viele Arbeiten mit der von ihm so bezeichneten Hämatogenen Oxydationstherapie (HOT):[1]

Wiesner hatte 1959 einem Vortrag von Wehrli beigewohnt und sich in den frühen 60er-Jahren des 20. Jh. eigene Erfahrungen mit der HOT angeeignet [339]. Er hatte in der Charité um wissenschaftliche Unterstützung gebeten. Dem Chemiker Stadtlaender kam die Aufgabe zu die Nichtwirksamkeit der HOT nachzuweisen. Allerdings kam er in seiner Dissertation zu dem Schluss, dass Lebermitochondrien in

[1] Während die Untersuchungen in den hämatologischen und angiologischen Zentren der Universitäten mehr oder minder lieblos ausfielen, begann sich ein großer Kreis von Praktikern und niedergelassenen Internisten für die Wirksamkeit der HOT zu interessieren. 1960 wurde die „Internationale Ärztliche Arbeitsgemeinschaft für HOT e.V." gegründet, als deutlich wurde, dass durch voreingenommene Hochschullehrer keine Förderung zu erwarten war. Heilmeyer als Hämatologe [111] und Ratschow als Angiologe [219] führten nicht einmal eine annehmbare Pilotstudie durch, waren aber nach jeweils einigen Versuchen an desolaten Kasus sehr schnell mit einer abschätzigen Meinung zur Hand, die als Sachverständigenurteil in den Fachbereichen verbreitet wurde und einer echten wissenschaftlichen Erforschung viele Jahre im Wege stand.

ihrer Atmungsaktivität durch HOT stark aktiviert wurden und im Blut infolge der HOT eine Freisetzungsreaktion der Sato-Myeloperoxydase stattfand [288]. Wiesner und Stadtlaender vereinfachten gemeinsam das störanfällige Gerät von Wehrli und gaben ein gemeinsames DDR-Patent heraus. 1975 ging Stadtlaender nach Königstein, später nach Wolfsburg und verbesserte das HOT-Gerät [289]. Er bestrahlte den Sauerstoff im Gerät in einem Quarzrohr vor der Vermischung mit dem Blut und errechnete durch den vermeintlich eingebrachten Singulett-Sauerstoff eine ca. 1.000-fach verstärkte Wirkung dieser Form der HOT gegenüber der UVB. Durch diese sicherlich werbewirksame, aber sachlich unrichtige Feststellung kam es zum Zerwürfnis zwischen ihm und UVB- und auch HOT-Anwendern.

Wiesner und die UVB im engeren Sinne

Wiesner hatte – wie oben dargelegt – zunächst mit der HOT nach Wehrli gearbeitet und diese dann mit Stadtlaender vereinfacht (Y-Rohr-Patent). Da bereits von Wehrli erkannt worden war, dass ein sehr wesentlicher Effekt in der guten Durchstrahlbarkeit der Blasen lag, ersetzte Wiesner in einigen Versuchen den Sauerstoff durch Stickstoff. Diese Art der Stickstoff-HOT wirkte bei der Behandlung der Hauptindikation der HOT – zu dieser Zeit bereits die periphere arterielle Durchblutungsstörung, bei der in der Regel keine Lungenperfusionsstörung vorliegt und das venöse Blut noch reichlich unverbrauchten Sauerstoff enthält (manche AVK-Patienten weisen infolge mangelnder Sauerstoffausschöpfung sogar erhöhte venöse pO_2-Werte auf) – genau so gut wie die Sauerstoff-Aufschäumung. Wiesner schlussfolgerte nun, dass die notwendigen dünnen Schichten durch eine dünne Quarzküvette erzeugt werden müssten: Zwei Quarzobjektträger wurden zur **UVB-Küvette nach Wiesner** umfunktioniert. [2]

Interessengemeinschaften und Verbände

Interessengemeinschaft der an der Ultraviolettbestrahlung des Blutes interessierten Ärzte und Naturwissenschaftler (IG UVB)

- 1972 gründeten Wiesner, Frick und Hübner die „Interessengemeinschaft der an der Ultraviolettbestrahlung des Blutes interessierten Ärzte und Naturwissenschaftler“ (IG UVB).
- 1975 stellte Wiesner seine Ergebnisse auf der Kühlungsborner Tagung vor. 1976 hielt Frick dort in Form eines statistischen Erfahrungsberichts einen Vortrag über seine bis dahin fünfjährigen Erfahrungen mit der UVB. Diese Vorträge hatten in Samoilova aus Petersburg und Chuden-

[2] Diese Idee konnte sich Wiesner unter DDR-Bedingungen nicht patentieren lassen. Er durfte 1971 lediglich einen sog. „Neuerervorschlag“ unterbreiten, für den zwar theoretisch auch Nutzeranteile einfließen sollten, aber wir wissen, dass Wiesner praktisch davon nichts hatte. Während eines Urlaubsaufenthalts 1972 konnte er bei Bartusch in Halle sein Gerät in der angiologischen Abteilung der Med. Univ.-Klinik testen und an 11 Patienten mit AVK die Verbesserung der Sauerstoffausnutzung in der erkrankten Extremität durch UVB belegen. Erst nachdem Wiesner eine Firma fand, die seine Erfindung in Form eines Gerätes anbot, erlangte er 1976 eine größere Bekanntheit. Die für uns entscheidende wissenschaftliche Arbeit konnte 1973 in der Radiobiologica-Radiotherapeutica Band 14 publiziert werden.
Die Arbeiten Wiesners hätten wissenschaftlich tätige Angiologen eigentlich hellhörig machen müssen, denn welches Medikament dieser Zeit hätte die Sauerstoffutilisation einer zyanotischen Extremität verbessert? 1971 bekamen wir als Mitarbeiter der Univ. Rostock Kontakt mit Wiesner. Damals arbeitete Wiesner mit einer Methode, die bei der AVK wirksam war, von der er aber keine akzeptierte Arbeitshypothese zur Wirkungsweise kannte. Da wir von seiner Methode gehört und gerade eine finnische Arbeit von Valtonen über Vermehrung der Mastzellen nach UV-Hautbestrahlung gelesen [311] hatten, bot sich ein Wirkkonzept über eine Hemmung der Hyperkoagulabilität bei AVK infolge einer Heparinmehrproduktion nach UVB zur Überprüfung an.

ski aus Charkov sehr interessierte Zuhörer, die hochintensive Neubeschäftigungen mit der UVB in Petersburg, Moskau, Charkov und Tbilissi anregten.

- Bereits 1978 erschien aus Charkov eine Publikation über den Einsatz der UVB in der Nachsorge des Herzinfarkt, ein Einsatzgebiet, das uns von maßgeblichen Stellen des Ministeriums für Gesundheitswesen zur Bearbeitung untersagt worden war.
- 1981 und 1982 waren Wiesner und Frick in der Ukraine und Georgien zu Gastvorlesungen eingeladen. In Petersburg wurden Varianten der UVB-Geräte zur Mensch- und Tierbehandlung konstruiert und vertrieben. Insbesondere im Dispensaire- und Betriebsgesundheitswesen wurde die UVB sehr breit eingesetzt. Es wurden ministerielle Anweisungen z.B. zur Behandlung von Durchblutungsstörungen, Herzinfarkten, Halsphlegmonen herausgegeben.
- 1986 publizierten Ganelina und Samoilova eine ausgezeichnete Monographie über die sowjetischen Erfahrungen [90].
- Die IG UVB sollte nacheinander an die Gesellschaften für Hämatologie und Bluttransfusion, Allgemeinmedizin, Physiotherapie, Biophysik und Angiologie der DDR „angebunden" werden. Es erfolgte die Anbindung an die Angiologie, allerdings kam keine fruchtbare Zusammenarbeit zustande, da die Angiologen die Konzepte als zu weitgehend kritisierten. Letztendlich wurde keine von dort angeleitete Studie durchgeführt. Obwohl die bereits 1978 am Bezirkskrankenhaus Rostock kontrollierte Doppelblindstudie an 60 Patienten eine Vervierfachung der schmerzfreien Gehstrecke gegenüber der scheinbestrahlten Gruppe ergab, wurde diese von den Angiologen als nicht genügend kontrolliert abgelehnt.
- Eine Arbeitsgruppe der damaligen Technischen Hochschule in Ilmenau um Fisch erarbeitete in den 80er-Jahren im Auftrage der IG UVB ein Gerät zur UV-Blutbestrahlung mit UV-A bis zur Praxisreife [148, 223]. Es benötigte zur Erreichung ähnlicher Effekte höhere Dosen UV-A gegenüber der UVB mit UV-C.

Internationale Ärztliche Arbeitsgemeinschaft – IÄA UVB/HOT

- 1987 kamen durch den damaligen Vorsitzenden der Internationalen Ärztlichen Arbeitsgemeinschaft für Hämatogene Oxidationstherapie e.V. (IÄA), Dr. Dörfler, erste Kontakte mit Wiesner zustande. Dörfler trat intensiv für die wissenschaftliche Anerkennung der Methode ein: Er organisierte mehrere Tagungen, deren Vorträge in Sammelbänden publiziert wurden.
- Nach der Wiedervereinigung Deutschlands wurden die Arbeitsgemeinschaften vereinigt, und im neuen Vorstand 1990 wurde unter der Leitung von Frau Dr. Krimmel, der neue stellvertretende Vorsitzende Frick. Auch Wiesner war zunächst im Vorstand, aber die harten neuen ökonomischen Bedingungen zwangen ihn, sich aus der wissenschaftlichen Weiterentwicklung der UVB zurückzuziehen.

Internationale Ärztlichen Arbeitsgemeinschaft – IÄA für UVB

- 1993 wurde die IÄA in IÄA für UVB e.V. umbenannt, da einerseits UVB für die verschiedenen Methoden den übergreifenden Begriff darstellt und andererseits die einseitige Überbetonung der international als schädlich eingeschätzten Oxidation nicht mehr zeitgemäß erschien. In den neuen Bundesländern kam es zu einem drastischen Rückgang des Einsatzes der UVB, da es für Anwender und Patienten zunächst nicht opportun erschien, dass die Kosten für eine bekanntermaßen wirksame Therapie von den Krankenkassen nicht weiter übernommen werden sollten. Damit war die Situation ähnlich der der Neuraltherapie, die in der ehemaligen DDR ebenfalls einen hohen Stand der Wissenschaft und Anwendung aufwies.
- Aufgrund ökonomischer Interessen kam es 1996 durch den größten Gerätehersteller, die Firma Eumatron zur Neugründung einer weiteren Ärztlichen Arbeitsgemeinschaft für HOT/UVB e.V., so dass auch die Anwender von UVB und HOT jetzt zwischen zwei getrennten Gesellschaften wählen können, wie es in vielen Fachgebieten der Naturheilkunde zur Zeit der Fall ist.

7.2.3 Durchführung der HOT

Bei der HOT werden aus der Kubitalvene ca. 80 ml Blut durch einen Aderlass gewonnen, mit gerinnungshemmden wirkendem Natriumzitrat versetzt. Das Blut wird anschließend mit medizinischem Sauerstoff aufgeschäumt und über 10 min an einer Quecksilber-Niederdrucklampe vorbeigeleitet, die UV-Licht des Spektrums C (100–280 nm, Hauptlinie 253,7 nm) emittiert (➤ Abb. 7.1*).*

- Benötigte Materialien: HOT-Gerät
- Behandlungsdauer und -intervalle:
  - Häufigkeit: 2–3 ×/Wo. Die Behandlung dauert ca. 20–40 Min.
  - Anwendungsdauer: eine Serie umfasst 6–10 Einzelbehandlungen („Sitzungen"), danach folgt ein 2–6 Wo. dauerndes behandlungsfreies Intervall. 6 Serien sollen zur Behandlung der meisten Indikationen ausreichend sein.

7.2.4 Durchführung der UVB

Bei der UVB wird aus der Kubitalvene 50 ml abgeleitetes Blut über ein Schlauch-Küvetten-System in einem Blutträger dünner Schichtdicke (0,3–1 mm) an einer Quecksilber- Niederdrucklampe über 6 min vorbeigeleitet, die UV-Licht des Spektrums C (100–280 nm, Hauptlinie 253,7 nm) emittiert (➤ Abb. 7.2*). Es wird eine Menge von 1 ml/kg KG zur Vermeidung der Gerinnung mit Natriumzitrat versetztes Blut verwendet.*

- Benötigte Materialien: 1 UVB-Set bestehend aus:
  - 1 Einmalspritze 60 ml aus Kunststoff
  - 2 Überleitungsschläuche
  - 1 Butterfly
  - 1 UV-Quarz Küvette, Firma MELAG (Melafol Nr. 502)
- 1 × 10 ml Natrium citrium 3,13 % PH-EUR. Entsprechend 3,8 % Ergänzungsband 6, steril, pyrogenfrei, konservierungsmittelfrei
- Behandlungsdauer und -intervalle:
  - Häufigkeit: 2–3 ×/Wo. Die Behandlung dauert ca. 10–20 Min.
  - Anwendungsdauer: eine Serie umfasst 6–10 Einzelbehandlungen („Sitzungen"), danach folgt ein 2–6 Wo. dauerndes behandlungsfreies Intervall. 6 Serien sollen zur Behandlung der meisten Indikationen ausreichend sein.

Durchführung der UVB nach Wiesner

- Aufbau, Bestrahlung und Abbau nehmen ca. 10–15 Min, in Anspruch.
- Verbindung herstellen zwischen Einmalspritze-Schlauch-Quarzküvette-Schlauch-Butterfly.
- Aufziehen von va. 5–8 ml Natriumzitrat zum Durchspülen des Systems.
- Vene punktieren. Bei eingeschaltetem Gerät werden in ca. 2 ½ Minuten 50 ml Blut angesaugt und in der Apparatur bestrahlt (nach 2 ½ Minuten ertönt ein Signal).

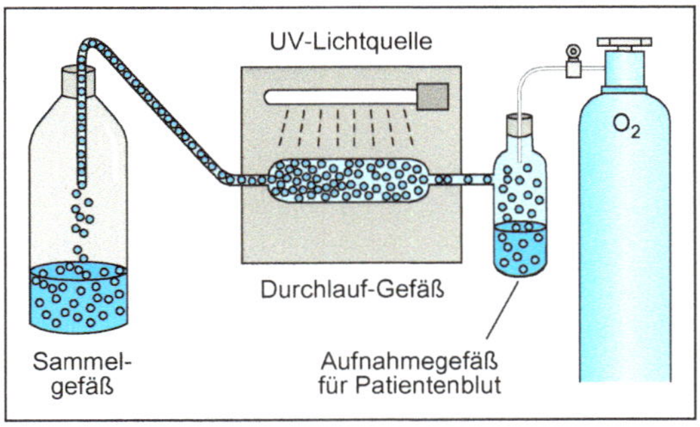

Abb. 7.1 Funktionsschema der HOT

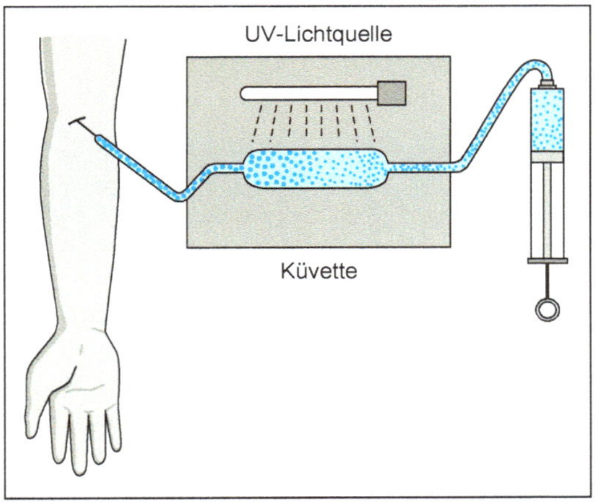

Abb. 7.2 Funktionsschema der UVB

7

- Es erfolgt die langsame Reinfusion und Zweitbestrahlung des Blutes in der gleichen Zeitspanne (2 ½ Min.).
- Empfehlenswert ist es, am Ende der Reinfusion benötigte zusätzliche Arzneimittel intravenös zu applizieren, dann eine kleine Menge (1–2 ml Eigenblut) noch zu entnehmen und mit geeigneten Medikamenten intramuskulär oder auch (in seltenen Fällen) subkutan zu applizieren.
- Anwendungsdauer und -häufigkeit:
  - Häufigkeit der Anwendung: 1 – 2 × pro Woche
  - Anzahl: 5-10-15 Sitzungen

Durchführung weiterer Formen der UV-Behandlung

- Bei aller Variabilität der verschiedenen Geräte und Techniken wird bei der UVB eine Grundmethodik beibehalten: Nach Anlagen der Blutdruckmanschette und Blutdruckmessung wird nach Venenstau unterhalb des diastolischen Blutdrucks eine gut punktierbare Vene aufgesucht – meistens die Vena cubitalis – und nach Vorlegen von 5 ml Natrium citricum in das Schlauch-Küvette-System die Vene punktiert.
- Beim **UVB-D**-Gerät wird der Aspirations-Injektionstakt durch eine Zählautomatik vorgegeben, sonst muss man sich nach der Uhr richten und innerhalb 5 Minuten 1 ml/kg Venenblut – also in der Regel 70 ml – aspirieren und reinjizieren.

Anwendungshäufigkeit

> Bei 80% eines mittleren Patientenguts genügt es, die Behandlung in 4 Wochen 6-mal durchzuführen. Die ersten drei Behandlungen sollten im Abstand von 3–4 Tagen, die folgenden im Wochenabstand erfolgen.

Infolge der kurz danach auftretenden Heparinozytendegranulation – wobei auch unspezifisch Histamin freigesetzt wird – kann in 5% der Fälle v.a. während der ersten Sitzungen ein 10–20 Sek. andauernder Flush auftreten, häufig auch ein leichtes Müdigkeitsgefühl. Bei Ausdehnung der Bestrahlungszeiten – wie es mit den russischen Isoldagräten der Fall ist – tritt der Flush häufiger auf. Das auftretende Müdigkeitsgefühl ist – so die Erklärung – eine Folge der Freisetzung von gespeicherten Toxinen (z.B. Pestizide), die nunmehr ausgeleitet werden können. Viele Patienten bemerken ein gesteigertes Durstgefühl, und so wird angeraten, nach der UVB mehr Wasser zuzuführen, um die Urinausscheidung anzuregen.

- Bei schwereren Durchblutungsstörungen wie bei AVK in den Stadien III–IV, bei Ulcera crura, Raynaud-Syndrom, Tumorpatienten wird die UVB in wöchentlichen bis 14-tägigen Abständen fortgeführt, bis ein befriedigender Zustand erreicht ist. Daran kann sich eine Behandlung in 4-wöchigen Abständen anschließen, z.B. bei schwerer diabetischer Retinopathie oder Makulopathie.
- Bei AVK im Stad. III und bei Retinopathie kann sich auch ein Dauerdispensaire mit weiteren Behandlungen in 4–8-wöchigem Rhythmus über Monate und Jahr ergeben.

Durch diese UVB-Therapie konnte bei Patienten, die beispielsweise wegen drohender Erblindung, Amputation, Aortendissektion, monströser Krampfaderkonvolute bereist aufgegeben waren, über Jahrzehnte weitere Komplikationen vermieden werden.

> - Untersuchungen in der Charitè mit der HOT haben gezeigt, dass günstige Verbesserungen der Viskositätswerte nach vier HOT-Behandlungen sich bei Kontrolle nach acht HOT-Behandlungen wieder verschlechterten.
> - Mit sechs UVB- bzw. fünf HOT-Behandlungen scheint eine optimale Stimulation der Hilfe zur Selbsthilfe vorzuliegen.

7.3 Weitere Formen der HOT und UVB

7.3.1 Physiologische Grundlagen der Weiterentwicklung

Aufgrund der ständigen Erweiterung der Kenntnisse über Wirksamkeit und Wirkungsweise der Quanten-

7

aufnahme in das Blutplasma und die zellulären Bestandteilen, entwickeln sich die Techniken und die benutzten Geräte der UVB und HOT (➤ Kap. 5.3.2) immer weiter.

Grundlage der UVB und HOT sind neben dem Erfahrungsschatz von Wehrli und Wiesner (➤ Kap. 7.2.1) biophysikalische Erkenntnisse über die Aktivierung von Atomen und Molekülen durch Quantenaufnahme und die Veränderungen des Redoxpotentials. Genauere Untersuchungen des Redoxpotenzials vor und nach UVB haben gezeigt, dass bereits kurz nach einer primären oxidativen Phase infolge UVB oder HOT, die in der Tat einen Einsatz in akuten Phasen von Infarkten oder Entzündungen nicht angeraten erscheinen lässt, die antioxidative Kapazität stimuliert wird. In der Folge nimmt auch – gewissermaßen als Langzeiteffekt – die antioxidative Aktivität zu. Nach Lamers et al. 1992 wird der Körper durch Aufnahme von Ur-Plasma-Energie-Teilchen in die Lage versetzt, seine Elektron-Neutrinos zu aktivieren und damit neue Quarks zu bilden, d.h. wieder Lebensvorgänge zu reaktivieren, die er „vergessen" hatte [161].

Man kann die UVB und HOT zu den Ordnungstherapien der Naturheilkunde rechnen. Die Regulation zur individuellen Norm vollzieht sich nicht durch natürliche Reize wie z.B. Bewegung, Wärme, Kälte, Wasser, sondern durch Quanten. Zweifelsohne hat lebende Materie dies schon seit ihrer Entstehung im Urmeer „gelernt".

Die mögliche Stimulation von DNS-Reparaturenzymen zur Beseitigung von Chromosomenaberrationen in Lymphozytenkulturen durch UVB deutet gleichfalls darauf hin [Beensen [26]; Pelz [204]).

7.3.2 Formen und spezifische Geräte der HOT

HOT nach Wehrli, Gerät nach Prohaska/Kastner

Bei dem HOT-Gerät der Firma Kastner ist das ursprüngliche Prinzip der HOT nach Wehrli noch am weitestgehenden erhalten.

- In einem Einweg-Plastikgefäß wird das Venenblut nach Vorlage von 1:5 Natrium-Zitrat aufgefangen und nach Einleiten von Sauerstoff über einen Verschäumer der entstehende Schaumberg von einem darüberstehenden bzw. in den Schaumberg eintauchenden, wiederverwendbaren Quarzröhrchen aus mit einer kleinen, 10 Watt starken Quecksilber-Niederdrucklampe bestrahlt.
- Nach 10 Min. Bestrahlung wird vom untersten Punkt aus, in dem sich das blasenfreie Blut sammelt, die Retransfusion begonnen.

Bis auf das die Lampe umfassende Quarzröhrchen besteht das Gerät ausschließlich aus Einwegmaterialien. Das Quarzröhrchen kann gereinigt und wie chirurgische Werkzeuge autoklaviert und erneut eingesetzt werden.

HOT nach Stadtlaender und Anwendung von Singulett-Sauerstoff

Bei der HOT nach Stadtlaender – der Gerätehersteller Niens produziert keine neuen Geräte mehr, führt jedoch noch Reparaturen aus – besteht gegenüber den neueren Geräten noch eine Besonderheit, die inzwischen wieder verlassen worden ist: Im Lampengehäuse wird der Sauerstoff auf dem Weg an der Lampe vorbei bereits in einem Quarzrohr bestrahlt, bevor er in einem Y-Stück mit dem Zitratblut (1:5) zusammentrifft, wo dann die Schaumwaben entstehen, die darauf das Quarzrohr passieren und langsam an der Lampe vorbeiziehend bestrahlt werden. Der Schaum fließt in die Auffangkonserve mit einem Entlüftungsrohr, welches den nicht absorbierten Sauerstoff in die Atmosphäre entlässt. Bei der Bestrahlung des Sauerstoffs entstehen für Nanosekunden Singulett-Sauerstoffatome, bei denen ein Valenzelektron des äußeren Orbitals durch die Quantenaufnahme einen antiparallelen Spin erhält. Singulett-Sauerstoff ist als erste aktivierte Sauerstoffstufe reaktiver als der ordinäre Triplettsauerstoff. Stadtlaender antizipierte daraus eine 1000fach stärkere Wirkung seiner HOT gegenüber der UVB im engeren Sinne nach Wiesner (➤ Kap. 7.1.4). Allerdings gibt es gegen die Therapie mit Singulett-Sauerstoff folgende Einwände.

- Der Singulett-Sauerstoff ist bereits wieder zerfallen, bevor er das Blut erreicht.
- Bei dieser Therapieform dürften weitaus weniger aktivierte Sauerstoffstufen wirksam werden als bei der UVB: Denn alle Patienten, die eine UVB-Therapie erhalten, erleiden Flush, und bei weiterer Dosiserhöhung wird zudem. Diese Reaktionen treten der HOT nach Stadtlaender nicht ein. Durch den Zeitverzug bis zur Retransfusion der zusammengefallenen Blutblasen tritt der Flush bei der HOT sogar seltener auf als bei der UVB.
- Die klinischen Ergebnisse der HOT sind trotz des „arterialisierten" Blutes und auch bei Erhöhung der Dosis bei der UVB nicht etwa dramatisch besser, wie die Erfahrungen mit dem russischen Gerät „Isolda" gezeigt haben.

So ist denn diese „Anwendung von Singulett-Sauerstoff" bei den HOT-Geräteherstellern wieder verlassen worden, da sie wissenschaftlich und praktisch sinnlos ist. Unverbesserliche „Anwender" von Singulett-Sauerstoff bieten allerdings eine Therapie an, z.B. mit dem Gerät der Firma Klion, welche mittels Singulett-Herstellung durch elektrische Entladungen und nachträgliche Einleitung so „behandelten" Sauerstoffs in Blut, die sie zur Erhöhung der allgemeinen Verwirrung auch noch HOT nennen. Indem eine Sauerstoffanreicherung des entnommenen Blutes stattfindet, treten bei den behandelten Patienten sogar Wirkungen und leichte Verbesserungen ein, wie etwa bei der venösen Sauerstoffinsufflation nach Regelsberger.

HOT nach Müller

- 80 ml venöses Blut werden in einer sterilen Entnahmeflasche mit 10–20 ml pyrogenfreiem Natrium citricum (3,13%ig) ungerinnbar gemacht und mit medizinischem Sauerstoff (optimale Einstellung 0,5 l pro Min.) aufgeschäumt und in diesem Zustand mit den UV-Strahlen der Quecksilber-Niederdruck-Lampe (85% der Energie haben die Wellenlänge 253,7 nm) im Vorbeiströmen 10 Min. bestrahlt
- Der Schaum wird in einer 2. sterilen Flasche aufgefangen und das bestrahlte Blut nach Platzen der Blutblasen retransfundiert. Die in der Vene liegende Kanüle wird während der Bestrahlungszeit mit Kochsalzlösung freigehalten. Die an der UV-Lampe vorbeiziehenden Blasen sollen durch Aufeinandereinspielen der Bluttropfenzahl (2–5/s) und der Sauerstoffzufuhr eine wabenförmige, dünnwandige Struktur aufweisen. Der Vorgang verläuft, abhängig vom Hämatokrit des Patientenblutes und dessen Oberflächenspannung, verschieden.

Diese Prozedur ähnelt im Prinzip dem Verfahren nach Stadtlaender. Sie zählt heute zu den am häufigsten durchgeführten Methoden, da hiermit das erste komplette Einwegsystem verfügbar war und zudem mit diesem Gerät wahlweise auch die UVB durchgeführt werden kann. Die Firma Eumatron bietet zwei Küvettenformen für das Oxysan EN 400 an, eine Hohlrohrküvette und eine in der Herstellung noch ökonomischere Rohrküvette von 3 mm Durchmesser und 14 cm Länge. Das Prinzip der dünnen Schicht ist in der Hohlrohrküvette am besten gewährleistet. Die neue einfache Rohrküvette macht den Nachteil der Dicke des bestrahlten Blutstromes wett durch einen Reflektor zur Bestrahlung der Rohrrückwand, durch die Länge des Röhrchens und einen in das Lumen eingelegten Verwirbler des Blutstromes aus Plaste.

7.3.3 Formen und spezifische Geräte der UVB

UVB nach Wiesner

Das schon mehrfach erwähnte Grundprinzip der Wiesner-Küvette, die aus zwei Quarzobjektträgern entstanden ist, wurde in verschiedenen Geräten eingesetzt: In den neuen Bundesländern in den Geräten Ultramed B1 und B2 der Firmen in Zella-Mehlis und Suhl, im Gerät der Firma Grahnert-Praecitronic, Dresden), sowie den Lizenzbauten der Firmen ENC und Gimpl, Obertshausen.

Die letztgenannte Firma brachte die Küvette senkrecht an, so dass bei der Füllung mit Blut automatisch die Luft aus der Küvette verdrängt wurde. Das ist ein großer Vorteil, denn alle anderen Gerätetypen müssen häufig zur Entfernung von Luftblasen bei der Füllung am hinteren Ende etwas angehoben werden.

Daten und Arbeitsweise der Geräte

Mit der Wiesner-Küvette wurden die meisten der in diesem Buch beschriebenen wissenschaftlichen Daten gewonnen. Während jedoch bis etwa 1980 zunächst die Vene punktiert und 45 ml Blut auf 5 ml Zitrat (also 1:10 gegenüber der HOT) entnommen wurden und danach die Küvette „von hinten" luftfrei gemacht und mit Blut gefüllt wurde, bürgerte sich danach das „Zweizug-Verfahren" ein, d.h., das Kanüle-Schlauch-Küvetten-System wurde als erstes mit 5 ml Zitrat gefüllt, dann die Vene punktiert und die Küvette „von vorn" gefüllt, wobei das Blut in der über der UV-Lampe liegenden Küvette das erste Mal bestrahlt wurde, indem es die Spritze füllte und dann nach Füllung der Spritze langsam reinjiziert und das zweite Mal die Küvette passierte. Da beide Möglichkeiten in der gleichen Zeit – 5 Min. – durchgeführt wurden, war die Dosis die gleiche.

Der Preis für die Anfertigung von Flachküvetten nach Wiesner ist so hoch, dass die Küvetten mehrfach verwendet werden müssen, nachdem sie gereinigt und autoklaviert bzw. heißluftsterilisiert worden sind. Sie werden sofort nach Benutzung die Blutreste mit Leitungswasser ausgespült und die Küvetten werden nach Verwurf des übrigen Einwegmaterials zunächst in eine Histoküvette mit 3%iger Wasserstoffperoxidlösung (von der Apotheke als 30%ige Lösung zu beziehen, die mit Aqua dest. 1:10 verdünnt wird) gestellt, um die Blut- und Plasmareste aus den Ecken der Küvette zu entfernen. Sind feste Blutreste oder kleine Fibringerinnsel nicht durch die oben genannte Prozedur zu entfernen, so empfiehlt sich das Einstellen der Quarzküvetten in Bichromatschwefelsäure, Natron- oder Kalilauge.

Heute wird Einwegmaterial bevorzugt, da die Sterilisation einer dokumentationspflichtigen Qualitätskontrolle unterliegt. Da jedoch in vielen Praxen ohnehin auch Skalpelle, Scheren und Pinzetten sterilisiert werden müssen, entsteht ein vertretbarer Mehraufwand.

Therapeutische Besonderheiten und Bewertung

Die UVB nach Wiesner, besonders praktikabel durch ihr einfaches Küvettensystem, hat sich bei der Behandlung von Patienten mit Verschlusskrankheiten, insbesondere der arteriellen Verschlusskrankheit bewährt.

UVB mit der Spiralküvette

Daten und Arbeitsweise des Geräts

Die erste Konstruktion einer Einwegküvette wurde von der Firma ELMEC, Radeberg bei Jena, vorgestellt: Das Roh-Quarzrohr wird unter Erhitzen auf fast 1400 °C (Schmelzpunkt von Quarz) zu einer Spirale von 5–9 Windungen gewickelt, deren Innendurchmesser ein Aufschieben der erkalteten Spirale auf die Quecksilberniederdruckbrenner gestattet. Die der Lampe zugewandte Fläche der 9-Spirale soll nach Aussagen der Firma der Fläche der Wiesner Küvette entsprechen.

Therapeutische Besonderheiten und Bewertung

Diese Spiralküvette wurde von uns klinisch getestet und erwies sich als gut wirksam [52]. Der Preis war noch relativ hoch.

UVB mit der Hohlrohrküvette nach Müller (Eumatron)

Daten und Arbeitsweise des Geräts

- Durch Einschieben eines 8-mm- in ein 12-mm-Quarzrohr entsteht eine dünne Schicht zwischen diesen beiden Quarzrohren, in der als Hohlrohrküvette das Blut in dünner Schicht bestrahlt wird. Die Rückseite dieser Küvette wird durch Reflektions- und Streulicht erreicht. Auch diese Einwegküvette, die im Preis bereits wesentlich günstiger ist, konnten wir klinisch mit Erfolg testen [52].

- Als letzte Stufe der Entwicklung bietet die Fa. Eumatron eine sauerstoffangereicherte Form der UVB an, bei der das Blut über die Rohrküvette mit Verwirbler nach Sauerstoffdurchperlung mittels Tropfinfusion reinfundiert wird. Sie ist ökonomischer, muss sich aber erst in der Praxis bewähren.

Therapeutische Besonderheiten und Bewertung

In dieser Wirksamkeitstestung der Hohlrohrküvette nach Müller an 6 Patienten waren die Blutdrucksenkung, die Kreatinin-, Harnsäure-, Transaminasen-, Thrombozytenverminderung, Thrombinzeitverlängerung, die Plasmafiltrabilitätsverbesserung und die Lymphozytenvermehrung signifikant.

UVB mit der Schlangenküvette nach Gimpl

Daten und Arbeitsweise des Geräts

- Ein 20 cm langes Quarzrohr mit einem Innendurchmesser von 1 mm ist in 6 Mäander gelegt worden, so dass es die Fläche einer Wiesner-Küvette bedeckt. Nach Vorstellungen des Herstellers sollte die – von uns so genannte – Schlangenküvette nach Benutzung und Spülung patientengebunden mehrfach genutzt und dann verworfen werden, um die Anschaffungskosten rationell zu amortisieren. Eben diese patientengebundene Aufbewahrung bedingt aber Probleme. Außerdem macht der enge Durchmesser des Rohres eine erhebliche Druckarbeit des Therapeuten erforderlich, so dass die Schlangenküvette nicht sehr akzeptiert wurde, obgleich sie wirksam ist [47].
- Neuerdings bietet Gimpl eine etwa 1 cm breite und 10 cm lange Flachküvette an, die in der Mitte eine Drehung um 180 Grad durchmacht, also eine sog. „Wendeküvette", die ebenfalls gut wirksam ist.

Therapeutische Besonderheiten und Bewertung

In dieser Wirksamkeitstestung waren die Blutdrucksenkung, die Thrombozytenverminderung, die Gesamtleukozyten- und die Basophilenzunahme sowie die Korrelation zwischen Blutviskosität und dem diastolischen Blutdruck nach 5 Sitzungen signifikant.

UVB nach Dehmlow (UVB-D)

Daten und Arbeitsweise des Geräts

Von Dehmlow wurde eine weitere Rationalisierung der Rohrküvette vorgeschlagen: Das Quarzrohr darf noch weniger vom Rohmaterial abweichen, wenn man einen Innendurchmesser von 3 mm belässt, eine Länge von 11 cm vorsieht, den Reflektor aber halbkreisförmig auf das Rohr zentriert. Als wesentliches Element der Standardisierbarkeit schlägt er jedoch einen Ausgleich der Quarzlampenalterung durch Intensitätsmessung mittels eingebauter Fotozelle und damit gekoppeltem Reinjektionszeitgeber vor. Die Realisierung dieses Vorschlages geschah durch die Firma MediUM-Tech, Berlin, der Vertrieb wird durch die Firma Kastner, Rastatt, vorgenommen.

Therapeutische Besonderheiten und Bewertung

- An 13 Patienten konnten wir dieses Gerät mit 6–9 Sitzungen über 12 Wochen mit Erfolg testen [56]. Interessant an diesem Wirksamkeitsnachweis ist die Korrelation eines klinischen Erfolgsscores mit den 30 Laborparametern im Verlauf der Behandlung, wobei sich die höchste positive Korrelation mit der längsten Gerinnungszeit der aktivierten Rekalzifizierungsreaktion (ARZ) und die höchste negative Korrelation mit dem höchsten Fibrinogenausgangswert ergab. Damit ist erstmals eine Aussage zu Prognoseparametern getroffen worden, die sicher überall in der Angiologie nutzbar wäre. Zu erwarten war aufgrund ähnlicher früherer Erfahrungen eine Korrelation zwischen den höchsten HDL-Cholesterinwerten

12 Wochen nach Therapiebeginn und dem Therapieerfolg.
- Signifikant waren auch die Senkungen der Blutdruckwerte, des Chosterols, des LDL-C, des Kreatinins, der GOT und GGT sowie des Fibrinogens, zudem die Zunahme der aktivierten Rekalzifizierungszeit, des Quick-Werts, der Thrombozyten im plättchenreichen Plasma und damit die Normalisierung des Thrombozytenaktivitätsquotienten.

7.4 Indikationen der HOT und UVB

Die Liste der einzelnen Indikationen erscheint sehr umfangreich, allerdings sind es insbesondere zwei Hauptanwendungsgebiete, bei denen die HOT und UVB zur Anwendung kommen – vaskulär bedingte Störungen und unspezifisch-zelluläre Immundefekte.

7.4.1 Vaskulär bedingte Störungen und Erkrankungen

Periphere arterielle Verschlusskrankheiten (pAVK)

Erfahrungen aus der Praxis

Steinbarth war der erste, der 1957 in der **HOT** die Methode der Wahl zur Behandlung der pAVK sah. Wiesner konnte diese Einschätzung im Jahr 1967 an 47 Patienten mit einer Erfolgsquote von 83% bestätigen [292]. 1975 konnten Wiesner, Frick und Hübner in einer Sammelstatistik von 574 Patienten über die entsprechenden Resultate mit der **UVB** berichten [345]. 1976 wurde im Bezirkskrankenhaus Rostock eine Doppelblindstudie durchgeführt, deren signifikante Ergebnisse der kontrollierten Gehstreckentests dort wiedergegeben sind. In über 18 Publikationen wurden diese Resultate bestätigt.

Doerfler, Krimmel und Seng schätzen den Wert der HOT zur Bewältigung der Problematik der pAVK in ihren Arbeiten sehr hoch ein. Doerfler konnte bei 34 Patienten die vorgesehene Amputation vermeiden [70]. Krimmel sieht HOT und UVB als „eine wertvolle Bereicherung des modernen Behandlungskonzepts der vitalbedrohten Extremitäten" an [153]. Scherf zeigte die Wirksamkeit der UVB bei AVK-Patienten anhand der CID in exakten Vergleichen mit der UV-Hautbestrahlung und Infrarotbestrahlung [245].

Ein **Vergleich** von **HOT** und **UVB** wurde von Paulitschke et al. 1989 [201] bei der Behandlung von je 15 vergleichbaren pAVK-Patienten durchgeführt. Die CID (Claudicatio-intermittens-Distanz) besserte sich unter zehn HOT-Behandlungen um 94% und unter zehn UV-Behandlungen um 83%. Eine HOT-Behandlung dauert 40 Min., eine UV-Behandlung 10 Min., die Therapie wurde jeweils vier Wochen lang durchgeführt.

Da zur Therapie der AVK nach Phasen des Abwartens mit wesentlich kostenaufwändiger medikamentöser Therapie nach wie vor operative Maßnahmen vorgezogen werden, sollte unserer Meinung nach bei inoperablen Patienten die Möglichkeit der UVB/HOT in Betracht gezogen werden; d.h. wenn Mehrfachverschlüsse mit mangelhafter Kollateralisation nach distal bestehen und der Gefäßbefund kein Bypass-fähiges Gefäß erkennen lässt, bzw. wenn eine infizierte Gangrän vorliegt.

Studien zur Wirksamkeit im Vergleich mit anderen Therapieverfahren

- Seit der Doppelblindstudie von Bollinger und Frei 1977 ist Pentoxifyllin (Trental 3 × tgl. 100 mg) in der medikamentösen Therapie der pAVK das Mittel der Wahl [34]. Buflomedil und Naftidrofuryl zeigen ebenfalls metabolische Einflüsse, die die Fluidität der Erythrozytenmembran verbessern. Bereits 1985 konnte Pöhlmann für die Wirksamkeit medikamentöser Therapieverfahren, Trainingsprogrammen und UVB in der Behandlung der CID sowie für die Einflussnahme auf die Erythrozytenaggregabilität die Überlegenheit der UVB bei pAVK eindrucksvoll belegen [209].

- In einer weiteren prospektiven, offenen, randomisierten Therapievergleichsstudie zwischen der HOT und oraler Pentoxifyllingabe an 38 Patienten mit AVK im Stadium IIb nach Fontaine konnten Pöhlmann u. Mitarbeit 1992 [211] zeigen, dass die HOT die CID um 124%, die Pentoxifyllingabe sie um 48% verlängerte. Während die Plasmaviskosität durch HOT um 8% gesenkt werden konnte, zeigte sie unter Pentoxifyllin keine Änderung.

Spezifisches Therapieschema

AVK Stadium IV

Als Behandlungsschema empfehlen wir im Stadium IV der AVK je nach Schwere des Krankheitsbildes eine HOT- oder UV-Behandlung, die jeden oder jeden zweiten Tag durchgeführt werden sollten.

- Es sollten möglichst nur Antikoagulantien und Glykoside belassen, andere Medikamente jedoch abgesetzt werden.
- Möglicherweises treten schmerzhafte Hyperämisierungen auf, die potentielle Demarkationszone kann sich nach distal verschieben. Die Demarkation kann dann im besten Fall zu einer trockenen Mumifizierung führen, häufiger jedoch zu einer eitrigen Gangrän, die jetzt nur noch eine Minimalamputation nötig macht. Bei eitrigen Stümpfen wird die Entzündung, Eiterbildung und Sekretion durch UVB/HOT zunächst verstärkt; eine lokale Blutungsneigung im Wundbett kann auftreten.
- Nach der zehnten Behandlung (Stadium IV) kann in der Regel die Behandlungshäufigkeit auf 2 ×/Wo. ab der 16. Behandlung auf 1 ×/Wo. reduziert werden.

> Da die UVB/HOT analgetisch wirken, können Analgetika und Salizylate die Wirkung der UVB verzögern. Vitamin E und A wirken als Quencher des UV-Effektes. Zinksulfat, Zinksalben, Vitamin C in kleinen Dosen, Vitamin-B-Komplex und orthomolekulare Therapie können die Wirkung unterstützen.

AVK Stadium III

- Im Stadium III ist der Ruheschmerz mitunter schon durch eine UV-Behandlung zu beseitigen.
- In diesem Fall kann man bereits nach drei oder vier Behandlungen das Intervall auf 2 ×/Wo. wöchentlich reduzieren und benötigt in der Regel nicht mehr als 10 UV-Behandlungen, um das Stadium IIb oder IIa zu erreichen.

AVK Stadium II

- Im Stadium II nach Fontaine sind die Erfolge sehr unterschiedlich.
- Hier bringen in schneller Folge verabfolgte Behandlungen weniger Effekte als Behandlungen, die 2 oder 1 ×/Wo. Durchgeführt werden. Es kann als Erfolg verbucht werden, wenn die schmerzfreie Gehstrecke wenigstens auf das Doppelte verlängert wird.

Zusätzliche Maßnahmen

- Ausgehend davon, dass die Therapieversager der UVB zur Hälfte aus Weiterrauchern bestehen, muss bei allen pAVK-Patienten, insbesondere bei Patienten, die an M. Winiwarter-Buerger leiden, ein absolutes Rauchverbot ausgesprochen werden. Da das Rauchen für die weitere Prognose den Hauptrisikofaktor darstellt, sollte bei Teilerfolgen trotz Nikotinabusus das Rauchen versuchsweise ein weiteres Mal untersagt und bei Nichtbefolgung die Weiterbehandlung abgelehnt werden.
- Bei Diabetes mellitus mit pAVK ist ebenfalls ein erheblicher Mehraufwand an UVB zu leisten, um gleiche oder ähnliche Erfolge wie bei nichtrauchenden Patienten mit pAVK zu erzielen, insbesondere, wenn eine Ketoazidose besteht, deren Stoffwechselprodukte als Quencher der ROS wirken. Bei Diabetikern schafft man mit einer Verzögerung von etwa 12 Wochen ähnliche Erfolge bei der Senkung der Cholesterol- und Steigerung der HDL-C-Werte wie bei der Arteriosclerosis obliterans.

UVB-Rezidivprophylaxe bei perkutaner transluminaler Angioplastie (PTA)

Nach der perkutanen transluminalen Angioplastie (PTA), eine wichtige Alternative zur Gefäßchirurgie, sollte eine Rezidivprophylaxe sowohl medikamentös als auch mit UVB durchgeführt werden (Hess [116]), denn die Restenoserate beträgt nach Minar et al.

[189] nach 14 Tagen 30%. Gleiche Ergebnisse liegen für operative Eingriffe (Buchholz [39] 1982) vor bzw. für eine lokale oder systemische Thrombolyse bei peripheren arteriellen Verschlüssen. Da die Komplikations- und Rezidivrate der PTA nach Kramann et al. (1990) [149] besonders bei über 70-jährigen Patienten mit 7–13% auch in neueren Untersuchungen nicht gering ist, sollte man bei Patienten in diesem Alter PTA und UVB immer aufeinander folgen lassen.

Morbus Raynaud

Mit dieser Indikation hat sich speziell die Berliner Arbeitsgruppe unter Turowski und Paulitschke 1991 [201] beschäftigt. Die Wirksamkeit von HOT und UVB übertreffen alle anderen üblichen Therapieversuche (➤ auch Wziontek, Andrea: 1992 [335]).

Ischämische Herzkrankheit (IHK)

Erfahrungen aus der Praxis

- Havlicek berichtete 1934 [109] erstmals über Erfolge bei der Behandlung der **Angina pectoris** durch den Einsatz der Laparophoslampe, die Schliephake und Smets 1954 mit der Bactophoslampe bestätigten [252]. Wehrli und Doerfler erreichten gleiche Befunde mit der HOT. Von Wehrli wurden 1956 geringere Mengen Blut zur HOT der Angina pectoris empfohlen als bei AVK, was auch von anderen Autoren bekräftigt wurde.
- 1977 wurden aus der UdSSR erste Erfahrungen über den gezielten Einsatz der UVB bei IHK von Lukjanova et al. mitgeteilt [171], 1982 wurde eine Studie von Ganelina et al. et al. publiziert [91]: Sie berichteten über den kontrollierten Einsatz der UVB in der **Myokardinfarktnachsorge** mit folgenden Ergebnissen: die Rezidivhäufigkeit konnte deutlich gesenkt und Nitratpräparate bis auf 10% eingespart werden. Zudem traten keine Ruhestenokardien mehr auf, die Belastungsschmerzen verringerten sich und die Belastungstoleranz konnte gesteigert werden. Fünf weitere Arbeitsgruppen erreichten inzwischen ähnliche Resultate. Stadtlaender sah mit der HOT beim akuten Myokardinfarkt keine besseren Ergebnisse als mit konventioneller Therapie.

> Die Behandlung des akuten Myokardinfarktes birgt durch die zusätzliche Stresswirkung der UVB, die Lipidperoxidation und initiale Thrombozytenaggregation mögliche zusätzliche Risiken, die die Kompensationsfähigkeit übersteigen könnten. Aus diesem Grund darf die UVB beim akuten Myokardinfarkt nicht angewendet werden.

- Bei Neigungen zu **Flimmerarrhythmien** warnen russische Autoren ebenfalls vor UVB-Einsatz. Sie könnten Ausdruck eines ungenügenden Scavengerpotenzials bei zu starker Bildung von Hydroxylradikalen sein.
- Vegetativ bedingte **Koronarspasmen** und „Herzneurosen" lassen sich durch UVB ebenfalls nicht beseitigen, so dass eine exakte Diagnose vorausgehen muss.

Zerebrovaskuläre Insuffizienz

Seit den Untersuchungen von Bertram 1957 [29] wird auf diese Indikation immer wieder hingewiesen. Bei uns waren es primär Beobachtungen an pAVK-Patienten, die neben der Besserung der Claudicatio auch eine Vigilanzzunahme und Steigerung der Merkfähigkeit zu erkennen gaben. Mittels EEG konnten diese Beobachtungen von Dähn et al. 1986 objektiviert werden [45].

Klink wies 1984 anhand verschiedener Testverfahren eine Verbesserung der Hirnleistung durch die UVB nach [139]. Bei schweren Gefäßstenosen konnte sie sichere Grenzen der UVB für Dauererfolge aufzeigen. Solche Stadien bedürfen dann entweder eines Gefäßeingriffes oder eines konsequenten Dauerdispensaires.

Apoplex und transitorische ischämische Attacke (TIA)

In der Apoplex-Behandlung sind die Möglichkeiten noch nicht ausgelotet. Bei der transitorisch ischämischen Attacke (TIA) kann durch die UVB Schlimmeres verhindert werden, wobei man sich in der

Behandlungsfolge wie bei der AVK Stadium II verhalten kann (➤ oben). Zugleich sind die Risikofaktoren zu analysieren und möglichst zu eliminieren. Auch in der Langzeitnachbehandlung von apoplektischen Insulten haben wir gute Erfolge beobachtet. Es gibt Hinweise, dass bei Migräne Übergänge zu transitorisch ischämischen Attacken vorliegen können. Beiden gemeinsam sind die Dysfunktion der Endothelzelle und die Hyperreaktivität der Thrombozyten. Da zwischen Gefäßendothel- und Thrombozytenfunktion Korrelationen bestehen, werden möglicherweise in einem Teil der Fälle ursächliche Beziehungen zwischen beiden Syndrome vorliegen. Solange Medikamente ähnlich des Prostazyklins nicht in ausreichendem Maße zur Verfügung stehen, setzt Brand die UVB- und HOT-Behandlung in beiden Syndromgruppen ein.

Stufenprogramm bei Migräne

In der AG UVB (➤ Kap. 7.2.2) wurden in der Migränebehandlung sowohl ermunternde als auch enttäuschende Resultate gewonnen, bei denen die UVB nicht über die Ergebnisse des Placebo hinauskommt. Bei medikamentenresistenten Formen der Migräne sollten weitere Erfahrungen mit der UVB gesammelt werden. Da die UVB/HOT im Vergleich zur Pharmakotherapie vergleichsweise aufwändig ist, hat sich nach differenzialdiagnostischen Aspekten ein stufenweises Vorgehen bewährt

Nach gründlicher Anamnese und mindestens über zwei Menstruationszyklen geführtem Anfallskalender erfolgt die Klassifikation des Kopfschmerzsyndroms: Bei vertebragen bedingter Migräne ist die manuelle Therapie, Neuraltherapie bzw. Akupunktur zu bevorzugen. Die CO_2-Gasinsufflation in die Nackenregion kann bei Migräne durchgeführt werden, die durch Nackenschmerzen mit bedingt ist. Bei allen anderen Formen akzeptieren wir die Empfehlungen der 17. Aufl. der Arzneiverordnungen beim Migräne-Anfall, nicht jedoch die Empfehlung der Intervallbehandlung mit 300–1000 mg/d Acetylsalicylsäure, da diese Dosierung zu viele Nebenwirkungen aufweist und zugleich die Prostazyklinsynthese hemmt.

- 7–3 Tage vor der Regelblutung wird nach Thonnard-Neumann (1981) 5000 I.E. Standardheparin injiziert – dann für mindestens zwei Zyklen abwarten. Obwohl nur 30% der Patientinnen danach für 3–24 Monate anfallsfrei sind, akzeptieren wir die geringe Ansprechrate, da dieses Vorgehen optimal einfach ist. Bei den Patientinnen, die im folgenden oder übernächsten Zyklus wieder Kopfschmerz-Attacken aufweisen, setzt die nächste Stufe ein:
- Wir beginnen mit 50–60 mg Acetylsalicylsäure tgl. (z.B. morgens ½ Tabl. ASS 100 ratiopharm). 70% der Migränepatienten werden hierdurch anfallsfrei.
- Nach einem Jahr versuchen wir eine Reduktion auf jeden 2. Tag 50–60 mg ASS.
- Nach einem weiteren Jahr erfolgt ein Auslassversuch, der in 50% d. Fälle positiv ist. Bei dieser sog. low dose-ASS-Therapie treten keine Nebenwirkungen auf.
- Nur die restlichen „medikamentenresistenten" Formen behandeln wir in der 3. Stufe mit UVB, wobei die Symptomatik zur Hälfte auf die UVB anspricht. Die UVB-Versager überweisen wir zu Kollegen, die mit Biofeedback oder Psychotherapie behandeln.

Hypertonie

An einem gemischten Krankengut von 32 Patienten, deren Verlauf wir zwei Jahre lang beobachteten, und an 116 Patienten, die sechs UV-Behandlungen erhielten, konnten wir folgendes „Blutdruckverhalten" ausmachen: Innerhalb der Serie kommt es zu einem signifikanten Abfall der systolischen und diastolischen Blutdruckwerte. Gegenüber den Ausgangswerten sind diese Senkungen noch nach einem Jahr signifikant, nach zwei Jahren jedoch z.T. wieder rückläufig – möglicherweise weil 50% der Patienten nicht mehr mit UVB weiterbehandelt werden konnten. Bei 14 Patienten mit einem Mittelwert von ausgangs 175/94 über drei Jahre konnten wir für die Dauer von zwei Jahren eine signifikante Senkung auf im Mittel 154/83 Torr erreichen, danach stieg der diastolische Wert wieder an. Bei zwei Patienten zogen wir es vor, die UVB wegen hypotoner Werte und Neigung zu orthostatischen Reaktionen abzubrechen. Das bedeutet, dass auch bei normotonen Werten – wenn auch selten – weitere Senkungen des Blutdrucks auftreten können. [3]

In etwa 25% der Hypertoniker können wir unter der UVB-Serie die Antihypertonika um ⅓ reduzieren. Bei malignen systolischen Werten über 200 Torr ist diese Reduktion in der Regel erst nach mehr als sechs UV-Beahndlungen erreichbar.

Erkrankungen der Venen

- Bei ausgeprägter **Varikosis** ist eine Suche nach Risikofaktoren und die prophylaktische UV-Behandlung in 1–2-jährigen Kurzserien zu empfehlen.
- In der Behandlung der **chronisch venösen Insuffizienz (CVI)** hat die UVB ein weites Betätigungsfeld. Untersuchungen des Antithrombin-III-Spiegels unter UVB ergaben einen Trend zur Steigerung. Damit bleibt der Einsatz bei akuter Thrombose unsicher, und es gibt dazu nur wenige Erfahrungen. Die Kombination UVB mit Antikoagulantien wurde getestet und bringt keine Störungen. Gemessen an dem Thromboplastinzeitwert (Quick) tritt allerdings der Regel aufgrund der verbesserten Mikrozirkulation in der Leber und der damit einhergehenden Mehrproduktion der Gerinnungsfaktoren II, VII, IX und X ein gewisser Mehrbedarf an Antikoagulantien ein.
- Die **akute febrile Thrombophlebitis** ist eine bereits von Miley 1943 beschriebene UVB-Indikation [184]; Bertram [29] und Krimmel [153] bestätigen dies für HOT-Behandlung. Sie spricht bereits auf 1–2 UVB bzw. HOT-Behandlungen gut an mit Rückgang der entzündlichen und febrilen Symptome.
- Nicht mehr **frische Thrombosen** und solche, die wegen Kontraindikationen nicht mit Lysetherapie behandelt werden oder auf Heparin schlecht ansprechen, können mit gutem Erfolg durch HOT oder UVB kuriert werden. Das Vorgehen entspricht dem im Stadium III oder II der AVK. Tödliche Lungenembolien infolge sich lösender Thromben wurden hierbei bisher noch nicht beobachtet.
- Bei therapieresistenten **postthrombotischen Syndromen** wurden eindrucksvolle Resultate erreicht. Stibbe erzielte bei 11 von 19 Fällen mit 6–9 UVB in 4 Wochen deutliche Besserungen und Beschwerdefreiheit, selbst in z.T. 5 Jahre alten Krankheitsbildern [296].

Ulcus cruris

Aus der Praxis

Das Ulcus cruris ist eine Domäne der UVB. Die Behandlungsfolge entspricht der der pavK im Stadium III oder II (oben) Auch hier sieht stellt sich zunächst eine verstärkte Wundsekretion und Entzündungssymptomatik ein. Aufgrund der gesteigerten Mikrozirkulation in den Wundbettkapillaren werden sowohl Leukozyten als auch Faktoren der spezifischen und unspezifischen Immunantwort antransportiert, die eine Abwehr erst einmal ermöglichen, wobei diese Reaktion nicht als Verschlechterung fehlgedeutet werden darf. Werden in diesem Stadium die Antibio-

[3] Da sich bei vielen eigenen Resultaten die Bedeutung einer Hyperreaktivität der Thrombozyten, insbesondere im bei Arteriosklerose erkennen lässt, haben wir die Korrelation zwischen Funktionswerten der Thrombozyten mit Blutdruckwerten und Blutdruckindizes untersucht und konnten eine Beziehung zwischen der Verminderung der Thrombozytenfunktion und der Blutdruckamplitude ausmachen: Normalisierte sich die Thrombozytenfunktion in der UVB-Serie deutlich, war auch die Blutdruckamplitude niedriger. Ein Jahr nach Beginn der UVB war diese Beziehung bereits wieder umgekehrt. Demzufolge wird die Hypertonie zu einem gewissen Anteil nicht nur durch α- und β-sympathikomimetische Katecholamine und Renin-Angiotensin bestimmt, sondern auch durch das Strömungshindernis, den Widerstand von adhärierenden Thrombozyten an den Gefäßendothelien bzw. durch die Kapillarperfusion behindernde Thrombozytenaggregate. Dieser Zusammenhang kann durch Ergebnisse, die an einer Gruppe von Rauchern durchgeführt wurde, bestätigt werden: Bei 20 Rauchern konnten wir nach 12 Stunden Rauchkarenz und nachfolgendes Rauchen von 5–10 Zigaretten in einer Stunde eine mittlere Blutdruckerhöhung von 118 auf 130 Torr systolisch feststellen, aber auch eine Thrombozytenverminderung von 192 auf 155 Gpt/l. Diese von der UVB unabhängigen Resultate könnten die obige Hypothese stützen und zudem erklären, dass weiterrauchende AVK- und Winiwarter-Buerger-Patienten auf UVB/HOT schlechter ansprechen als Patienten, die das Rauchen auf Anraten des behandelnden Arztes einstellen.

tika gewechselt, kann möglicherweise der Heilerfolg nicht richtig beurteilt werden und es besteht die Gefahr, dass Endo- und Epithelialisierung unterbrochen werden. Bei alten, großen und zirkulären Ulzera, die bei mäßiger Kompression und mehr als 15 UV-Behandlungen keine eindeutige Heiltendenz zeigen, ist nach dieser UVB-Vorbehandlung eine mechanische Reinigung und Spalthauttransplantation von Erfolg, selbst wenn vorherige ähnliche Versuche ohne UVB-Vorbehandlung fehlschlugen. Um Rezidiven vorzubeugen, ist nach Abheilung bei Insuffizienz die sofortige Unterbindung der Vv. perforantes zu empfehlen.

Zusätzliche Therapiemaßnahmen

Eine Symbioselenkung kann förderlich sein. Enzymhaltige Salben wie Ixudor zum Abbau von Nekrosen und danach Zinkpasteabdeckungen erleichtern den Heilprozess. Da höhere Vitamin-A-Dosen oder Vitamin-A-Salben den UVB-Effekt quenchen, sind bevorzugt ozonhaltige Salben (Fa. Kastner) einzusetzen.

Diabetes mellitus

Auf eine Fettstoffwechselstörung und die daraus resultierende Thrombozytenfunktionsstörung lässt sich mit der UVB regulierend einwirken. Es ist bekannt, dass die lokale Reaktivität des Diabetikers auf Histamin (Rötung) in Abhängigkeit von der Diabetesdauer stark eingeschränkt ist. Das Grundsystem nach Pischinger und Heine muss beim Diabetiker stark an Heparin-Zink-Histaminat verarmt sein, und die Mastzellen dürften Heparin und Histamin nur vermindert abgeben, so dass nach exogener Histamingabe weniger endogenes Histamin zur Rötung beitragen kann. Durch die UVB lässt sich Diabestes mellitus zwar nicht heilen, aber die Erkrankung lässt sich in die sthenische Form überführen – sie ist gekennzeichnet durch die normale oder (kompensatorisch?) leicht erhöhte Absolutwerte an basophilen Leukozyten.

Infolge der UV-Behandlungen werden die Basophilenwerte erhöht, die Thrombozytenfunktion normalisiert, die Fibrinogenwerte erniedrigt und die Kreatininwerte abgesenkt. Nicht selten wird eine bessere Ausnutzung der Insulin-Eigenproduktion erreicht, so dass exogenes Insulin eingespart werden kann. Heparin hat auf das sezernierte Insulin-Makromolekül eine depolymerisierende, aktivierende Wirkung. Es stellt damit einen Teil der so genannten Insulin-like-Aktivität dar. Es würde sich lohnen, wenn diese Beobachtungen von der Diabetesforschung aufgegriffen und aktualisiert würden.

Retinopathia diabetica

Indem die UVB, die Mikrozirkulation in der Retina verbessert, lässt sich der Krankheitsentwicklung der diabetischen Retinopathie abmildern und in etwa ⅔ der Fälle eine Progression verhindern bzw. ganz erheblich hinauszögern. Das besagen Erfahrungen an bisher 87 Patienten, die UV-Behandlungen erhielten – vorwiegend in Zusammenarbeit mit der Augenklinik der Ernst-Moritz-Arndt-Universität [59] bzw. durch Koester [144].

Zunächst verbessert sich bei vielen Patienten nach 1–2 Behandlungen die „körnige Strömung" – ein Phänomen der Erythrozytenaggregation – in den Venen der Retina. Zudem wird eine Verbesserung der Plasma- und Vollblutviskosität beobachtet Etwa 70% der Patienten erleben im Stadium II eine Visusverbesserung, 20% im Stadium III. Blutungen treten seltener auf und resorbieren sich schneller. Zudem werden notwendig werdende Fixationen der Netz- an die Aderhaut durch Laserkoagulation besser toleriert. Koester konnte bei 58% der Patienten mit Retinopathia diabetica eine Visusbesserung erreichen, bei 22% trat jedoch trotz UVB eine Verschlechterung infolge Ablatio retinae ein.

Durchblutungsstörungen des Innenohrs

Der Hörsturz wird in zunehmendem Maße aufgefasst als eine akute Durchblutungsstörung des Corti-Organs. Bothe und Bräutigam verwiesen 1974 auf gute Ergebnisse bei der UV-Behandlung des Schalltraumas. An zehn Patienten der HNO-Klinik der Universität Rostock konnte lediglich bei zwei

Patienten, bei denen das Ereignis bereits mehr als zwei Jahre zurücklag, keine Besserung erreicht werden, sechs Patienten wurden beschwerdefrei. Bei sieben Tinnitus-Patienten konnte in vier Fällen Beschwerdefreiheit erzielt werden. Ähnlich verhielt es sich bei fünf Patienten mit M. Méniére. In Chemnitz führte Liebschner ab 1984 [168] eine prospektive randomisierte Studie an Hörsturzpatienten durch. UV-behandelte Patienten zeigten – vorsichtig ausgedrückt – gleich gute Ergebnisse wie Patienten, die mit aufwändigeren Therapieformen behandelt wurden.

Arthrosen

Die Schmerzlinderung bei Arthrosen war zu Behandlungsbeginn ein positiver Nebeneffekt bei unseren Patienten, die mit einem Altersmittel von 57,3 + 19,7 Jahren nicht selten unter Abnutzungserscheinungen der Gelenke leiden. An 65 Patienten mit verschiedenen Arthroselokalisationen konnten wir nachweisen, dass die UVB insbesondere bei Arthrosen der oberen Extremitäten und der Kniegelenke erfolgreich ist, sich ein Versuch aber auch bei Arthrosen der Sprunggelenke, Osteochondrosen der Wirbelsäule und bei Coxarthrosen lohnen kann (Zusammenarbeit mit dem Orthopäden Seidlein).

Es wird vermutet, dass Mikrozirkulationsstörungen an der Knochen-Knorpelgrenze auch für die Pathogenese von Arthrosen eine Rolle spielen und der Mukopolysaccharidstoffwechsel nicht nur in den Heparinozyten, sondern auch in den Chondrozyten stimuliert wird. Auch in der Literatur wird seit Kulenkampff 1936 [158] auf die schmerzlindernde Wirkung der UVB bei Arthrosen und „rheumatischen" Zuständen hingewiesen. Sehrt beschrieb 1939 aus Langzeitbeobachtungen sogar eine Verbesserung röntgenologischer Befunde [270]. Die Epicondylitis lässt sich mit der UVB sehr gut behandeln.

Morbus Sudeck

Spieske, der 1981 als Chirurg über Erfahrungen mit der UVB an etwa 250 Patienten berichtete [285] und Buchholz [39], der mit der HOT ähnliche Erfahrungen hat, sahen günstige Wirkungen bei dem sonst therapieresistenten Morbus Sudeck. A. Wiesner beobachtete bei neun M. Sudeck-Patienten nach 3–5 in dreitägigem Abstand durchgeführten UV-Behandlungen, dass die Symptome nicht mehr bestanden. Auch hier dürfte die Beseitigung der lokalen, primär auf neuraler Dysregulation beruhenden Mikrozirkulationsstörungen der entscheidende Faktor sein.

7.4.2 Autoimmunerkrankungen

Chronisch rezidivierende Polyarthritis

Erfahrungen aus der Praxis

Nicht so sehr die akute, aber die chronifiziert schubweise verlaufende Form der Polyarthritis lässt sich mit UVB vorzüglich unterbrechen – das Absetzen aller Medikamente und eine frischkost- und vitaminreiche Diät vorausgesetzt. Während der UVB-Serie machen sich meist die chronischen Entzündungsherde bemerkbar, die wirksam mit isopathischen Bakterien- und Pilzlysate der Firma Sanum (Hoya, Weser) behandelt werden können. Nach 1–2 Behandlungen schwellen die Gelenke ab, die Beweglichkeit steigt und die Schmerzen schwinden. Der Neigung zu Rezidiven lässt sich durch die UVB positiv beeinflussen: Die Patienten kennen in der Regel ihre Auslöser und Rhythmen der Erkrankung– bevorzugt Kälte und Feuchtigkeit von Frühjahr und Herbst mit anschließenden Tonsillitiden.

Zwei oder drei Anfang März oder September durchgeführte UV-Behandlungen können die Schübe verhindern oder den Verlauf abmildern. In zwei bis drei Jahren kann sich so das Leiden „verlieren", so dass die Patienten später zwar noch die Furcht, aber kaum mehr Symptome äußern. Wir haben bei 36 Patienten befriedigende bis gute Resultate. Doerfler machte mit der HOT entsprechende Erfahrungen [65]. Allerdings lassen sich die Resultate durch die zusätzliche Verabreichung isopathischer Medikamente, z.B. Latensin, Utilin und Mucokehl, verbessern. Zwei therapieresistente Patientinnen hatten vorher Goldtherapien erhalten.

Zusätzliche Therapiemaßnahmen

Grundsätzlich halten wir die Fahndung nach Schwermetallbelastungen – häufig in Form alter Amalgamplomben oder Palladiumkronen und -brücken – bei unklaren Gelenkbeschwerden für sehr sinnvoll. Zudem sollten Herderkrankungen sowie Immunkomplexe aus Nahrungsmittelallergien beseitigt werden (sog. Morbus Wissler).

Iridozyklitis und Uveitis

Erfahrungen aus der Praxis

Diese ebenfalls zum rheumatischen Formenkreis gehörenden Augenerkrankungen spricht ebenfalls gut auf eine UV-Behandlung an. Köster mit seinen langjährigen Erfahrungen, sieht die Iridozyklitis und Uveitis als Domäne der UVB in der Augenheilkunde an: In 73% der Fälle trat nach 4–5 Wochen Rezidivfreiheit ein, in 15% nach einem längeren Zeitraum. Nur 12% der Fälle ließ sich nicht beeinflussen [144].

> Verstärken sich nach 1–2 Behandlungen die Entzündungssymptome und tritt eine Visusverschlechterung auf, wird weiter behandelt. Gerade diese Fälle zeigen dann die besten Endresultate. Die UVB muss in kurzen Intervallen durchgeführt werden (2- bis 3-tägig).

Zu Beginn kann die Therapie mit Mydriatika, Antibiotika und lokalen Kortikosteroiden beibehalten werden. Man ist jedoch um so eher am Ziel, je eher man die „Bremse“ (Kortikosteroide und NSAR) auslassen kann. Wie bei Diabetes mellitus sollte auch hier ein Dispensaire mit UVB in 4- bis 6-wöchigen Abständen durchgeführt werden, um das Auftreten von Rezidiven über Jahre zu vermeiden bzw. ihre Symptomatik abzuschwächen – diese sind durch einige UV-Behandlungen in kurzen Intervallen beherrschbar, ohne dass erneut Kortikosteroide eingesetzt werden müssten.

Zusätzliche Therapiemaßnahmen

Eine Kombination der UVB mit Immunstimulantien, wie z.B. Latensin und Utilin ist anzuraten, da die Ursache meist in einem umschriebenen Immundefekt begründet ist. Die oft vorgenommene Tonsillektomie beseitigt diese Ursache nicht, sondern verlagert das Problem in eine unmerklichere Dimension bzw. andere Etage des Körpers.

Asthma bronchiale

Asthma bronchiale wurde bereits 1939 als eine Indikation für den Einsatz der UVB bzw. HOT gesehen. Miley et al. erzielten 1943 und 1946 bei 120 Patienten in 64% der Fälle definitive und relative Symptomfreiheit, bei nur 13% der Patienten blieb der Zustand unverändert [188]. Wir konnten 1976 diese Ergebnisse mit der UVB im Wesentlichen bestätigen. Da sich während des Status asthmaticus eine Verschlechterung zeigten kann (bei uns in zwei von sechs Fällen), ist es ratsam, rasch wirksame Katecholamine bereitzustellen. In den meisten Fällen liegt jedoch ein chronisches Geschehen vor, das konventionell mit Kortikosteroiden und Asthmasprays behandelt wird, der ein Therapieversuch mit der UVB rechtfertigt. Wir kombinieren heute allerdings mit der spezifischen Allergenerkennung durch Epikutantest, EAV oder BIT und der Desensibilisierung.

Folgende pathophysiologischen Prozesse werden durch die Verfahren induziert: Die Stimulation des Heparinozytensystems bewirkt eine Steigerung der Histaminbindungsfähigkeit, und die Blockierung der Mastzellrezeptoren führt zu einer Senkung der Histaminausschüttung. Der physiologisch sezernierte Histamin-Heparin-Zink-Komplex geht mit der Stimulation von T-Suppressorzellen einher, die wiederum die Zahl der IgE-produzierenden B-Lymphozyten und Plasmazellen senken. Es ergäbe sich damit ein Vorgang, der früher als „Umstimmung“ oder „Senkung der Hyperreaktivität“ bezeichnet wurde. Diese Umstimmung geht in einem Teil der Fälle nur soweit, als die Kortikosteroidtherapie nur noch selten in Anwendung kommen muss und die übrigen Medikamente reduziert werden können. Wir haben mit dieser Therapiekombination aber auch zunehmend Heilungen zu verzeichnen. Bei chronisch-bakteriellen Formen kommt noch eine weitere Komponente hinzu: die Steigerung der Phagozytose durch UVB, die eine bessere Erreger- und

Antigenelimination und damit weniger zirkulierende Immunkomplexe hervorruft.

Chronisch-allergische Rhinitis

Die chronischen Formen der allergischen und der bakteriell-allergischen Rhinitis sprechen sehr gut auf die UV-Behandlung an. 6–10 UV-Behandlungen, im 3–7-tägigen Rhythmus durchgeführt, führen zur Heilung oder Remission. Bei Remission sind Wiederholungen von Kurzserien (4–6 UVB) nach 1–2 Jahren indiziert.

Auch Haferkamp 1951 [103]und Sehrt 1939 [270] berichteten schon davon. Auch hier haben EAV, BIT und Desensibilisierung den Vorrang.

Hauterkrankungen

- Die Stimulierung der T-Suppressorzellen gegen die vermehrte IgE-Produktion dürfte ebenfalls die Basis der guten Wirkung der UVB/HOT beim **chronischen Ekzem** sein. Seit Fischers Beobachtungen 1936 [82] insbesondere am kindlichen Ekzem wurde diese Empfehlung immer wieder gegeben. Nitzschner berichtete 1986 über ähnliche Resultate [196].
- Kulenkampff publizierte 1936 günstige Wirkungen der UVB bei **allergischen Hauterkrankungen** [158], die in der Folge bestätigt wurden. Bei der seit dem Säuglingsalter bestehenden **Neurodermitis** liegen häufig mehr als 30 Allergien und Unverträglichkeiten vor, deren Expositionsprophylaxe praktisch unmöglich ist. Mit der Kombination von EAV bzw. BIT und Mora-Therapie lassen sich diese Spezifitäten beseitigen, wobei die UVB in der Senkung des Reaktionspotentials eine wertvolle Hilfe darstellt.
- Beim **Narbenkeloid**, besonders nach Verbrennungen, bei denen wachstumsstimulierende Autoimmunprozesse eine Rolle spielen, wirkt die UVB sehr gut. Andere Autoren berichteten über ähnliche gute Erfahrungen mit der HOT.
- Bei **Vitiligo**, bei der ursächlich Autoantikörper gegen Melanozyten gebildet werden, mitunter kombiniert mit solchen gegen Schilddrüse, Pankreas und Belegzellen, konnten wir in Frühstadien Remissionen bzw. Stillstand erreichen, im Spätstadium war kein Ansprechen des auf die UVB zu erzielen.
- Bei einer Antikörperbildung gegen virusbefallene Keratinozyten entsteht das polymorphe Bild der **Psoriasis**, insbesondere bei genetischer Disposition durch HLA B13 und HLA B17. Das Virus, das die Zellen zur Teilung anregt, wird auch bei der PUVA nicht beseitigt, so dass die Rezidivhäufigkeit hoch ist. 8-MOP wird jedoch an befallene Zellen angelagert, was bei UVA-Exposition zur Hemmung der weiteren Teilungsfähigkeit führt. Mit UVB/HOT erzielte Effekte vermindern vermutlich Autoimmunprozesse. Bei exakten alternierenden Vergleichen erwiesen sich viele der Effekte der UVB bei der Psoriasis als Placebo, so dass der PUVA nach Sönnichsen et al. [284] der Vorzug zu geben ist. Andererseits ist die Rezidivrate der Psoriasis nach PUVA-Therapie nicht geringer als nach UVB/HOT, so dass wir letztere angesichts der bekannt gewordenen Nebenwirkungen der PUVA doch wieder bevorzugen. Die Beobachtungen von Stern et al. über 1,6% Genitalkarzinome bei 892 Männern 12,5 Jahre nach PUVA liefern u.E. Argumente, die für UVB und gegen PUVA sprechen [294].

Chronische Nierenerkrankungen

Doerfler äußerte 1979, dass sich bei der mit HOT als Basisprogramm behandelten chronischen Niereninsuffizienz das Dialysestadium über Jahre hinausschieben ließe [68]. Schardina et al. bestätigten 1981 diese Erfahrung in der UdSSR mit der UVB [241]. Unsere wenigen Erfahrungen in der Behandlung chronischer Nierenerkrankungen sind ebenfalls als gut zu bezeichnen. Allerdings stellt sich die Frage, ob der Erfolg bei Pyelonephritis nicht durch die immunstimulative Wirkung der UV-Strahlen bedingt ist – denn bei Glomerulonephritis wird die Beseitigung von Immunkomplexen durch eine Veränderung der Antikörper-Antigenrelation durch UVB günstig beeinflusst.

Immunstimulation

Die Befunde Havliceks 1932 [109] sind bereits ein Wirksamkeitsbeweis der UV-Strahlen als Immunstimulans, zumindest in der bakteriologischen Abwehr. Die immunstimulierende Wirkung der UV-Strahlen sollte insbesondere bei erworbenen Immundefekten (unten) therapeutisch ausgenutzt werden: Auch in der Behandlung von AIDS wird die UVB-, HOT-, beziehungsweise Ozontherapie eingesetzt, hier werden jedoch erst Erfahrungen gesammelt, bevor Publikationen zu erwarten sind. Offensichtlich gilt es auch hier, die günstige Phase für den Einsatz zu finden, da die stressorische Phase der UV-Wirkung zunächst Lymphozyten zerstört und die „Virus"-Aussaat bzw. der AIDS-begünstigende Prozess kurzfristig erleichtert werden könnte. Hier ist möglicherweise eine begleitende mikrobiologische Therapie zur Wiederherstellung des symbiontischen Gleichgewichts sinnvoll, insbesondere die sachgemäße Therapie der Candida-Infektionen (Pefrakehl und Albicansan) und Besiedlung des Darms mit nützlichen Bakterien (zum Beispiel Symbiolact), eine basische Diät unterstützt die Symbioselenkung.

- **Akne:** Bereits1943 behandelte Barrett die Akne erfolgreich mit UVB [17]. Wir sahen bei 10 Patienten in jedem Fall einen guten Erfolg bis hin zu einer Heilung. Bei leichtem Verlauf wird jedoch Latensin, Utilin und Sanukehl Acne eingesetzt, bei mittelschwerem Verlauf werden diese Präparate mit einer Eigenblutbehandlung kombiniert.
- **Erysipel:** Obwohl das Erysipel in der Regel auf Antibiotika gut anspricht, ist bei rezidivierendem Verlauf ein Eingriff in die Immunitätslage gerechtfertigt. Wir sahen bei fünf Fällen ein promptes Ansprechen ohne Rezidiv. Haferkamp beschrieb bereist 1951 [103] gleiche Beobachtungen.
- **Furunkulose:** Przemeck schilderte bereits 1948 und 1950 [216, 217] auch ohne Antibiotika gute Ergebnisse und Haferkamp 1950 ein „überraschend schnelles Abklingen". Przemeck sah nach einer UV-Behandlung bereits den gewünschten Effekt und nahm zur Rezidivprophylaxe eine zweite Behandlung drei Wochen später vor. Wir sahen bei vier Fällen ein promptes Resultat und eine Patientin mit einem Rezidiv, das drei weitere UVB erforderlich machte.
- **Wundheilungsstörungen, postoperative Abszesse:** Hart und Sänger [170] setzten die UVB bereits 1939 unter dieser Indikation ein, gleichfalls Sehrt [271]. Miley berichtete 1944 über die Abheilung infizierter Wunden mit UVB, die fünf Monate bis sechs Jahre mit anderen Methoden erfolglos behandelt worden waren [187]. Günzler und Seeger [102] sowie Doerfler bestätigten die erfolgreiche Behandlung mit der HOT.
  In neun Fällen konnten wir sehr gute Ergebnisse erzielen, vier davon aus dem gynäkologischen Bereich mit Abszessen der Bauchdecken nach Sectio bzw. Operationen nach Wertheim bzw. Schauta.
- **Osteomyelitis:** Barrett nannte die Osteomyelitis 1940 als Indikation der UVB-Technik nach Knott [18]. Przemeck bestätigte sie [216, 217]. Wir konnten in beeindruckenden Kasuistiken ebenfalls sehr gute Erfolge sehen. Treshchinski et al. bestätigten diese guten Erfolge bei Kindern [305].
- **Phlegmone:** Die günstigen Ergebnisse der UVB bei der Behandlung von Phlegmonen im Gesichts- und Halsbereich (Karandashov et al.) [131] führten 1982 zu einer Therapieempfehlung des russischen Gesundheitsministeriums.
- **Peritonitis:** Die Beobachtungen Havliceks in der Chirurgie, vorgetragen 1932 auf dem Chirurgenkongress in Kopenhagen, sind der Ausgangspunkt für den Einsatz der UVB in der Aktivierung der unspezifisch-zellulären Immunabwehr. Damals starben 28–38% der Peritonitis-Patienten. Sehrt konnte 1942 immerhin errechnen, dass bis dahin mit der UVB die Mortalität auf 17,5% gesenkt werden konnte [271]. Diese Erfahrungen wurden von anderen Arbeitsgruppen bestätigt und sollten auf dem Hintergrund der zunehmenden Antibiotikaresistenz als mögliche Therapieoption für Problemfälle reflektiert werden. Bei kurzfristiger Anwendung können folgende Erfolge erzielt werden: schnelles Verschwinden der Zyanose, Normalisierung der Puls- und Atemfrequenz, Temperaturabfall, Abnahme toxischer Symptome wie Übelkeit und Erbrechen, Aufklaren des Bewusstseins, Erwärmung der Gliedmaßen. Potashov und Cheminava

bestätigten diese Therapieerfolge 1980 für die russische Variante der UVB [214].

- **Sepsis:** Seyderhelm hatte 1932 über gute Erfahrungen bei septischer Pneumonie berichtet [278], die durch Knott und Hancock, Barrett, Rebbeck, Miley und Olney bestätigt wurden [141, 17, 221, 183, 199]. Dabei lassen sich Streptokokkeninfektionen leichter beeinflussen als durch Staphylokokken bedingte Infekte. Przemeck bekräftigte diese Beobachtung. Mit der UVB sahen sowjetische Kollegen gute Erfolge bei bakterieller Endokarditis, septischer Pneumonie sowie bei Urosepsis.
- **Adnexitis:** Bei gynäkologischen Infektionen haben wir bei Göretzlehner mit der UVB gute Erfahrungen gemacht [98]. Von 15 Patientinnen musste nur bei einer Patientin ein Adnex operativ entfernt werden. Drei unserer Fälle sind besonders bemerkenswert, weil die Adnexen trotz therapieresistenter Aktinomykosen erhalten werden konnten. Hegar hatte schon 1936 über gute Erfolge mit der Laparophoslampe von Havlicek berichtet. [110] Burgkhardt bestätigte diese 1938 [41]. Mit der UV-Behandlung wurden in der UdSSR von Scherbinov et al. 1981 [242] bei Adnexitis und Endomyometritis gute Resultate erzielt, sogar in seit mehreren Jahren therapieresistenten Fällen.
- **Mastitis:** Fünf Patientinnen mit spätpuerperaler therapieresistenter Mastitis konnten von uns mit UVB erfolgreich behandelt werden.
- **Mykosen:** Glaskova und Pulkanova [96] heilten acht von zehn Candidiasisfällen. Auf dem 91. Kongress des Zentralverbandes der Ärzte für Naturheilverfahren (ZÄN) in Freudenstadt konnten wir erste Ergebnisse der Behandlung von Mykosen mit einer Kombination von UVB und Sanum-Mitteln (Pefrakehl, Albicansan, Fortakehl und Notakehl sowie Mucokehl) anhand von Einjahresverläufen von 15 Fällen vorstellen. Zugrundegelegte Parameter war der OET nach Linke: Es zeigte sich die immunstimulative Wirkung der Kombinationstherapie im ersten Halbjahr, während sich im Jahreswert ein Trend zur Normalisierung der Erkrankung darstellt. Den raffinierte Überlebensstrategien der Pilze, indem sie B-Zellschäden induzieren kann mit Hilfe der lymphozytenvermehrenden Wirkung der UVB und der gezielten B-Zellstimulation durch die Sanum-Präparate entgegen gewirkt werden.

Weibliche Genitalien

Wir beobachteten als Nebenbefund bei der Behandlung von Ekzem- und Migränepatientinnen Normalisierungen hinsichtlich des **Menstruationszyklus** und der **Konzeptionen** bei vorhergehender A- bzw. Hypomenorrhoe. Benediktov berichtete 1981 über 30 Frauen mit Kinderwunsch: Bei neun Frauen entwickelte sich nach drei im Abstand von 4 bis 8 Wochen ein regulärer Zyklus, zwei Frauen wurden schwanger. Bei weiteren zehn Frauen sprach nach dieser Vorbehandlung eine erneute Hormontherapie im gewünschten Sinne an [27].

Weitere fachgebietsspezifische Indikationen

- **Chirurgie:** Ileus, Darmparalyse, postoperative Parotitis, Gesichtskarbunkel, postoperative Pneumonie, Polytrauma, mikrochirurgische Gliedreplantation, Narbenbeschwerden nach mehrfacher Herniotomie (eigene Beobachtung), rezidivierendes Fieber nach alter Schussverletzung (eigene Beobachtung). Chronische Sprunggelenkfistel. Prä- und postoperative Konditionierung.
- **Innere Medizin:**
  - Tuberkulose, Silikose, chronische Bronchitis (8 eigene Beobachtungen). Rezidivierende Cholezystitis (eigene Beobachtung), Blutungsanämie. Myalgien, Neuralgien, Torticollis spasticus. Fibromyalgien (mehrere eigene Beobachtungen). Neigung zu Herpes vulgaris (eigene Beobachtungen)
  - Viruspneumonien, Mumps, Poliomyelitis, Virusenzephalitis, Rickettsiosen, Bruzellosen. Nach Scherf wird die Symptomatik von Grippeinfektionen verstärkt, aber verkürzt.
  - Hepatitis: Nach Olney waren 38 von 43 Fällen nach 3–7 Tagen eindrucksvoll gebessert. Die HOT soll sich zur Prophylaxe der Hepatitis B eignen.

7

- Filin et al. sahen gute Erfolge bei akuten Pankreatitiden. Osteoporose (8 eigene Beobachtungen), Anazidität, M. Crohn, Colitis ulcerosa, Gicht 9 (mehrere eigene Beobachtungen).
- **Onkologie:**
  - Schon in den 30er-Jahren des 20. Jh. wurden bei der UV-Bestrahlung leukämischer Patienten Erfahrungen über geringeres Siechtum und bald auch über bessere Verträglichkeit von Bestrahlungen und Zytostatika gemacht (lymphatische Leukämie, myeloische Leukose). Doerfler sah bei Tumorpatienten in der HOT eine Basistherapie (bei 8000 Behandlungen). Bereits Wehrli, Friedel et al. und Stadtlaender berichteten über gute Ergebnisse mit HOT als unterstützende Therapie bei den Begleiterkrankungen Tumorkranker [325, 87, 260].
  - Krimmel sah insbesondere eine wesentlich bessere Verträglichkeit der Chemotherapie und Radiation mit Ausbleiben von Haarausfällen, Strahlenkater und Leukopenien, was auch experimentell bestätigt wurde [154]. Zettel sah nach HOT eine höhere Toleranz gesunden Gewebes gegenüber Radiatio [358]. Eigene Beobachtungen bestehen dazu mit der UVB bisher nur wenig. Von 21 Patienten, über die z.T. auf der 90. Tagung des ZÄN 1996 berichtet wurde und dann auf der Sanum-Tagung im April 1997 in Hannover, überlebten 19 mit einer mittleren Überlebenszeit von 3,2 Jahren. Alle profitierten von der UVB mit einer Verbesserung der Lebensqualität. Es wurde allerdings die UVB stets mit Misteltherapie und Sanum-Mitteln kombiniert. Detaillierter wird darüber bei Erreichen höherer Fallzahlen berichtet. Wesentlicher als diese Einzelbeobachtungen scheint aber der Hinweis auf die Unterstützung der Immunsurveillance durch UVB/HOT in Frühstadien bzw. in der Nachsorge nach Tumoroperationen in Form der biologischen Rezidivprophylaxe, die sich bis jetzt nur im Optischen Erythrozytentest nach Linke finden lässt.
- **Geriatrie:** Allgemeine Erschöpfungszustände. Besserung von Inappetenz, Schwächegefühl, Stimmungslage, Schlafstörungen. Alle Indikationen für Actihaemyl bzw. Solcoseryl sind UVB/HOT-Indikationen.
- **Gynäkologie und Geburtshilfe:**
  - Abortus imminens, septischer Abort (7–10 UVB oder HOT jeden 2. Tag), eitrige Endometritis; Douglas-Abszesse, Tuboovarialabszesse, Aktinomykosen-Parametritis, Mastitis puerperalis (s. eigene Beobachtungen), Hyperemesis gravidarum, Eklampsie, prämenstruelles Syndrom, klimakterische Beschwerden.
  - Schon nach zwei UV-Behandlungen seien bei Frühgestosen Normalisierungen der Blutdruckwerte, Diuresesteigerung, Ödemrückgang und Gewichtsreduktion zu beobachten, beschreiben Grishenko et al. [100].
  - Alexander et al. sowie Semmler setzten die UVB erfolgreich ohne nachteilige Folgen bei der Plazentainsuffizienz ein.
- **Dermatologie:**
  - Rezidivierende diabetische Hautinfekte (10 eigene Beobachtungen), Prurigo simplex, Pyoderma gangraenosum.
  - Ein Erythema exsudativum multiforme besserte sich nur geringfügig. Eine Alopezie bei einem 27-jährigen Mann wurde gestoppt. Partielle Repigmentierungen wurden mehrfach beobachtet.
  - Tarinski et al. berichteten über 20 erfolgreiche von 25 Behandlungen der Impotentia generandi mit UVB [299]. Eine eigene Beobachtung der gleichen Indikation bei einem 29-jährigen Patienten war ohne Erfolg.
- **Ophthalmologie:** Diabetische Retinopathie, Iridozyklitis Keratitis und Ulcus corneae. Glaskörpereinblutungen, Papillenischämie, Opticusneuritis, Gefäßverschlüsse, die trockene Form der Makuladegeneration (10–12 Behandlungen), 5 eigene Beobachtungen mit gutem Erfolg), Buphthalmus mit mäßigem Erfolg, traumatische Amotio retinae, Glaukom (4 eigene Beobachtungen mit gutem Erfolg).
- **Hals-Nasen-Ohren-Heilkunde:** Hörsturz, Tinnitus und M. Ménière. Chronische Sinusitis (10 eigene Beobachtungen mit gutem Erfolg), chronische Laryngitis mit sehr gutem Erfolg.

- **Stomatologie:** Parodontose, trophische Ulcera der Mundhöhle. 20 eigene Beobachtungen mit gutem Erfolg.

7.4.3 Kontraindikationen: Lichtdermatosen

- **Xeroderma pigmentosum:** Der die DNS am stärksten schädigende UV-Bereich befindet sich zwischen 275 und 297 nm. Ist die Reparatur von DNS-Strangbrüchen zuständige Enzymkomplex Endonuklease, Exonuklease, Polymerase-Ligase defekt, entwickelt sich die Xeroderma pigmentosum mit angeborener Lichtempfindlichkeit, gesteigerter Entzündungsneigung und gesteigerten Autoimmunprozesse lichtexponierten Arealen.
- **Porphyrien:** Bei Defekten des Regulatorgens der Delta-Aminolaevulinsäure-Synthese kommt es zur Zunahme von verschiedenen Metaboliten des Porphyrinstoffwechsels, die als Sensibilisatoren für eine massive Erzeugung von toxischen Sauerstoffradikalen wirken und zu disseminierten Zelluntergängen und Entzündungsreaktionen führen.
- **Photoallergien:** Da lichtsensible Stoffe in Metaboliten zerlegt werden, die z.T. Freisetzung von Histamin und Leukotrienen und evtl. zur Aktivierungen des Komplements bis C3b oder C5b mit Bildung der Anaphylatoxine C3a und C5a führen, ist eine sorgfältige Anamnese und Diagnose vor der UVB von enormer Wichtigkeit.
- **Hämolytische Anämie:** Bei einem genetischen Defekt (Glukose-6-Phosphat-Dehydrogenase-Mangel) ist die SOD-Aktivität durch chronische Mehrbelastung bereits vermindert, so dass die Hämolyseneigung erhöht ist. Viele Medikamente, die eine hämolytische Anämie auslösen, wirken über den Weg der Glukose-6-Phosphat-Dehydrogenase-Überforderung, auch die Bohnenunverträglichkeit (Favismus).
- **Blutende Magen-Darm-Ulzera:** Unter der UVB führt eine verstärkte Magensaftazidität zur Verschlimmerung von Magenulzera, so dass Beschwerden sich verstärken. Bei gebremster Thrombozytenfunktion können Blutungen sich theoretisch verstärken.
- **Hämophilie und von Willebrand-Jürgens-Syndrom:** Durch die mäßige Senkung der Thrombozytenfunktion könnte bei beiden die Blutstillung erschwert sein.
- **Akuter Infarkt mit Flimmerarrhythmie:** Volpert et al. beobachteten 1984 im Tierexperiment eine verstärkte Neigung zu Flimmerarrhythmien unter UVB [320], so dass vor der Anwendung in ähnlichen Situationen bei Patienten gewarnt wird.
- **Depressionen:** Unter UVB/HOT steigt (in seltenen Fällen) die Suizidgefahr.
- **Aktive Tuberkulose:** Es kann zu Einschmelzungen der Herde mit Kavernenbildung kommen; bei Hämoptysen könnte die Blutstillung erschwert sein.

7.4.4 Nebenwirkungen

Würden alle unklaren unerwünschten Ereignisse bei der UV-Behandlung aufgelistet werden – wir haben für 681 Patienten mögliche Nebenwirkungen protokolliert – erhält man eine Nebenwirkungsrate von 18,5%. Im Vordergrund stehen harmlose Sekunden andauernde Flushreaktionen (ca. 15%), gefolgt von Abgeschlagenheits- oder Müdigkeitsgefühl (1,9%) und pektanginöse Beschwerden (1%). Alle anderen Beschwerden liegen unter 1%. Diese Nebenwirkungen sind vorwiegend auf die direkte Reinjektion zurückzuführen, da sie meist zeit- und dosisabhängig auftreten: Bei den russischen Geräten mit einer 6-fachen Intensität treten sie häufiger (ohne dass die Wirkung eindeutig besser wäre) auf, während sie bei der HOT sie aufgrund der länger dauernden Retransfusionszeit seltener zu verzeichnen sind.

In der Initialphase müssen die Freisetzungen von Mediatoren infolge der Degranulation der Leukozyten und Thrombozyten bzw. der Leukozytolyse zu diesen Nebenwirkungen führen. Die Flushreaktionen sind als Histamin- und Prostaglandineffekte einzuordnen (➤ Kap. 8.1.2) und werden bevorzugt von sensiblen Patienten bemerkt. Sie können auch noch bis zu Stunden nach der Sitzung auftreten. Auf der Zunge gehen sie mitunter mit einem Metallgeschmack einher.

Als unmittelbare Folge der UV-induzierten Thrombozytenaggregation können sich in ca. 1% der Fälle leichte pektanginöse Beschwerden entwickeln, selten tritt Flockensehen auf. Bei Thrombozytosen wird deswegen eine prophylaktische Gabe von 100 mg Acetylsalicylsäure oder 1 Tabl. Tyklid empfohlen. Da infolge der UVB eine Senkung der Thrombozytenhyperaggregabilität eintritt, ist diese Reaktion theoretisch nur bei der ersten Sitzung möglich und sicher auch ein Grund für die Kontraindikation bei Verdacht auf akuten Herzinfarkt oder Flimmerarrhythmie.

Fieberreaktionen oder Schüttelfrost deuten auf eine Freisetzung von Interleukin 1 oder auf die Aktivierung einer Herdreaktion hin. Als es noch Probleme mit der Sterilisation oder pyrogenhaltigem Zitrat gab, sind diese Symptome häufiger aufgetreten. Unklare Häufungen sollten also zweckmäßig den Herstellern der Zitratlösung oder der Einwegmaterialien gemeldet werden.

7.4.5 Wechselwirkungen: Erhöhung der antioxidativen Kapazität

Bei den Ozon- und Sauerstofftherapien sowie bei der HOT und UVB müssen die Wechselwirkungen zwischen den Therapieverfahren, die die antioxidative Kapazität erhöhen und bestimmten Substanzen sowie medikamentösen Wirkstoffen berücksichtigt werden. Dies betrifft insbesondere als Quencher, Scavenger und Antidote wirkende Substanzen.

Quencher

Quencher sind Verbindungen, die die Energie angeregter Moleküle aufnehmen und sie dabei gewissermaßen auslöschen (engl. quenchen). Die Bezeichnung Quencher wird vorzugsweise für Stoffe angewendet, die Singulett-Sauerstoff abfangen. Es können relativ einfache Verbindungen als Quencher wirken, z.B. **Histidin, Coffein, Mannitol**.

Bei Therapieplanung der UVB/HOT wird nicht selten ungenügend berücksichtigt, dass gleichzeitig verabreichte Medikamente eine quenchende Wirkung ausüben. So hat Wziontek in der Charité bei Patienten mit Morbus Raynaud durchaus erfolgreich die HOT angewendet [355]. Ein nicht unerheblicher Anteil der Patienten erhielt jedoch gleichzeitig **Prednisolon, Diclofenac** und (ein Patient sogar Azathioprine).

> Prednisolon, Diclofenac, Salizylate und Antioxidanzien wirken in der UVB- und HOT-Behandlung als Quencher und minimieren die Therapieresultate

Scavenger

Mit dem Begriff Scavenger (engl., wörtlich übersetzt = Straßenkehrer) wird die Beseitigung von Radikalen bezeichnet. Mitunter werden die Begriffe Quencher und Scavenger gleichsinnig verwendet, da beide das antioxidative Potential erhöhen. Man unterscheidet im Allgemeinen zwischen enzymatischen und nichtenzymatischen Scavengern.

- **Enzymatische Scavenger:** entsprechen der antioxidativen Kapazität. Diese umfasst Katalase, Superoxiddismutase, Glutathionreduktase u.a. Enzyme.
- **Nichtenzymatische Scavenger:**
  - Nach Grankvist et al. [99]: Mannitol, Coffein, Salizylate, Theophyllin, NADH, NADPH, Butanol, Benzoat, Dimethylsulfoxyd, Thioharnstoff, Singulett-Sauerstoff, Histidin
  - Nach Ohlenschläger und Römer [198]: zusätzlich ungesättigte Fettsäuren, Cholesterol, LDL-Fraktion der Lipide, Phospholipoide, Glukokortikoide, Dehydroepi-Androsteron, Östrogene, Glyzerin, Harnsäure, Milchsäure, die Aminosäuren Cystein, Methionin, Tyrosin und Tryptophan sowie v.a. Glutathion
  - Nach Pincemail u. Deby (1991) [207] sind Ginkgolide starke Radikalfänger.
  - Ein starker Scavenger gegen Singulett-Sauerstoff ist nach Keyse u. Tyrrell (1989) [132] Bilirubin. Da es mit Albumin transportiert wird, schützt es dieses selbst und andere vom Albumin transportierte Moleküle, z.B. Fettsäuren, vor der Peroxidation.

Glutathion, ein Tripeptid aus L-Cystein, L-Glutaminsäure und L-Glykokol, erfüllt neben seiner Rolle als wichtigstes Redoxsystem der Zelle weitere

Funktionen: es führt Thiol-Disulfid-Austauschreaktionen mit Enzymen und Strukturproteinen aus, es bewirkt den Transport von Aminosäuren durch Zellmembranen, zudem ist es Bestandteil definierter Enzymkomplexe wie Glutathionreduktase, Glutathionperoxidase und Glutathion-S-Transferase. Außerdem ist es zur Chelatbildung mit Schwermetallen fähig, es vermittelt Schutz vor freien Radikalen, indem es quencht, es entgiftet alkylierende Arzneimittel und Chemikalien. Durch UVB/HOT wird eine Steigerung des reduzierten Anteils des Glutathions bewirkt. Damit könnte zugleich eine wesentliche Komponente der Verbesserung der Deformierbarkeit der Erythrozyten und ihrer Beweglichkeit in der Mikrozirkulation gegeben sein.

Als wichtige nichtenzymatische Scavenger sind die Vitamine E, C und A, sowie dessen Provitamin β-Karotin einzuschätzen. 1 Mol β-Karotin quencht bis zu 1000 Mol Singulett-Sauerstoff. In der Praxis hat sich die Gabe dieser Vitamine bzw. Provitamine als beste Antidota gegen starke UV-Wirkungen erwiesen, z.B. 100 mg Tocopherol i.m.

KAPITEL

8 Zur Wirksamkeit der Ozon-Sauerstoff-Therapien

8.1 Gemeinsamkeiten und Unterschiede der Therapieverfahren

Die Ozon-Sauerstofftherapien – die Hämatogene Oxidationstherapie (HOT), Ultraviolettbestrahlung des Bluts (UVB), die Ozontherapie sowie die SMT nach von Ardenne – werden zur Behandlung von Sauerstoffmangelzuständen und -erkrankungen (➤ Kap. 2.3.2) eingesetzt. Haupteinsatzgebiete sind Durchblutungsstörungen besonders im Bereich der Mikrozirkulation sowie entzündliche Erkrankungen unterschiedlicher Genese, einschließlich septischer Prozesse (➤ Tab. 8.1).

- Sowohl die Ozontherapie als auch die HOT und UVB-Therapie sind in der Lage, durch die Beeinflussung der Erregungs- und Entzündungsprozesse den Krankheitsverlauf abzumildern. Da zahlreiche Krankheiten durch eine Dysregulation des Erregungsniveaus verursacht werden oder mit veränderten Erregungsprozessen einhergehen (➤ Kap. 9.3 und ➤ Kap. 10.4), lässt sich die vielseitige Anwendbarkeit der Therapien leicht verstehen.
- Teilweise ist der therapeutische Effekt auf die durch das Ozon oder das UV-Licht am Albuminmolekül hervorgerufenen Veränderungen zurückzuführen. Zudem haben durch Photoradikale hervorgerufene sekundäre Veränderungen an anderen Bestandteilen Blutes therapeutische Wirkungen (➤ Kap. 7.2.1).
- Physikochemische Untersuchungen der Ozon- und der UV-Wirkung auf Serumeiweiße zeigen eindeutig, dass ein Großteil des Effektes darin besteht, dass Serumalbuminmoleküle mit sehr schwachem Dipolmoment in je zwei Halbmoleküle mit starkem Dipolmoment gespalten werden. Sowohl klassische als auch moderne biophysikalischen Erkenntnisse zeigen, dass derartige Dipole auf stark erregte Zellen erregungshemmend einwirken müssen. Die Tatsache, dass die beiden hemmend wirkenden Neurotransmitter Glyzin und GABA Dipole darstellen, kann als Bestätigung der Hypothese über die UV-Wirkung gewertet werden. Diese Annahme ist dadurch zwar nicht definitiv bewiesen, erweist sich aber als geeignete Grundlage für weitere Experimente und Diskussionen.
- Wenn sich die Wirkung des UV-Lichts und des Ozons im Wesentlichen auf die denaturative Spaltung von körpereigenen Albuminmolekülen beschränkt, werden durch sie weder körperfremde Substanzen in den Organismus eingebracht, noch solche in ihm erzeugt. Dadurch werden unerwünschte Nebenwirkungen völlig ausgeschaltet, was selbst bei Dauertherapie vielfach bestätigt wurde. Außerdem besteht Grund zur Annahme, dass die UVB ausschließlich auf krankhaft veränderte Gewebe wirkt und gesunde nicht beeinflusst.

8.1.1 Wirkungen

Die Applikation von Sauerstoff oder seiner energiereichen Variante Ozon, auch im Rahmen der HOT oder der UVB, geht mit Veränderungen an den festen und flüssigen Blutbestandteilen sowie an bestimmten Stoffwechselparametern einher (➤ Kap. 2.3.2). Die Ozon-, HOT- und die UVB-Therapie greifen darüber hinaus aktiv in den Sauerstoffmetabolismus (➤ Kap. 2.3.2) ein, sowohl über die aktivierten Sauerstoffradikale (➤ oben), als auch über die aggregierten Proteinmoleküle, da sie die Sauerstoffutilisation verbessern.

Bei den klinisch-chemischen und physiologischen Reaktionen, die bisher verifiziert werden konnten, handelt es sich stets um komplexe, vernetzte Reaktionen des Systems. Der Unterschiede zwischen den speziellen Methoden der Sauerstoff- und Ozontherapien besteht nur hinsichtlich folgender Faktoren:

- **Blut:** Welche Menge wird bestrahlt und wie lange wird bestrahlt?
- **Sauerstoff und Ozon:** Menge des Sauerstoffs im extrakorporalen bestrahlten Blut bzw. Oxidation durch Zuführung von Ozon.

Dass es sich hierbei nur um quantitative und keine jedoch kein qualitativen Unterschiede handelt, kommt darin zum Ausdruck, dass die Anzahl der therapeutischen Behandlungen, um vergleichbare therapeutische Effekte zu erreichen, unterschiedlich ist, die Therapieverfahren jedoch bei den gleichen Indikationen eingesetzt werden.

Tab. 8.1 Übersicht über Hauptanwendungsgebiete der Sauerstoff- und Ozontherapien

Organsystem	Indikationen
Sauerstoffmangelzustände	• Arteriosklerose • Regulatorisch bedingte Hypotonie • Hypertonie • Kreislaufstörungen
Sauerstoffmangelkrankheiten	
Arterielle Verschlusskrankheiten unterschiedlicher Lokalisation und Schweregrade	• Periphere Verschlusskrankheiten • Koronare Durchblutungsstörung (Stenokardie, Postinfarktsyndrom) • Zerebrale Durchblutungsstörungen • Durchblutungsstörungen am Augenhintergrund
Erkrankungen des venösen Formenkreises	• Thrombophlebitis, Thrombose • Postthrombotisches Syndrom • Ulcus cruris
Erkrankungen der Leber	• Akute und chronische Hepatitis unterschiedlicher Genese • Weitere Lebererkrankungen
Erkrankungen der Nieren	• Akute und chronische Entzündungen • Weitere Nierenerkrankungen
Erkrankungen der Gelenke	• Arthritis • Arthrosen
Störungen des Metabolismus	• Diabetes mellitus • Hypolipidämie/Hyperlipidämie • Arthritis urica
Erkrankungen der Haut	• Chronisches Ekzem • Psoriasis • Verbrennungskrankheit
Bakterielle und Virusinfektionen	• Bakterielle und Viruspneumonien • Furunkulose • Sepsis
Entzündliche Darmerkrankungen	• Colitis ulcerosa • Morbus Crohn • Enddarmerkrankungen/Proktitis
Autoimmunerkrankungen	• Rheuma • HIV/AIDS
Erkrankungen des rheumatischen Formenkreises	• Fibromyalgie • Erschöpfungssyndrom
Geriatrische Erkrankungen	• Alters- und Abnutzungserscheinungen jeglicher Art
Unfallfolgen	• Schleudertrauma • Gehirnverletzungsfolgen • Unfallopferfolgen allgemein

Aktivierung einer Autokatalyse

Die initial erzeugten Reaktionsprodukte sind sowohl die indirekt über Sensibilisierung erzeugten aktivierten Sauerstoffspezies $O_2^{\bullet-}$, H_2O_2, •OH, $^1O_2^*$, $HO_2^{\bullet-}$ als auch die durch Strahlung direkt hergestellten Radikale R der Biomakromoleküle des Serums, z.B. der Proteine und der Lipide der Membranen der korpuskulären Bestandteile (z.B. Erythrozyten, Granulozyten) des extrakorporal bestrahlten Blutes. Bei beiden Substanzklassen (Lipide, Proteine) wird ein

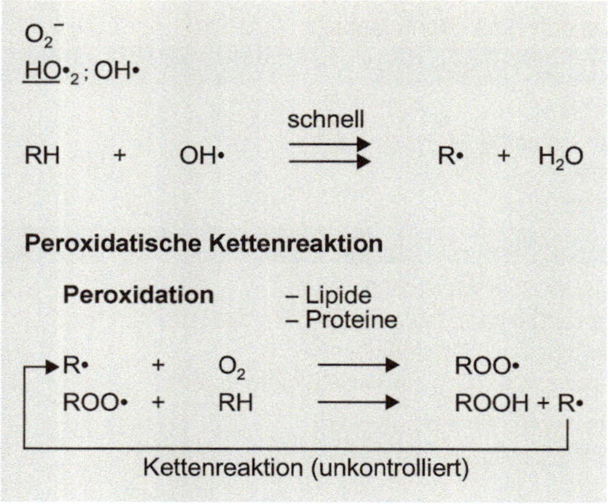

Abb. 8.1 Grundsätzliches Reaktionsprinzip aggressiver Sauerstoffradikale

autokatalytischer Zyklus (➤ Abb. 8.1) in Gang gesetzt.

Aktivierung der Erythrozyten

- Durch den Anstieg von ATP- und 2,3-DPG geben die aktivierten Erythrozyten den transportierten Sauerstoff aufgrund einer verringerten Hb-O_2-Affinität leichter an das Gewebe ab. Die für die Verschlusskrankheit typische Geldrollenbildung der Erythrozyten wird unter der Therapie aufgehoben, d.h. die Erythrozytenaggregation nimmt ab. Die Flexibilität und Verformbarkeit nehmen zu. Dies führt zur verbesserten Sauerstoffversorgung des Gewebes.
- In Folge wird die DPG-Konzentration in den Erythrozyten erhöht. Dies hat eine leichtere O_2-Abgabe im übersäuerten Gebiet zur Folge, ebenfalls eine Verbesserung der Sauerstoffversorgung.
- Einer der ersten hämatologischen Befunde, die Frick nach der UVB feststellte, ist eine leichte Hydrämie [86].

Als komplexe Ursachen werden heute diskutiert: die Erniedrigung des HK, die Erniedrigung der Blutviskosität, eine bessere Gewebsperfusion mit Abnahme des Ödems, eine geringe periphere Vasodilation infolge Freisetzung körpereigenen Heparins, die Freisetzung von Prostazyklin aus den Endothelzellen und eine Abnahme der Hyperreaktion der Thrombozyten mit Abnahme der Thrombozytenaggregation.

Bestätigt wird dies dadurch, dass schon 15 Min. nach Bestrahlung eine Heparinozytendegranulation der basophilen Granulozyten einsetzt, die zur Freisetzung von Entzündungsmediatoren Histamin, Kationen, PAF, Prostaglandinen, Leukotrienen, SRS-A und O_2- führt: Schon 5 Min. nach Bestrahlung kommt es zur Verminderung der Thrombozytenwerte um 12 % und einer Hemmung der Thrombozytenfunktion oft auf 62 % des Ausgangswertes. Damit wird eigentlich durch die Bildung von Thromboxan eine gefährliche Situation erreicht. Die gleichzeitige Freisetzung von körpereigenem Heparin und Aktivierung der Fibrinolyse hebt die Thromboxanwirkung auf. Gleichzeitig aktiviert wahrscheinlich Thromboxan seinen Gegenspieler im Endothel, das PGI_2 oder Prostazyklin. Dieses ist die Substanz, die Thromben z. B. bei Herzinfarkt nach heutiger Kenntnis sehr gut auflöst.

Ausbildung nekrotischer Gewebsbezirke

Weitere Prozesse sind die verstärkte Bildung von Lysosomen bei pH-Werten zwischen 5 und 6 sowie die Auslösung lysomaler Kettenreaktion, die über die Zersetzung aller Strukturen zur Nekrose führt. Die Beseitigung des Sauerstoff- und ATP-Mangels ist eine Domäne der großen Eigenbluttherapien. Die Erhöhung des arteriellen pO_2, die Verringerung des venösen pO_2 sowie die Abnahme der Aggregation der Erythrozyten und Thrombozyten sind gesichert.

Langzeiteffekte

- Bei der UVB und HOT tritt nach Bestrahlung eine leichte Verstärkung der Phagozytose auf. Hierbei werden zusätzlich aktivierte Sauerstoffspezies (O_2^-, $^1O_2^*$) gebildet. Zudem – so wurde früher formuliert – stellt sich zunächst eine Lymphozytopenie und spätere Lymphozytose ein.
- Langzeiteffekte sind bei den Sauerstoff- und Ozontherapien die Erhöhung der Sauerstoffutilisation (Δ-pO_2), das Ansteigen des antioxidativen Potenzials über die Bildung von Enzymen, wie die SOD und nichtenzymatischer Scavenger, z.B. Vitamin C, E.

8.1.2 Wirkweisen

Die Unterscheidung von Primärreaktionen (Initialreaktionen) und Sekundärreaktionen (Sofortreaktionen, Langzeitreaktionen) ist sinnvoll, um die komplexen Mechanismen in ihrem zeitlichen Ablauf und ihren Wirkungsweisen differenziert darzustellen. Die > Tabelle 8.2 (Initialreaktionen) und > Tabelle 8.3 (Sekundärreaktionen) fassen die Gemeinsamkeiten und die Unterschiede der unterschiedlichen Therapieverfahren zusammen. Die Unterschiede sind selbstverständlich im „Reaktionsauslöser" zu finden: Im Ozon (Ozontherapie), im Eigenblut und/oder im Licht mit der Wellenlänge 253,7 nm (UVB).

Die direkte und indirekte Erzeugung von aktivierten Sauerstoffspezies (O_2^-, H_2O_2, •OH, $^1O_2^*$) erfolgt bei allen vier Therapien auf gleichen Wegen, aber in unterschiedlichen Mengen.

Während der Primär- und Sekundärreaktion entstehen katabol und anabol wirksame Substanzen:
An **katabol wirksamen Produkten** entstehen:
- Aktivierte Sauerstoffspezies (O_2^-, H_2O_2, •OH, $^1O_2^*$)
- Peroxide (Lipide, Proteine)
- Ozonide (Lipide, Proteine).

An **anabol wirksamen Substanzen** entstehen:
- Fotodenaturierte Proteine (z.B. HSA) als Halbmoleküle oder/und als aggregierte Moleküle
- Entzündungsmediatoren (Histamin, PAF, Prostaglandine, Leukotriene)

Primärreaktion

Therapeutisch induziert (> Tab. 8.2) wird die Bildung von Radikalen (messbar durch Elektronenspinresonanz-Spektroskopie, ESR) in Form aktivierter O_2-Spezies und Makromoleküle (Proteine, Lipide) sowie von Peroxiden bzw. Ozoniden als ähnliche Lipid- und insbesondere Proteinperoxide bzw. -ozonide. Dadurch werden Reaktionskaskaden ausgelöst. Beispiele sind die über die Lipidoxidation der Membranlipide der Zellen ausgelöste Arachidonsäurekaskade und die Proteinaggregation der Serumproteine.

Sekundärreaktion

Während der Sekundärreaktionen (> Tab. 8.3) können die aggregierten Proteinmoleküle mit hoher Wahrscheinlichkeit eine direkte Beeinflussung des Erregungsniveaus der Zellen nach sich ziehen (> Kap. 11). Zudem könnten unspezifische Immunreaktionen ausgelöst werden: An den Korpuskeln vollzieht sich z.B. durch Erhöhung des 2,3 DPG in den Erythrozyten eine Degranulation der Granulozyten sowie eine verstärkte Freisetzung von Heparin durch die Heparinozyten. Die Degranulation der Granulozyten entspricht der Auslösung der Entzündungsreaktion mit Freisetzung von Entzündungsmediatoren.

8.2 Publikationen und klinische Studien

Es gibt viele Veröffentlichungen (Anzahl der Veröffentlichungen) zur Ozontherapie (162), HOT (56) und UVB (62), jedoch nur wenige relevante klinische Studien: Ozontherapie (6), HOT (5) und UVB (15). Publikationen und Studien wurden im „Zusammenfassenden Bericht des Arbeitsausschusses ‚Ärztliche Behandlung' des Bundesausschusses der Ärzte

Tab. 8.2 Initialreaktionen. Aus [4]

Therapieform	Reaktionsauslöser	Aktivierte O2-Spezies (direkt)	Aktivierte Makromoleküle	
			direkt	indirekt
SMT	O_2 ↑	O_2^-, H_2O_2, •OH, $^1O_2^*$	(R•)	Peroxide
UVB	h • ν	O_2^-, H_2O_2, •OH, $^1O_2^*$	R•	Peroxide (Ozonide)
HOT	h • ν (O_2 ↑)	O_2^-, H_2O_2, •OH, $^1O_2^*$	R•	Peroxide (Ozonide)
Ozon	O_3	(•OH, O_2^-, $^1O_2^*$)	(R•)/Ozon	Ozonide Peroxide

8

Tab. 8.3 Sekundärreaktionen. Aus [4]

Therapieform	Serumbestandteile	Korpuskel
SMT UVB HOT Ozon	Peroxide/Ozonide z.B. auch aggregierte Proteinmoleküle	Erythrozyten → 2,3 DPG Granulozyten → Degranulation Heparinozyten → Heparin
	↓	↓
	Direkte Reaktion (Erregungsniveau)	Entzündungsreaktion
	Indirekte Reaktion (Immunreaktion)	

und Krankenkassen über die Beratungen gemäß Paragraph 135 Abs. 1 Sozialgesetzbuch (SGB) V vom 30.03.2001" [363] begutachtet und bewertet. Zugrunde gelegt wurden die Kriterien für „anerkannte wissenschaftliche" Therapieverfahren.

8.2.1 Publikationen

Ergebnisse

Die Ergebnisse aller Studien zur UVB und HOT sind in Frick, Frick, Dehmlow [84] und zur Ozontherapie in Dehmlow, Jungmann [56] sowie Viebahn-Hänsler, Knoch [317] ausführlich dargestellt. Wesentliche Ergebnisse sind auch in den früheren Kapiteln (➤ Kap. 7.4 und ➤ Kap. 8.1) aufgezeigt. Es ist wünschenswert, dass weitere Studien auch im größeren Umfang lege artis und nach den Kriterien der evidenzbasierten Medizin (EBM) durchgeführt werden. Typische Ergebnisse an Hand einiger UVB Studien, deren Ergebnisse auch für die HOT und Ozontherapie repräsentativ sind, werden im Folgenden kurz erwähnt.

Die ➤ Abb. 8.2 aus der Arbeit von Scherf zeigt die Auswirkungen verschiedener Applikationen der Sauerstoff- und Ozontherapien auf die relative Claudicatio intermittens, d.h. auf die Distanz bis zum ersten Wadenschmerz sowie die Distanz bis zum Abbruch auf dem Laufband. Es zeigt sich deutlich, dass nur die UV-Blutbestrahlung signifikante Steigerungsraten in der Verlängerung der Gehstrecke erzeugt.

Die ➤ Tab. 8.4 nach einer Studie von Pöhlmann verdeutlicht die hohe Wirksamkeit der UVB im Vergleich zu typischen anderen Therapieverfahren, Hämodilution und mittels Pharmaka, hier Pentoxifyllin bzw. Xantinolnicotinat.

Auch die ➤ Tab. 8.5 verweist deutlich auf die herausgehobene Wirkung der UVB im Vergleich zu Pharmaka und Placebo.

Alle klinischen Studien zur UVB bei arterieller Verschlusskrankheit sind in der ➤ Abb. 8.3 zusammengefasst. Obwohl eine Studie keine Verbesserung zeigt – in dieser Studie erhielten mit dem Laufbandergometer austrainierte Patienten zusätzlich eine UV-Behandlung – sind die Ergebnisse der Studien insgesamt als markant zu bezeichnen. Dass durch ausdauerndes körperliches Training keine deutliche Leistungssteigerung erzielt werden kann, liegt darin begründet, dass Laktat gebildet wird und diese Verbindung als Scavenger der bei der Therapie entstehenden Radikale (➤ Kap. 7.4.5) wirkt.

Stellenwert in der vertragsärztlichen Versorgung

Ozontherapie: *„In die Abwägung des möglichen Stellenwertes der Ozontherapie bei den von Stellungnehmenden und von Autoren wissenschaftlicher Veröffentlichungen propagierten Indikationen hat der Ausschuss alle Stellungnahmen und die maßgebliche wissenschaftliche Literatur einbezogen. Insgesamt hat die Analyse und Bewertung aller Stellungnahmen, der aktuellen wissenschaftlichen Literatur und sonstigen Fundstellen für alle überprüften Indikationen keine*

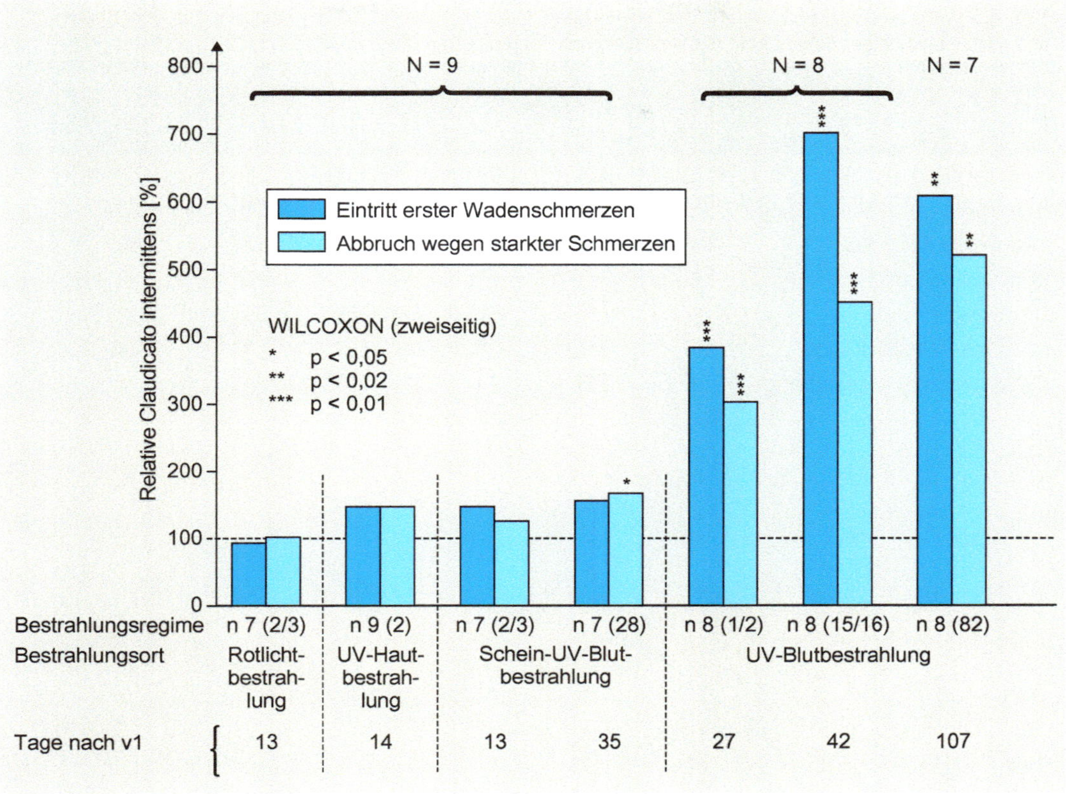

Abb. 8.2 Relative Claudicatio intermittens bei Patienten mit pAVK nach Rotlicht-, UV-Haut-, Schein-UV- und UV-Blutbestrahlung (aus [Frick 85])

8

Tab. 8.4 Literaturübersicht zur Veränderungen der schmerzfreien Gehstrecke (Claudicatio-intermittens-Distanz [CID]) bei Patienten mit paVK nach UV-Behandlung (nach Pöhlmann [209])

Autoren	Jahr der Publikation	n	Methode	Mittlere Zunahme der CID in %
Wiesner et al.	1975	574	UVB	100
Wiesner et al. 1978	1978	50	UVB	116
Kliche	1982	26	UVB	100
Scherf et al.	1983	6	UVB	181
Pöhlmann	1987	54	UVB	163
Pöhlmann et al.	1987	65	UVB	192
Richard et al.	1987	30	UVB	91
Zwiener und Belgrad	1987	52	UVB	193
Scherf et al.	1989	18	UVB	155
Bühring et al.	1991	18	HOT	-4,3
Pöhlmann et al.	1992	38	HOT	138

Tab. 8.5 Mittelwerte (x) und ihre Standardabweichungen der Mittelwerte (sx) der kontrollierten Gehstrecke vor und nach vierwöchiger Behandlung mit verschiedenen Therapiearten (nach Pöhlmann [209])

Behandlungsart	n	Vor Behandlung m		Nach vierwöchiger Behandlung m		Zunahme in %
		x	sx	x	sc	
UV-Behandlung	12	430	77	1133	156	163
Pentoxyfillin	6	613	95	1246	210	103
Hämoderivat Kälberblut	6	193	74	364	124	89
Xantinolnicotinat	6	393	67	393	66	0
Sporttherapie	12	419	57	1305	231	211
Isovolämische Hämodilution	6	317	28	552	43	74
UV-Behandlung und Sporttherapie	6	293	74	500	89	71

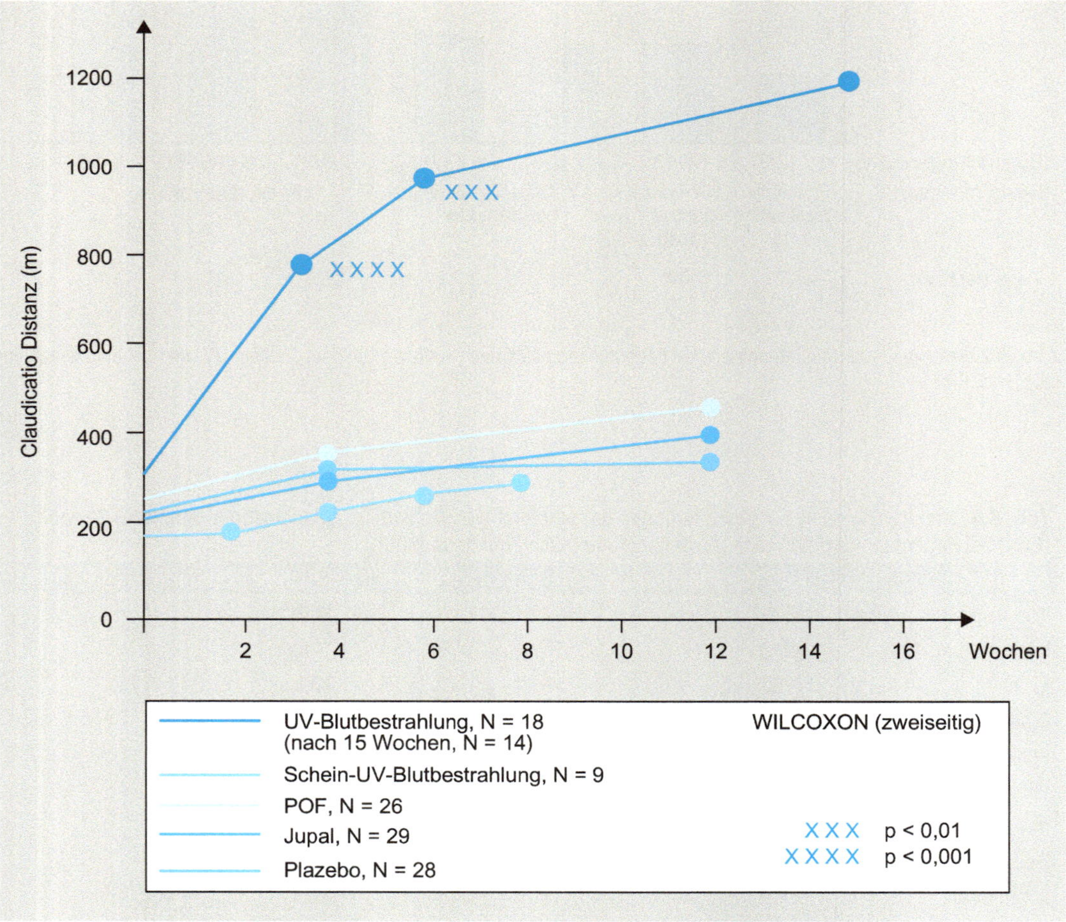

Abb. 8.3 Vergleich von medikamentöser Behandlung, Plazebo und UVB in ihrer Wirkung auf die Ergebnisse des kontrollierten Gehstreckentests bei paVK (nach Frick [84])

belastbaren Nachweise für den Nutzen und die medizinische Notwendigkeit einer Anwendung in der vertragsärztlichen Versorgung ergeben."

HOT/UVB: *„In die Abwägung des möglichen Stellenwertes der HOT/UVB bei den von Stellungnehmenden und von Autoren wissenschaftlicher Veröffentlichungen propagierten Indikationen hat der Ausschuss alle Stellungnahmen und die maßgebliche wissenschaftliche Literatur einbezogen. Die differenzierte Auseinandersetzung mit den wissenschaftlichen Erkenntnissen zur HOT/UVB hat gezeigt, dass für diese Therapie randomisierte kontrollierte Studien möglich sind und durchgeführt werden. Die [hochwertige ? – der Autor] Studie von Bühring et al. konnte einen Nutzen der HOT nicht belegen."*

„Insgesamt hat die Analyse und Bewertung aller Stellungnahmen, der aktuellen wissenschaftlichen Literatur und sonstigen Fundstellen für alle überprüften Indikationen keine belastbaren Nachweise für den Nutzen und medizinische Notwendigkeit einer Anwendung in der vertragsärztlichen Versorgung ergeben."

8.2.2 Klinische Studien

Die meisten Studien – so werden unter dieser ausschließlichen Prämisse „anerkannte wissenschaftliche Therapieverfahren" vom Arbeitsausschuss eingeschätzt und bewertet – sind sowohl hinsichtlich des Studiendesigns als auch der Durchführung, Auswertung und Interpretation nicht entsprechend dem vorgegebenen Standard für klinische Studien. Die wenigen (exakten ?) Studien, z. B. die HOT-Studie von Bühring [12], sind negativ:

Wirksamkeit der Therapieverfahren

UVB/HOT

Im „Gutachten zum Stand des Nachweises der Wirksamkeit der Ultraviolettbestrahlung des Eigenblutes (UVB/HOT)" zur Erkenntnislage zur UVB und hämatogenen Oxidationstherapie (HOT) von Dr. Windeler 1994, Universität Heidelberg, wird resümiert: *„Die hier diskutierten klinischen Untersuchungsergebnisse erscheinen hinsichtlich ihrer Quantität und Qualität sowie hinsichtlich der Übereinstimmung der in ihnen erhobenen Befunde nicht ausreichend für eine fundierte Beurteilung von Risiken und Nutzen des Verfahrens. Zusätzlich ist festzustellen, dass kein Datenmaterial vorliegt, das den Anforderungen nationaler und internationaler Anforderungen genügt, z. B. der Nachweis eines Langzeiteffekts von mindestens sechs Monaten."*

Ozontherapie

Es liegt ein Gutachten zum Stand des Nachweises der Wirksamkeit der Ozontherapie aus 1994 von Windeler und ein Gutachten zur Ozonbehandlung bei AIDS aus 1993 von Peters und Stiller vor. Im zuletzt genannten Gutachten wird das Fazit gezogen: *„Die hier vorliegenden Untersuchungen sind hinsichtlich ihrer Qualität nicht ausreichend für die Beurteilung der Wirksamkeit des Verfahrens."* Windeler resümiert: *„Die Datenlage bez. der klinischen Wirksamkeit einer Ozontherapie ist bei allen angegebenen Indikationen als äußerst mangelhaft zu bezeichnen. Es liegt offenbar keine einzige klinische Studie vor; die auch nur einer der Basisanforderungen an klinische Prüfungen genügt. Die hier diskutierten klinischen Untersuchungsergebnisse erscheinen hinsichtlich ihrer Quantität und Qualität nicht ausreichend für eine Beurteilung des Nutzens des Verfahrens in Bezug auf die beanspruchte Indikation. Neben einer angenommenen, jedoch ebenfalls schlecht dokumentierten desinfizierenden Wirkung lassen sich keine Aussagen zur Wirksamkeit dieser Therapiemaßnahme machen."*

Fazit

Zu diesen Ergebnissen und Bewertungen kommt es, da u. a. in den klinischen Studien statistische, quantitative Daten über heterogene Kollektive und nicht individuelle qualitative Kriterien berücksichtigt werden (➤ Kap. 8.3). Außerdem haben auch die „wenigen exakten" Studien, z. B. die o. g. Studie von Bühring letztendlich zu kleine Fallzahlen und berücksichtigen ebenfalls die im folgenden Kapitel aufgeführten Kriterien nicht.

8.3 Grenzen der Datenlage

Auf dem Hintergrund der bisherigen Ausführungen muss die Frage nach den Grenzen kontrollierter klinischen Studien und des implizierten kausal-analytischen Denkgebäudes von Newton und Descartes hinsichtlich der Erforschung und Aufklärung der therapeutischen Wirksamkeit von einfachen und komplexen Behandlungsverfahren gestellt werden.

Da das Studiendesign kontrollierter klinischer Studien rein statistische Aussagen und Aussagemöglichkeiten erheben muss, können folgende Parameter zu wenig oder gar nicht berücksichtigt werden:

- Biologische Variabilität der Patienten und des Patientenmaterials (Homogenität)
- Unterschiedliche pathologische Ausgangszustand bzw. die Phase der Anpassungsreaktion, in der sich der Patient befindet
- Nichtgleichgewichtszustand des Patienten

Zudem muss die Frage gestellt werden, ob die Betrachtungsweise nicht eindimensional bleiben muss, da der komplex erkrankte Patient möglicherweise komplexe Therapieverfahren benötigt, die im Studiendesign so nicht berücksichtigt werden.

8.3.1 Begrenztheit der geforderten statistischen Parameter

Kausal und analytisch mess- und vergleichbar sind abgeschlossene in der Vergangenheit liegende begrenzte Daten isolierter Erscheinungen. Statistisch vergleich- und unterscheidbar sind die Daten von großen Kollektiven nur, wenn die Inhomogenität der Erscheinungen, der Substrate oder hier der Patienten ein bestimmtes Maß nicht überschreitet.

Empirische Daten und systematische Überlegungen deuten jedoch darauf hin, dass der von der Humanmedizin berührte biologische Bereich mit abnehmender Homogenität des Wirksubstrats – im Vergleich zur unbelebten Materie – die Grenze des statistischen Durchschnitts nicht nur erreicht, sondern eher überschreitet. Denn unsere Patienten – mit ihrer Gesundheit und Krankheit – haben mit Sicherheit die „Mitte“ überschritten. Da jenseits dieser Grenze – ab der Mitte des von der Humanmedizin berührten biologischen Bereichs – die kausal-analytische Forschung Aussagen von bestenfalls mittlerer Wahrscheinlichkeit (ca. um 50%) erbringt, können diese Aussagen keinerlei praktisch positive und ebenfalls keine, wissenschaftliche Signifikanz und damit Relevanz haben.

8.3.2 Mögliche Parameter für hochkomplexes Studiendesign

Berücksichtigt man die Einzigartigkeit jeder Person und seines jeweiligen normalen oder pathologischen Zustandes im Rahmen der Phasen seiner Reiz-, Reaktions- und Anpassungsabläufe (➤ Kap. 9, 10), so wären Parameter gefordert, die die Homogenität bzw. Heterogenität abbilden: Denn in der Praxis gibt es keine Person und keinen Patienten, der sich im Vergleich zu anderen in einem ausreichenden vergleichbaren Steady-State befindet, sondern eher im „individuellen“ Nichtgleichgewichtszustand. Dies impliziert die Frage, ob nicht „komplex Erkrankte“ komplexe Therapien benötigen, die zeitlich abgestimmt sind auf den jeweiligen dynamischen Zustand des Erkrankten.

Die Begrenztheit kontrollierter Experimente und Studien zeigt sich umso deutlicher, je kleiner bzw. schwächer der therapeutische Reiz und umso dekompensierter der Krankheitszustand des Patienten ist, d.h. bei sehr kranken Patienten z.B. bei chronischen Stoffwechselerkrankungen und einem schwachen therapeutischen Reiz. Je komplexer (ausdifferenzierter, hochdifferenzierter) und je dekompensierter das System, umso empfindlicher reagiert es mit „Alles oder Nichts“-Reaktionen auf schwächste Reize mit „Triggerwirkung“ jedoch auf spezifische individuelle Reize mit großer Reaktionsbreite.

KAPITEL

9 Konzepte der Autoregulation

9.1 Regulationsbiologie und -medizin

Alle naturheilkundlichen Verfahren, so auch die Sauerstoff und Ozontherapien sowie die HOT und UVB-Therapie sind im Kontext einer ganzheitlichen Medizin zu betrachten (➤ Abb. 9.1) und müssen im Sinne der Regulationsmedizin die Wechselwirkung und untrennbare Einheit von Prozessen der Regulationsphysiologie und Regulationspsychologie [57, 61, 172] berücksichtigen.

Jede ganzheitliche Therapie – und nur diese führt letztendlich zur Heilung – muss dieser Einheit und Wechselwirkung von Entgleisung, Kompensation und Dekompensation des (Regulations-)Stoffwechsels bis zur Erschöpfung und chronischen Erkrankungen einerseits und von Angst, Aggression und Depression als Disharmonie der Psyche andererseits, gerecht werden, um eine (ganzheitliche) physiologische Homöostase und psychische Harmonie des Menschen zu erzielen.

Aus ganzheitlicher Sicht darf zudem unsere heutige („hoch-zivilisatorische") Lebensweise mit den ihr immanenten Wachstums- und Beschleunigungstendenzen bis zum „rasenden Stillstand" [234] vieler Lebensbereiche und ihrer zu Überreizung, Entfremdung und Erkrankung führenden Desynchronisation nicht außer Acht gelassen werden. Diesen Zusammenhang der Entgleisung des jeweiligen Systems durch Überschreitung der Regulatorkapazität, d.h. hier durch die immanenten Wachstums- und Beschleunigungstendenzen, thematisiert auf der Grundlage der Regulationsphysiologie eine „neue Sozialtheorie" [234]: Ihrzufolge können sich „Sozialsysteme" – konkret und im weitesten Sinne – nicht mehr erholen, sie ermüden, sind dann erschöpft und letztendlich zunächst „akut", dann „chronisch krank" und zerstören sich zum Schluss sowohl durch den endgültigen Zusammenbruch der Sozial- und Werteordnung als auch durch den Kollaps des Ökosystems [234] oder beider Ereignisse parallel. Sowie Heilung von Krankheit nicht nur Linderung von Symptomen meint, sondern nur durch eine „Normalisierung" des Regulationsstoffwechsels und eine Balance von physiologischer Homöostase und psychologischer Harmonie möglich ist, so lässt sich der Zusammenbruch und die „Heilung" der „Sozial- und Ökosysteme" nur über die Rückführung der Entgleisung erreichen. Diese Entwicklung setzt den „Sieg der Vernunft" über die zerstörerischen (immanenten) Wachstums- und Beschleunigungstrends voraus.

Dieser Ansatz einer Sozialtheorie ist eng verknüpft und in Wechselwirkung mit der Regulationsbiologie, -medizin und -ökologie. Es handelt sich um vernetzte autoregulative Systeme [61] mit nicht vernachlässigbarem Bezug auf die Gesundheit, Krankheit und Therapie.

9.2 Kennzeichen von Reiz- und Regulationstherapien

9.2.1 Unspezifischer Reiz und spezifische Regulation

Ziel der Reiz-Reaktions-(Regulations-)Therapien [57, 61] ist die Erhöhung der Regulationskapazität, indem die Reaktionsgeschwindigkeit der biochemischen Prozesse erhöht und somit die Regulatorstabilität gefördert wird.

Da sich Gesundheit und Krankheit im Rahmen von Salutogenese/Salutoplastik, Hygiogenese/Hygioplastik und Pathogenese/Pathoplastik im Umfeld des komplexen Fließgleichgewichts des Lebens abspielt, kann die Regulatorstabilität nur erhöht werden, indem die Hygiogenese – also die Selbstheilungskräfte – in Richtung Salutogenese durch das Setzen unspezifischer Reize gestärkt werden (➤ Abb. 9.2). Diese „stimulatio" setzt pseudoallergische bzw. mediatorvermittelter Reaktionen in Gang (➤ Kap. 8.1) und ist im Gegensatz zu einer „directio" in Form einer Dauermedikation mit deutlich weniger Nebenwirkungen verbunden. Ein „unspezifischer" Reiz – zum Beispiel durch eine Ozontherapie – wirkt hier im Sinne der „Auslösung der Selbstheilungskräfte" (Hygiogenese), der „Heilentzündung" oder einer „autoregulativen Medizin" bzw. einer „kybernetischen Medizin".

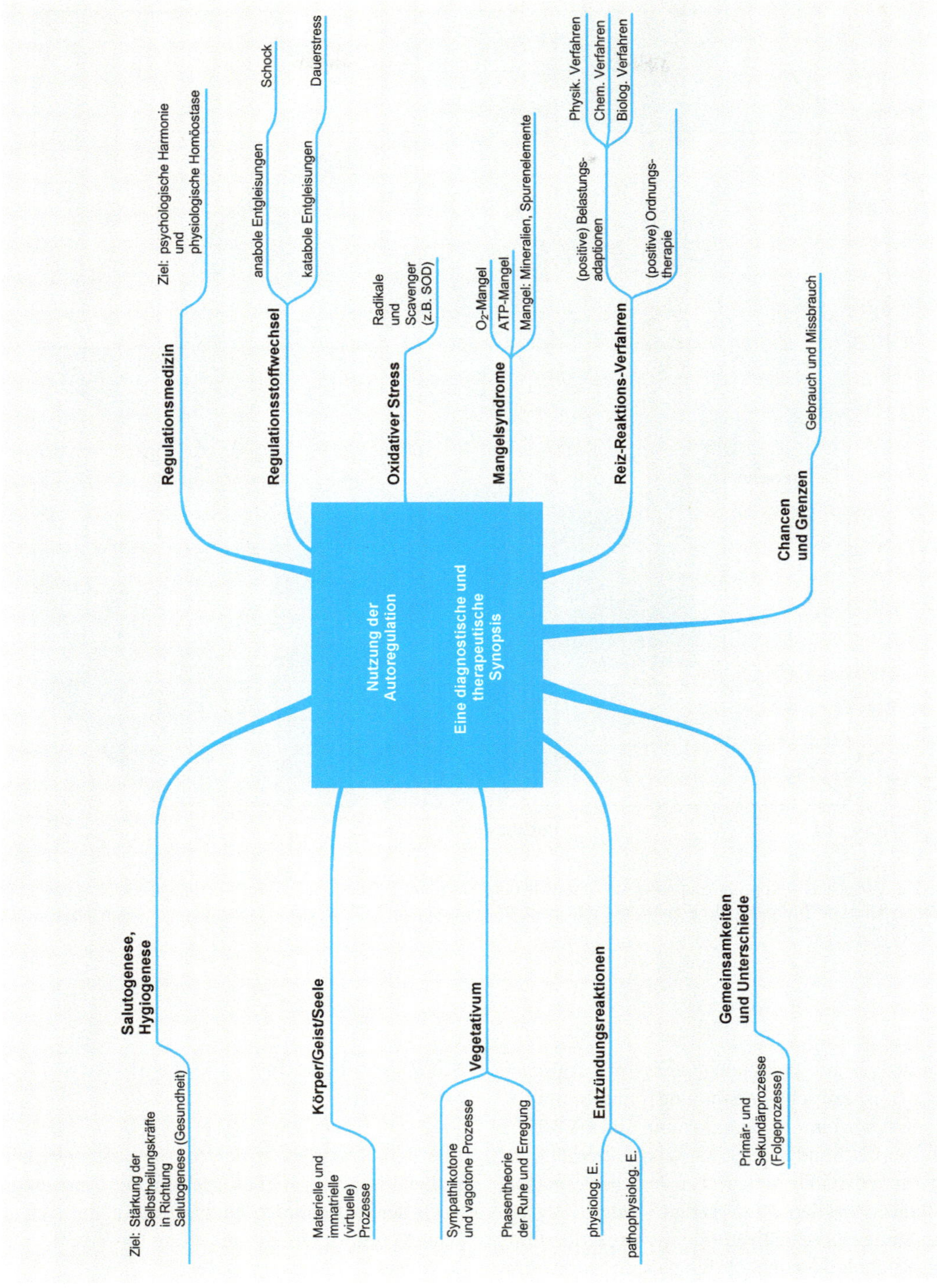

Abb. 9.1 Reiz- und Regulationstherapien als komplementär- und ganzheitsmedizinische Therapiestrategien

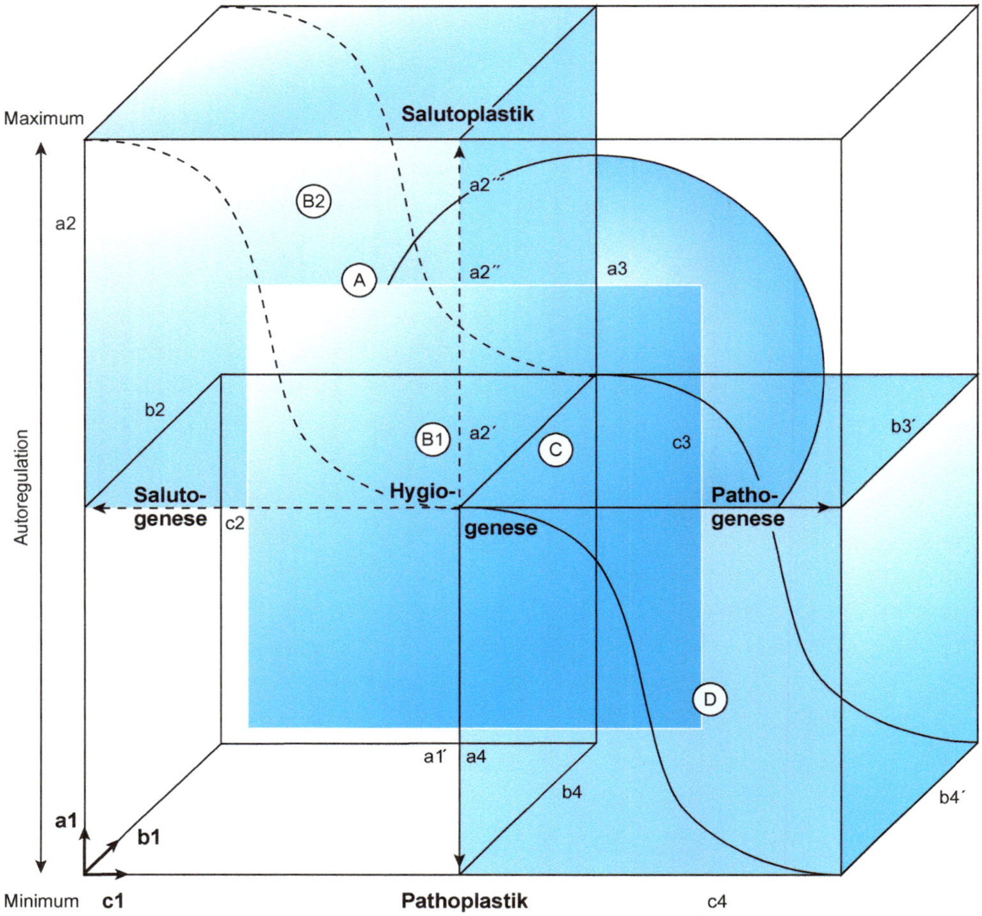

Abb. 9.2 Versuch einer Konzeptualisierung von Gesundheit und Krankheit. Schwerpunkt der Reiz- und Regulationstherapien sind die Behandlung von Zuständen nicht optimaler Gesundheit (B), sowie von Befindlichkeits- und funktionellen Störungen (C) – aus: Melchart [179]

Zusätzlich zur Auslösung eines unspezifischen Reizes (unspezifische Entzündungs- und Immunreaktionen) wird in der Ozontherapie und UVB/HOT auch spezifisch die Regulationskapazität erhöht, indem durch den Reiz induziert anabole bzw. katabole Substanzen (➤ Kap. 10.1) erzeugt werden.

Im Sinne einer positiven Adaptionsreaktion führt so die katabole oder anabole Entgleisung zurück zum Optimum der vergleichbaren katabolen/anabolen Stoffwechsellage.

9.2.2 Stadien der Reiz-Reaktions-Antworten

Alle Reiz-Reaktions-Antworten verlaufen gleichermaßen in den typischen Stadien der Anregungs- sowie der so genannten Entzugsphasen, die auch als Schock- und Gegenschockreaktion (➤ Tab. 9.1 und ➤ Abb. 9.3) bezeichnet werden.

Maskierte Allergie und das spezifische Anpassungssyndrom sind das typische Beispiel für den

Tab. 9.1 Stadien der Anregungs- und Entzugsphasen – aus: Runow [236]

Stadium		Symptome
Stimulationsphase +4	Manisch mit oder ohne Schüttelkrämpfe	Verzweifelt, erregt, aufgeregt, wütend und panisch Gedanken sind eingleisig oder drehen sich im Kreis, Muskel- und Extremitätenzuckungen, Krampfanfälle und Bewusstseinsstörungen können sich entwickeln.
Stimulationsphase +3	Hypomanisch, toxisch, ängstlich und egozentrisch	Aggressiv, redselig, ungeschickt (ataxisch) ängstlich, sich Sorgen machend, abwechselnd Frösteln und fiebrig, Heißhunger, exzessiver Durst. Kichern oder pathologisches Lachen können auftreten.
Stimulationsphase +2	Hyperaktiv, gereizt, hungrig und durstig	Angespannt, nervös, aufgekratzt, gesprächig, streitsüchtig, sensitiv, übermäßig interessiert, ichbezogen, hungrig und durstig. Erröten, Schwitzen und Frieren können ebenso vorkommen wie Schlaflosigkeit, Alkoholismus und Fettleibigkeit.
Stimulationsphase +1	Stimuliert, aber relativ symptomfrei (nicht klinisch)	Aktiv, lebendig, interessiert, enthusiastisch mit unvermindertem Ehrgeiz, Energie, Initiative, Witz. Berücksichtigt die Handlungen und Ansichten anderer. Das, was als „normales" Verhalten betrachtet wird.
Normale Homöostasie 0	Aufrecht in körperlichem und seelischem Gleichgewicht	Kinder erwarten es von ihren Eltern und Lehrern. Eltern und Lehrer erwarten es von ihren Kindern. Wir alle erwarten es von unseren Mitmenschen.
Entzugsstadium -1	Lokale allergische Manifestationen	Verstopfte oder laufende Nase, Räuspern, Husten, Keuchen (Asthma), Hautjucken (Ekzeme oder Nesselausschlag), Blähungen, Durchfall, Verstopfung, Kolitis, häufiges Wasserlassen sowie Augen- und Ohrensyndrome.
Entzugsstadium -2	Systemische allergische Manifestationen	Müde, benommen, schläfrig, leicht depressiv ödematös mit schmerzhaften Symptomen (Kopfschmerzen, Nacken- und Rückenschmerzen, Neuralgien, Myalgien, Myositis, Gelenkschmerzen, Arthritis, Arteriitis, Schmerzen im Brustkorb) und kardiovaskuläre Effekte *.
Entzugsstadium -3	Depression und Verwirrtsein	Verwirrt, unentschlossen, launisch, traurig, missmutig, abwesend oder apathisch. Emotionale Instabilität und Minderung an Aufmerksamkeit, Bewusstsein, Konzentration, Auffassung und Gedankenabläufen (Aphasie, mentale Schwäche und Blackouts).
Entzugsstadium -4	Schwere Depression mit oder ohne Bewusstseinsstörungen	Desinteressiert, lethargisch, benommen, desorientiert melancholisch, unzufrieden, regressives Denken, paranoide Ausrichtung, Illusionen, Halluzinationen, manchmal Amnesie und letztlich komatös.

* Pulsschwankungen oder unregelmäßige Herztöne können in jedem Stadium auftreten

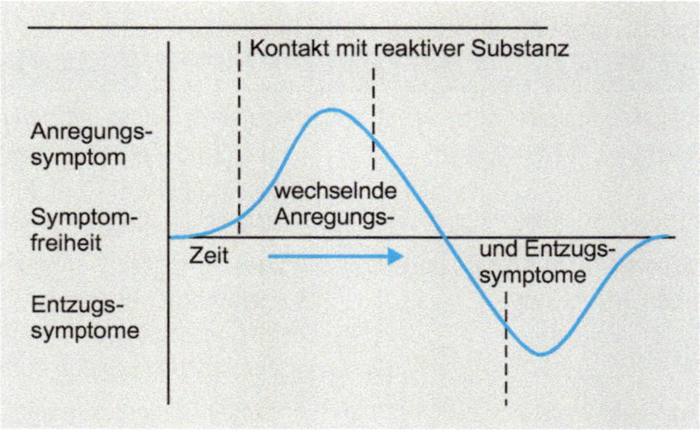

Abb. 9.3 Symptomverlauf einer Einzelreaktion – aus: Runow [236]

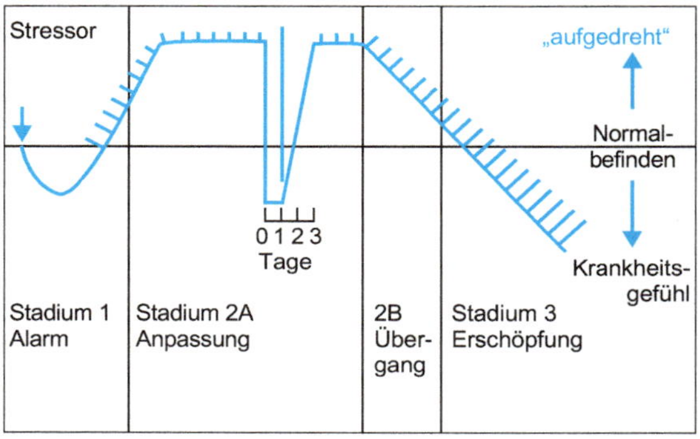

Abb. 9.4 Stadium 1 der Alarmreaktion (aus: Runow [236]). Im Stadium 1 erzeugen die ersten Kontakte mit dem Allergen Alarmreaktionen. Das Stadium 1 ist von kurzer Dauer, während das Anpassungsstadium 2 (Resistenz) über Monate/Jahre anhalten und später als Übergang in das Stadium 2B übergehen kann, bevor sich die Erschöpfung mit einem Krankheitsgefühl ausprägt.

Symptomverlauf einer Einzelreaktion (➤ Abb. 9.4 und ➤ Abb. 9.5). Hier ist die Verbindung zum Vegetativum über die psychobiologische Grundreaktion leicht aufzeigbar. Modifikationen der psychobiologischen Grundreaktion sind dann typisch menschliche Verhaltensweisen (➤ Abb. 9.6 und ➤ Abb. 9.7).

9.3 Regulationsstoffwechsel und Vegetativum

Die biophysikalischen, physiologischen und klinischen Wirkungen unterliegen den biophysikalisch-chemischen (bioelektrischen sowie bioelektrochemischen) und physiologischen (teils bekannten) Gesetzmäßigkeiten.

- Jeder Reiz beeinflusst u.a. direkt das Vegetativum und damit sympathikotone bzw. parasympathikotone (vagotone) Strukturen, deren Eigenschaften und Funktionen – und umgekehrt. Ein Katelektrotonus an der negativen Elektrode ver-

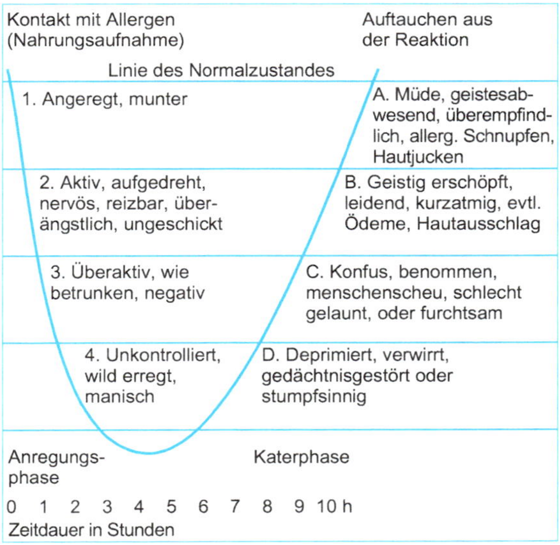

Abb. 9.5 Maskierte Allergie bzw. spezifisches Anpassungssyndrom (aus: Runow [236]). Die Phasen können deutlich länger dauern als angegeben.

stärkt eine sympathikotone Reaktion und ein Anelektrotonus an der Anode die vagotone Reaktion (vgl. auch Phasentheorie der Ruhe und Erregung ➤ Kap. 10.3.2).

- Über das Vegetativum wird der Regulationsstoffwechsel auch in anabole (auch reduktive) oder katabole (auch oxidative) Richtung verschoben und damit aktiviert. Somit wird er der jeweiligen Situation nach einem Reiz angepasst.

Sowohl der direkte als auch indirekte Weg über das Vegetativum können auf der zellulären und Gewebsebene durch die Phasentheorie der Ruhe und Erregung beschrieben und erklärt werden (➤ Kap. 10.3.1). Für Ozon-Sauerstoff-Therapien und die Behandlung des oxidativen Stresses und seiner Folgereaktionen spielen insbesondere die Erregung und Dauererregung eine wesentliche biochemische Rolle [58]. Zudem ist durch die katabolen und anabolen Entgleisungen auf Stoffwechsel- oder biochemischer Ebene das Vegetativum eine wichtige Schaltstelle physiologischer und pathophysiologischer Reaktionen.

Im Rahmen der Reiz-Reaktions-(Regulations-) Anpassung und damit auch für jede Reiz-Reaktions-(Regulations-)Therapie müssen der individuelle Ausgangszustand des Patienten oder Probanden und seine Regulation und Gegenregulation auf jeden Reiz berücksichtigt werden, das heißt auch auf jeden Therapiereiz. Über das Vegetativum wird also darüber hinaus der Regulationsstoffwechsel in anabole (auch reduktive) oder katabole (auch oxidative) Richtung verschoben und damit aktiviert. Somit wird er der jeweiligen Situation nach einem Reiz angepasst.

9.3.1 Funktionsweise des Vegetativums

Beide Wege – der direkte und der indirekte Weg – über das Vegetativum können auf der zellulären und Gewebsebene qualitativ durch die Phasentheorie der Ruhe und Erregung, quantitativ weitgehend durch die Assoziations-Induktions-Hypothese (A-I-H) beschrieben und erklärt werden. Hier weist wiederum der Anelektrotonus auf die vagotone und der Katelektrotonus auf die sympathotone Richtung hin. Ersterer verstärkt den Ruhezustand, letzterer die Anregung bzw. den Erregungszustand. Kurzfristig angewendet wirkt letzterer wie eine Belastungstherapie mit anschließender Adaptation (Belastungsadaptation). Mit der Phasentheorie ist auch

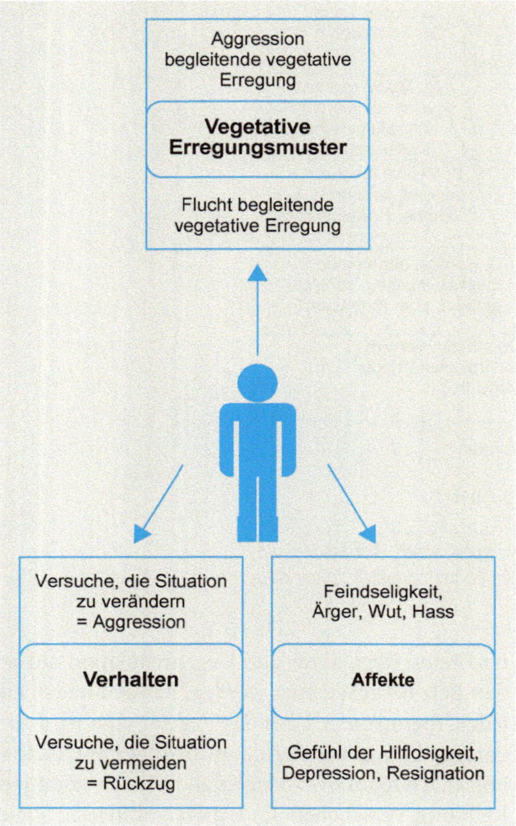

Abb. 9.6 Psychobiologische Grundreaktion nach enttäuschenden Erlebnissen (aus: Hässler/Fegert [106]). Eine Enttäuschung wird ähnlich wie ein Schmerz erlebt und geht mit den gleichen Reaktionsmustern einher. Je nach Einschätzung der eigenen Stärke kommt es zu aggressiver Einflussnahme oder zum Rückzugsverhalten.

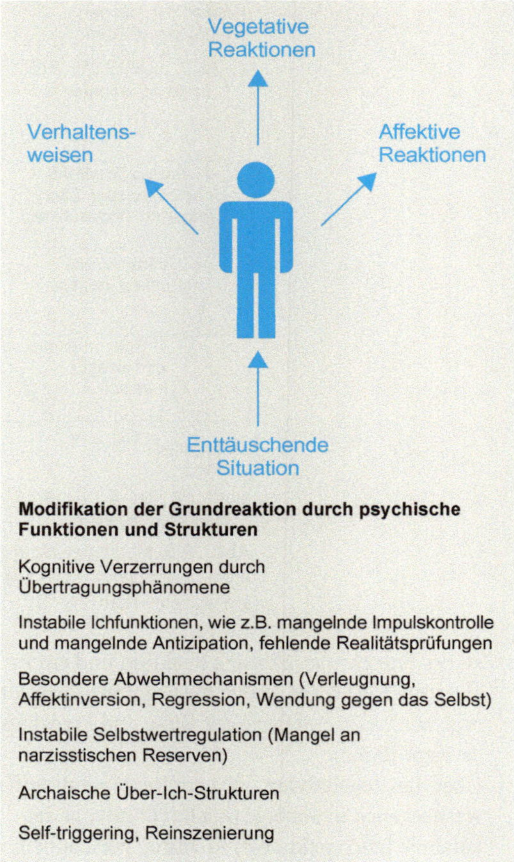

Abb. 9.7 Möglichkeiten und Modifikationen der psychobiologischen Grundreaktion (aus: Hässler/Fegert: [106]). Durch diese Modifikationen bekommt die Grundreaktion ihr spezifisch menschliches Gepräge.

eine Verbindung zum o.g. Gleichstromsystem (z.B. über die Gliazellen) problemlos herzustellen.

- Der Weg über den Anelektrotonus verläuft über (positive) ordnungstherapeutische Adaptionen ohne Aktivierung von Entzündungsmediatoren.
- Der Weg über den Katelektrotonus verläuft demgegenüber über (positive) Belastungsadaptionen mit einer Aktivierung von Mediatoren des Entzündungssystems.

Biophysikalische und physiologische Verfahren wie EEG, EMG, EKG, Impedanz (Z und Phase sowie R und C), Leitwert, Pulswelle, Atmung, Temperatur etc. stützen experimentell-klinisch die hier bisher gemachten Aussagen und damit die zentrale Rolle des Vegetativums und seine objektive Messbarkeit – heute. Eine kontinuierliche Erfassung der Messparameter ist hierbei von eminenter Bedeutung.

9.3.2 Adaption an Reize

Das Vegetativum, bestehend aus vegetativem Nervensystem und den mit ihm verbunden Organen (➤ Abb. 9.8, ➤ Abb. 9.9, ➤ Abb. 9.10) unter Berücksichtigung einer sympathikotonen und para-

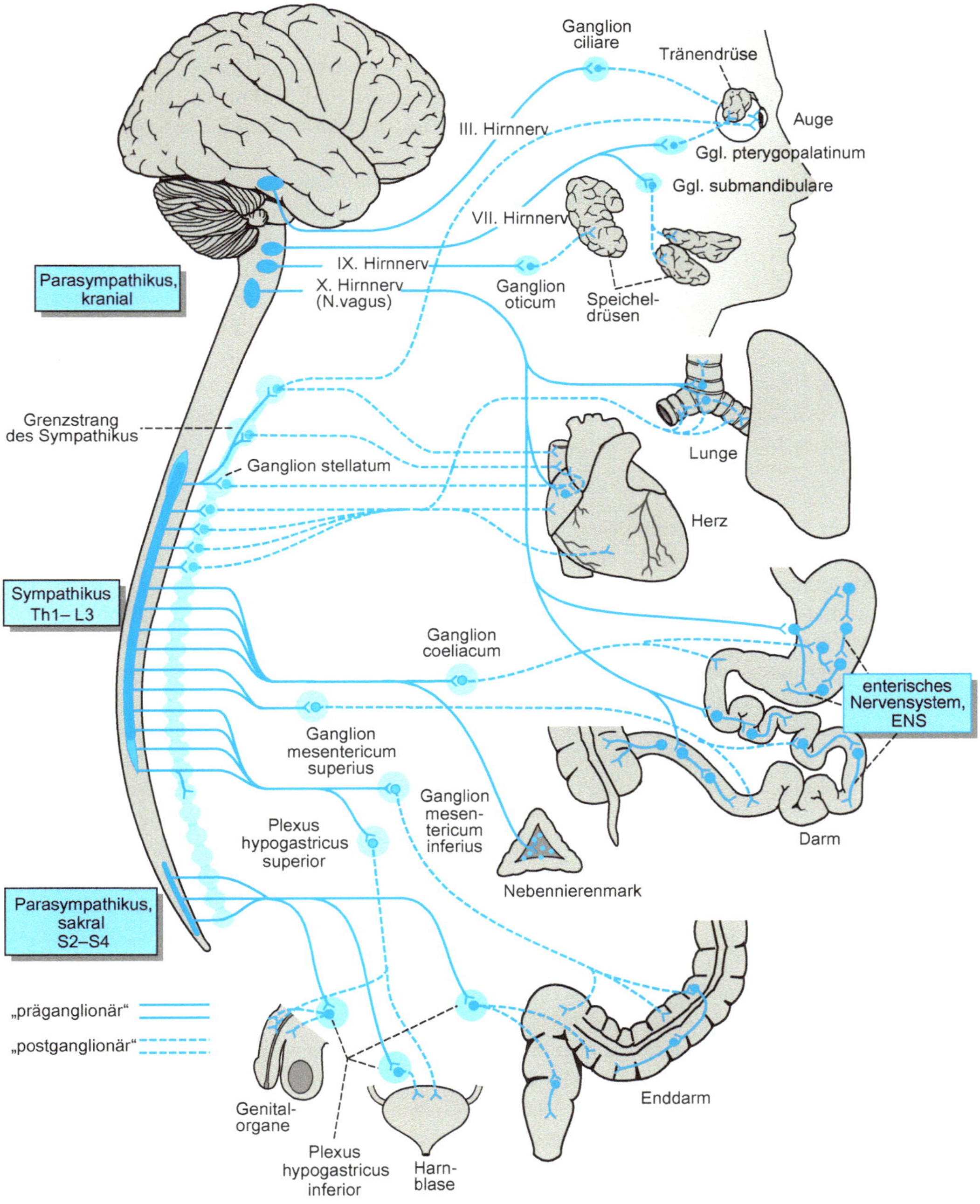

Abb. 9.8 Vereinfachte Darstellung des autonomen Nervensystems. Ursprünge von Sympathikus und Parasympathikus und von ihnen innervierte Organe. Die Ursprünge sind paarig. Dargestellt ist jeweils nur eine Seite.

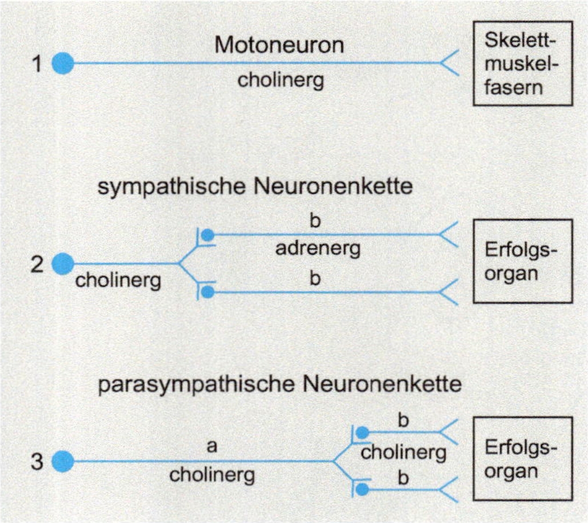

Abb. 9.9 Verschaltung der efferenten sympathischen und parasympathischen Nervenfasern

sympathikotonen (vagotonen) Stoffwechsellage, ist objektiv messbar. Es charakterisiert einen Fließgleichgewichtszustand (Gesundheitszustand) und seine Abweichung in Form von Entgleisungen bis zur manifesten Erkrankung. Dabei sind Phasen der Reizsetzung (innere und äußere Reize) und der Reizverarbeitung in Form von Erholung, Ermüdung und Erschöpfung messbar. Die Reaktionen des Vegetativums sind damit eng verbunden mit dem Regulationsstoffwechsel und seinen katabolen oder anabolen Stoffwechsellagen.

Sympathikusreizung und Elektrolyte

9

Aufgrund der beschriebenen Gemeinsamkeiten aller bisher genannten Reiz-Reaktions-Therapien – also auch des NTGs – in ihrer Wirkungsweise über das Vegetativum, können auch die nachfolgenden Ausführungen sowie die biophysikalischen und physiologischen Messungen aus Teil IV in diesem Zusammenhang gesehen werden. Eine Sympathikusreizung macht sich folgendermaßen bemerkbar (➤ Abb. 9.10):

Dazu verhalten sich die Elektrolyte folgendermaßen (➤ Abb. 9.11):

Vagusreizung

Eine Vagusreizung hat demgegenüber folgende entgegengesetzte Auswirkungen. Dies führt dann zu folgenden Elektrolytverschiebungen (➤ Abb. 9.12):

Sympathikusreizung

Nach Rilling kann man zu Recht weiter folgern [225]: *„Schlechthin stellt man sich unter Sympathizusreizung also eine Erregung, eine Förderung der Leistung, ein „mehr" vor. Hauswirth schrieb, dass man den Sympathicus als den Erregungsnerv bezeichnen kann, den Vagus dagegen als den Beruhigungsnerv. Versuchen wir nun, uns darüber Rechenschaft zu geben, was im Sinne der Hoffschen vegetativen Gesamtumschaltung an Partialfunktionen und Verschiebungen geschieht, und zwar allein im Blut geschieht, dann stellen wir, wenn wir von einem theoretischen Normalwert, einem „pysiologischen Nullpunkt" ausgehen, ohne Schwierigkeiten fest, dass im Falle einer Sympaticusreizung in keiner Weise alle Funktionen mit einer Steigerung, Förderung, Anregung, Zunahme oder dgl. reagieren, sondern dass darüber hinaus gleichzeitig absolut gegensätzliche Reaktionen ausgelöst werden, die zu einer Verminderung, Hemmung, Dämpfung und Abnahme von typischen Vagusfunktionen führen. Darin, so scheint uns, liegt der Schlüssel zum Verständnis: wir müssen von einem physiologischen Nullpunkt ausgehen, bei dem (von physiologischen biorhythmischen Veränderungen abgesehen) keines der beiden Systeme nennenswert gereizt ist. Versuchen wir nämlich, in Anlehnung an den bekannten und oft als unzweckmäßig verworfenen Waagebalken nach Eppinger, uns vorzustellen, welche Vorgänge laboratoriumsmäßig erkenn- und nachweisbar durch eine Sympathicusreizung ausgelöst werden, so stellen wir fest:*

- *eine vermehrte Adrenalinausschüttung,*
- *eine Erhöhung des Blutzuckers,*
- *eine Erhöhung der Calciumwerte im Serum,*
- *eine Erhöhung der Chloridwerte im Serum,*
- *eine Vermehrung der Zahl der Erythrozyten,*
- *eine Vermehrung der Eiweißkörper,*
- *eine Steigerung des Gesamtstoffwechsels,*
- *eine Vermehrung des Kreatins,*
- *eine Steigerung der Leukozytenzahl,*

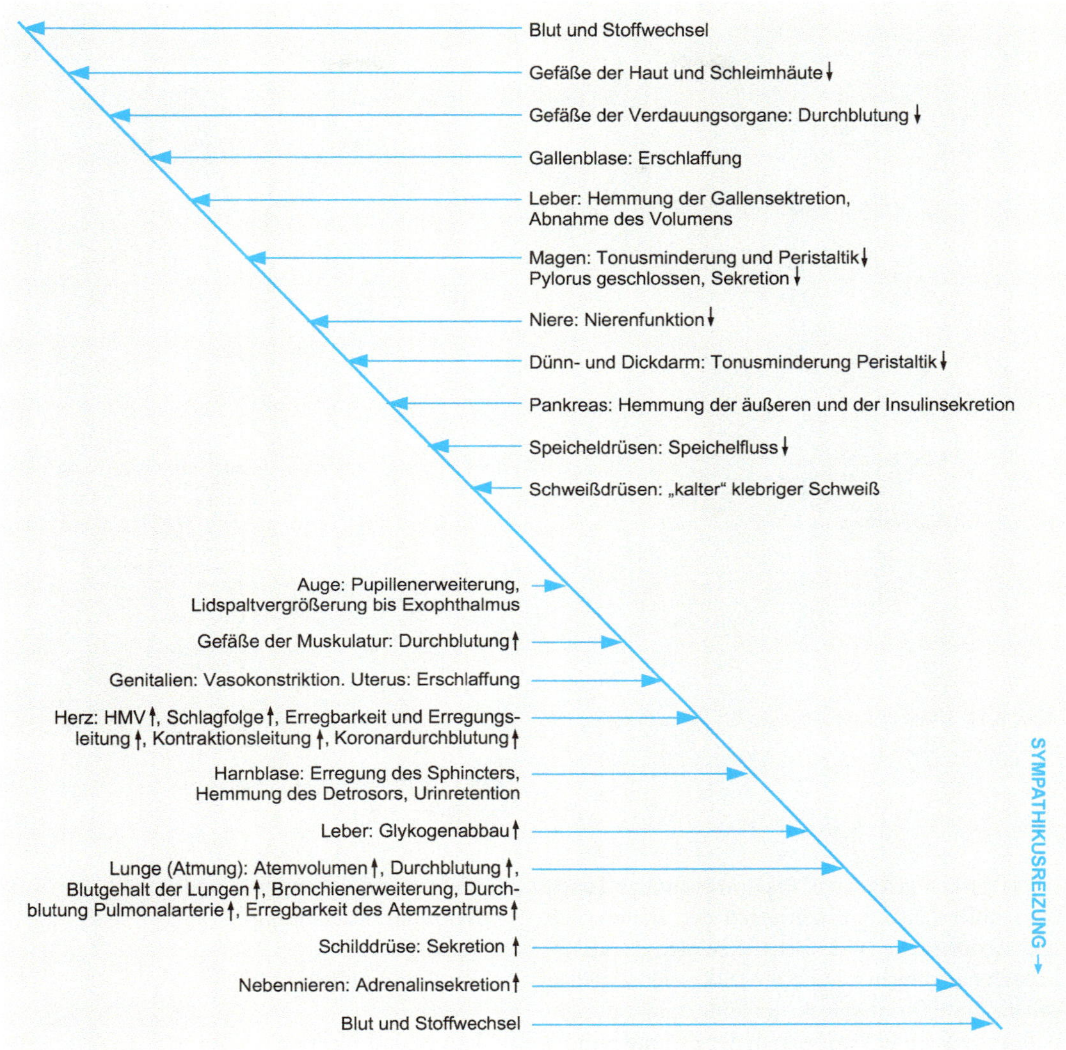

Abb. 9.10 Sympathikusreizung (aus: Rilling [225])

- *eine Vermehrung des prozentualen Myelocytenanteils,*
- *eine Vermehrung der Reticulozyten, und*
- *eine Erhöhung der Pulszahl bzw. eine Steigerung der Temperatur*

Daneben aber findet gleichzeitig eine Dämpfung bzw. Verminderung statt auf der Seite

- *der Alkalireserve,*
- *der Blutfettwerte,*
- *des Cholesteringehaltes,*
- *des prozentualen Anteils der Eosinophilen,*
- *des Insulins,*
- *des Kaliumgehaltes im Serum,*
- *des prozentualen Anteils der Lymphocyten."* ▮▮

Dieses entspricht auch der Gesamtumschaltung des Vegetativums nach F. Hoff (auch ➤ Kap. 2.3.1). Danach klassifizierte Rilling schon 1971 Krankheiten mit Dominanz (➤ Tab. 9.2) des Sympathikotonus beziehungsweise des Parasympathikotonus (Vagotonus).

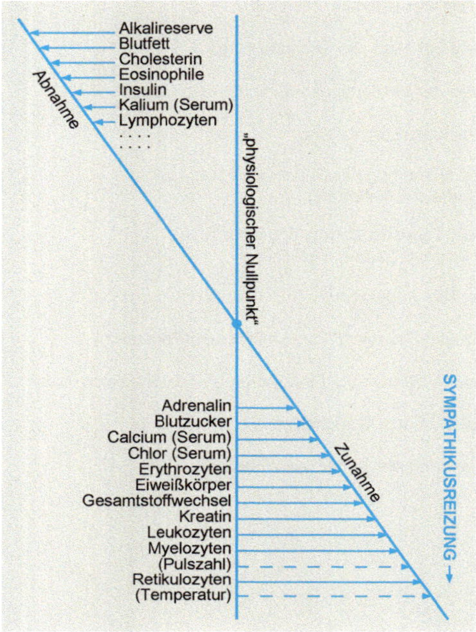

Abb. 9.11 Elektrolytverschiebungen bei Sympathikusreizung (aus: Rilling [225])

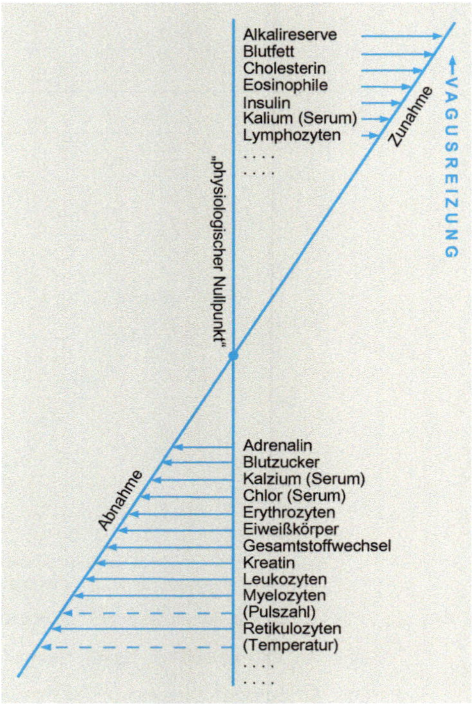

Abb. 9.12 Elektrolytverschiebungen bei Vagusreizung (aus: Rilling [225])

Die bisher geleisteten Erklärungsansätze lassen trotz differenzierter Erfahrungen der Therapeuten und Medizinischen Gesellschaften einige grundsätzliche Bemerkungen zu, die zur Diskussion einladen sollen. Diese Diskussionsfelder können hier nur genannt werden und verdienen in der Zukunft weitere Aufmerksamkeit:

- Sinnvolle Nutzung des Ausgangszustandes des einzelnen Patienten in Bezug auf seine Reaktionslage und den Zustand der Erschöpfung für Regulation, Diagnostik und vor allem dann die Therapie
- Medikamententestung
- Nahrungsmitteltestung
- Therapietestung
- Stress und Antistress
- Sport
- Fitness und Wellness
- Beauty und Kosmetik

Hierfür liegt uns heute ein qualitativer Ansatz vor, aber auch schon ein teilweise quantitativer Ansatz zur naturwissenschaftlich-medizinischen Überprüfung.

Tab. 9.2 Klassifizierung von Krankheiten mit Hilfe der Biotonometrie

Krankheiten mit Dominanz des Sympathikotonus	Krankheiten mit Dominanz des Parasympathikotonus
• Kolitis • Psoriasis • Ovarialkarzinom • Hypernephron • Malignes Melanom • (Semiom) • (Sehr viel Jugendliche und Kinder)	• Fokaltoxikose • Enteritis • Cholangitis, Cholezystopathie • Zustand nach Hepatitis • Sklerose (nicht generell altersbedingt) • Lungenkarzinom, Mammmakarzinom • (Zustand in Narkose)

KAPITEL

10 Pathophysiologie von Stoffwechselentgleisungen und -erkrankungen

Die verschiedenen pathophysiologischen Veränderungen, die mit den Ozon-Sauerstoff-Therapien erfolgreich behandelt werden können, lassen sich auf einen übergreifenden Faktor zurückführen, nämlich auf einen Anstieg des Erregungsniveaus des geschädigten Gewebes. Der komplexe Zusammenhang zwischen Grundregulation, Zellstoffwechsel, Regulationskrankheiten und den Mechanismen, Prozessen und Wirkungsweisen der den Ozon-Sauerstoff-Therapien wird im den Folgenden Kapiteln aufgezeigt.

10.1 Regulationsstoffwechsel und seine Entgleisungen

Stoffwechselentgleisungen können nach Schole und Lutz (> Kap. 10.1.1 und > Abb. 10.1) als Dreikomponentensysteme der Stoffwechselregulation beschrieben werden. Sie erfolgen anhand der drei Komponenten der Kortikosteroide, Schilddrüsenhormone und anabolen Peptide sowohl anabol (bis zur Schockreaktion) als auch katabol (über den Dauerstress) als negative Belastungsadaptationen begleitet durch eine negative Ordnungstherapie. Im Verlauf der Regulation, die der Körper bei jeder Abweichung vom Grundzustand anstrebt, tritt je nach Regulatorkapazität bzw. Regulatorstabilität oder weiteren Reizen und ausreichend Zeit Erholung ein. Ist dies nicht möglich, folgt Ermüdung, schließlich Erschöpfung und später entwickeln sich akute und chronische Erkrankungen. Wird nicht therapeutisch interveniert, bilden sich Paranekrose und später Nekrose aus.

10.1.1 Physiologie der Stoffwechselregulation

- Die **zelluläre Stoffwechselregulation** beruht im höheren Organismus primär auf einer direkten Aktivierung des Energiestoffwechsels in den Mitochondrien und im Zellkern durch Kortikosteroide und Schilddrüsenhormone sowie auf einer Abschirmung des Synthesestoffwechsels gegenüber der Radikalbildung durch zellspezifische, von der Einzelzelle selbst gebildeter anaboler Peptide. Deren Synthese wird durch die „tropen" Hormone induziert (> Abb. 10.1 und > Abb. 10.3). Während die „Stoffwechsellage" als Verhältnis zwischen den Aktivitäten des Energie- und Synthesestoffwechsels die Grundlage der Stoffwechselregulation und ebenso aller Regulationskrankheiten bildet, bestimmen das cAMP-System, allosterische Mechanismen sowie die Modulationen durch das Nervensystem die Feinregulation.
- Auch die Regulation des **Kernstoffwechsels** – die Enzym- und Peptidinduktion bzw. -repression sowie die Zellteilung – basiert auf der Stoffwechsellage. Die Existenz eines nuklearen Elektronentransportsystems, die sich parallel mit der Geschwindigkeit des nuklearen Elektronentransports ändernde „ultraschwache Photonenemission" sowie die Regulation der „template activity" durch entsprechende Dreikomponentensysteme (Kortikosteroide, Schilddrüsenhormone und anabole Peptide) führen zu diesem Postulat.
- Die **Wirkungsweise der Hormone** auf molekularer Ebene wird verständlich, wenn die Rezeptortheorie mit der Theorie der die „intrinsic activity" vermittelnden Elektronendonator-Akzeptorreaktionen kombiniert wird. Kernrezeptoren für Kortikosteroide und Schilddrüsenhormone gewährleisten, dass diese endokrinen Faktoren auch dem Zellkern bedarfsgerecht zur Verfügung stehen. Da Medikamenten, „Leistungsförderern" und biologisch wirksamen Pflanzeninhaltsstoffen in der Regel die Rezeptorspezifität fehlt, können sie nur die Elektronendonator-Akzeptorreaktion übernehmen. Sie wirken somit hormonähnlich, aber gewebe- und zellkompartimentunspezifisch.

Adaption an Reize

Bei der Adaption an eine Belastung oder an einen Reiz jeglicher Art (z.B. sportlichen, infektiösen, toxischen, therapeutischen) werden die für einen stabileren, leistungsfähigeren und reaktionsfähigeren Stoffwechsel notwendigen Regulatoren aktiviert. Dadurch werden anabole Substanzen (hier Peptide) und katabole Substanzen, Kortikosteroide und Schilddrüsenhormone (T3 und T4), vermehrt in den

Zellen aufgenommen und die Regulatorkapazität entscheidend erhöht.

Erhöhung der Regulatorkapazität durch Bildung von Radikalen

- **Kortikosteroide** aktivieren mit hoher Wahrscheinlichkeit membranständige Flavinenzyme der Mitochondrien, des endoplasmatischen Retikulums und des Zellkerns. Außerdem arbeiten sie bei der Beschaffung von Brennmaterial aus der Glykogenolyse, Lipolyse und Glukoneogenese eng mit dem cAMP-System zusammen, das die Feinabstimmung des Stoffwechsels reguliert.
- **Schilddrüsenhormone** regulieren als Elektronenpumpen den Elektronenfluss und damit die ATP-Bildung in der Atmungskette. Sie kompensieren einen verminderten O_2-Partialdruck.
- Zell- bzw. organspezifische, synthesefördernde **anabole Peptide**, die von den einzelnen Geweben selbst gebildet werden, schränken die durch die Kortikosteroide im Bereich des Synthesestoffwechsels induzierte Radikalbildung ein (➤ Abb. 10.1).

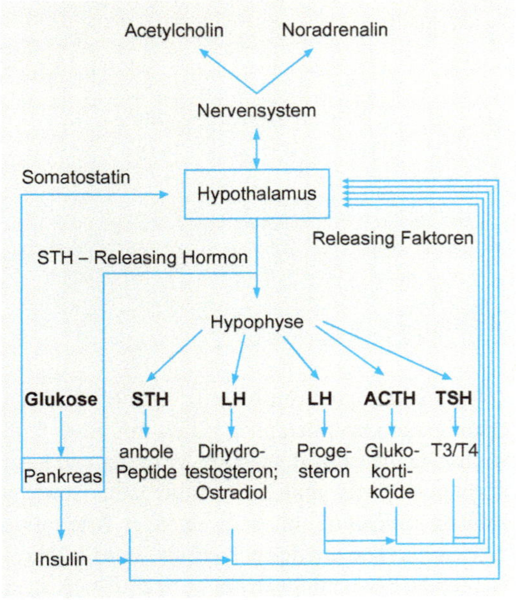

Abb. 10.1 Übersicht über die wichtigsten Regulatoren und ihre Rückkopplungssysteme (nach Schole/Lutz)

Hemmung der Radikalbildung

Die Wirkung dieser Peptide kann durch zahlreiche Verbindungen unterschiedlichster chemischer Natur unterstützt werden.

- Hierzu gehören die anabolen Hilfssubstanzen, wie die **fettlöslichen Vitamine** und **Vitamin B_{12}** sowie die sog. **Entzündungsmediatoren**, die am Wirkort entstehen: Histamin, Serotonin (5-Hydroxytryptamin), Prostaglandine und Leukotrine, aber auch Katecholamine. Die anabole Wirkung dieser Verbindungen wurde nachgewiesen (➤ Abb. 10.2).
- Auch körperfremde Verbindungen, wie z.B. **Wachstumsförderer** der Tierernährung, **Pflanzeninhaltsstoffe** (z.B. Ginsenoside) und Schwermetallverbindungen ($CuSO_4$, Arsenik), schränken die Wirkung der anabolen Peptide ein. Sie sind alle zu einer Elektronendonator-Akzeptorreaktion fähig. Dabei gelten Hydroxyl- und Aminogruppen, Nitrile und auch N-Oxide als typisch anabole Gruppe, die die Peptide in ihrer flavinenzymhemmenden Wirkung unterstützen. Im Gegensatz hierzu werden für eine Aktivierung von Flavinenzymen die für die Kortikosteroide charakteristischen, typisch katabolen Ketogruppen benötigt. Auch hier sind körperfremde kortiko-

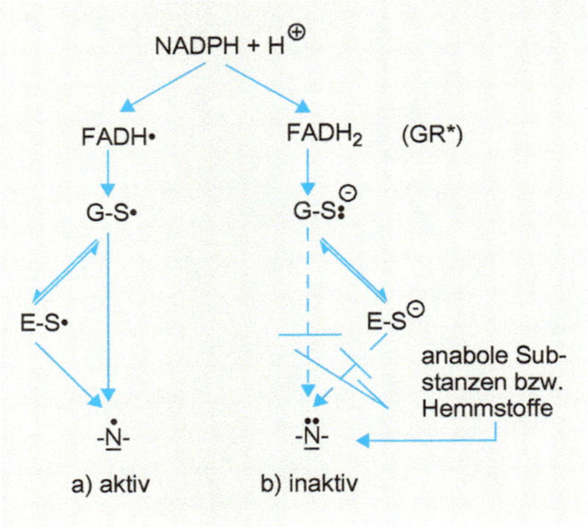

Abb. 10.2 Elektronenfluss bei kataboler Stoffwechsellage (a) und nach Einwirkung anaboler, synthesefördernder Verbindungen bzw. von Hemmstoffen des Pasteur-Effektes (b) (nach Schole/Lutz). *GR = Glutathionredukatse

steroidähnliche wirkende Substanzen bekannt. Es ist daher mit Sicherheit kein Zufall, dass alle anabol wirksamen Steroidhormone oft eine OH-Gruppe und alle katabol wirksamen Substanzen eine Ketogruppe als Wirkungsgruppe am A-Ring enthalten. Diese Gruppen sind nämlich für die jeweiligen Elektronendonator-Akzeptorreaktionen essenziell.

Wechselwirkungen zwischen anabol und katabol wirksamen Verbindungen

Die Wechselwirkungen – vereinfacht in > Abb. 10.3 dargestellt – sind bei den anabol wirksamen Verbindungen und den Kortikosteroiden nach Schole/Lutz lediglich vom freien N-Radikal des Coferments abhängig. Ist das Radikal vorhanden, wie es bei tätigen membranständigen Flavoproteinen, z.B. in der Atmungskette der Fall ist, erfolgt die Enzymhemmung durch die erwähnten interferierenden Gruppen in kürzester Zeit. Das Flavinenzym bleibt in der reduzierten Form inaktiviert zurück. Die Reaktivierung kann entsprechend schnell erfolgen, weil die Reaktionen der kortikosteroiden Ketogruppe von dem freien Elektronenpaar des Stickstoffs ausgeht. Dadurch entsteht ein stationärer Zustand, dessen Stabilität

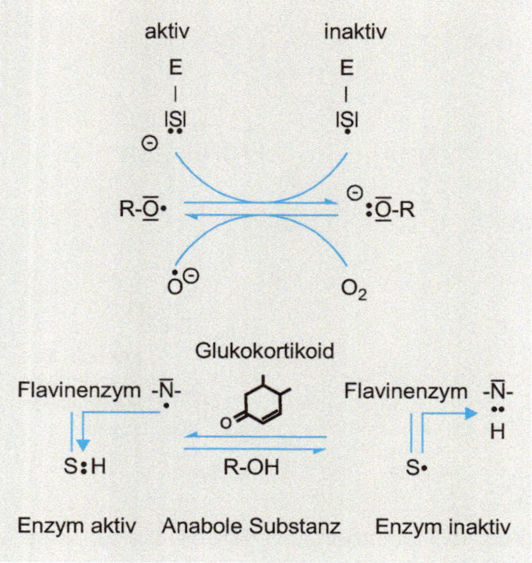

Abb. 10.3 Inhibierung eines SH-Enzyms durch eine „anabole Substanz" (Propylgallat) (nach Emanuel 1961)

von der Regulatorkonzentration beider Gruppen (Regulatorkapazität), anabol wie katabol, abhängig ist und der schon schnell stufenlos nach beiden Seiten geändert werden kann.

Schole/Lutz stellten fest, dass nur ein Radikal, wie das relativ stabile N-Radikal der Flavin-Cofermente, reaktionsfähig genug ist, um mit einer so großen Zahl verschiedenster Gruppierungen – Hydroxylgruppen (·OH) , Aminen (-NR_2), Nitriten (R-C=N), N-Oxide (-N-O) und NH_4+ – zu interferieren. Sehr viele Indizien sprechen sogar dafür, dass nicht nur der „zelluläre Anabolismus" über diese Reaktion gesteuert wird, sondern auch die auf außerordentlich schnelle Reaktionen angewiesene neurale Erregungsübertragung an der motorischen Endplatte sowie die durch Toxine oder Viren ausgelöste „Alarmreaktion". Nur die beschriebene Radikalreaktion lässt sich so schneller beeinflussen. Damit bestätigt sich die Annahme (auch > Kap. 2.1.3), dass Radikale nicht nur störend, gefährlich für den Stoffwechsel und damit pathologisch sind und daher unterdrückt bzw. nicht erzeugt werden sollen. Die Natur hat es offensichtlich verstanden, dieses „gefährliche Prinzip" der Radikalkettenmechanismen regulatorisch nutzbar zu machen, um sehr schnelle Effekte zu ermöglichen. Das ist letztlich der Schlüssel für die beschriebene Basisregulation.

10.1.2 Pathophysiologie der Stoffwechselentgleisungen

Ist die Relation zwischen anabolen Peptiden, katabolen Kortikosteroiden und Schilddrüsenhormonen im Rahmen der Adaption beziehungsweise Readaption oder aus anderer Ursache nicht optimal, entwickeln sich Regulationskrankheiten.

Durchblutungsstörungen, eine Domäne der Sauerstoff- und Ozontherapien, gehen mit einer Stoffwechselentgleisung in anaboler Richtung und nachfolgender Mikro- und Makroangiopathie sowie in kataboler Richtung mit nachfolgender Arteriosklerose einher. Die Entgleisung erfolgt umso früher, je kleiner die Regulatorkapazität ist: Sportliche körperliche Betätigung erhöht die Konzentration aller drei Regulatorkomponenten – der anabolen Peptide,

Kortikosteroide und Schilddrüsenhormone. Eine Entgleisung ist dann nicht so leicht möglich.

Die ➤ Abbildung 10.4 und die ➤ Abbildung 10.5 zeigen als Beispiele für das Abwehrsystem und das Gerüst-, Stütz- und Bindegewebe bei anaboler und kataboler Entgleisung mit korrespondierenden Erkrankungen.

Anabole Entgleisung

- Bei der Readaption wird die Kortikosteroidproduktion z.T. sehr schnell vermindert, was in den Zellen des belasteten Organs zu einer anabolen Stoffwechselsituation führt. Da die Funktion des Zellkerns ebenfalls von der Stoffwechsellage abhängig ist, kann die belastungsbedingt erhöhte Peptidsynthese nicht ordnungsgemäß reprimiert werden, persistierende „anabole Entgleisungen" sind die Folge.
- Bei anabolen Entgleisungen (➤ Abb. 10.2) kann die Peptidsynthese durch rechtzeitige Kortikosteroidmedikation reprimiert werden. Die Repression einer persistierenden Peptidbildung bereitet Schwierigkeiten und ist das zur Zeit wichtigste Problem der Medizin. Die Behandlung persistierender anaboler Fehlregulationen ausschließlich mit Kortikosteroiden ist als Notmaßnahme anzusehen. Die Chancen einer kombinierten Kortikosteroid-Peptid-Therapie werden diskutiert. Durch die Peptide können jedenfalls die Nebenwirkungen einer Langzeit-Kortikosteroidmedikation vermieden werden.

Anabole und katabole Entgleisungen führen häufig zu außerordentlich ähnlichen Krankheitsbildern. Durch Autoimmunität und Allergie können derartige Fehlregulationen verschärft werden.

Katabole Entgleisung

- Durch zu geringe Peptidsynthese entstehende „katabole Entgleisungen" können aus psychischen Belastungen resultieren. Bei überhöhter Kohlenhydrataufnahme wird es in somatotropin-

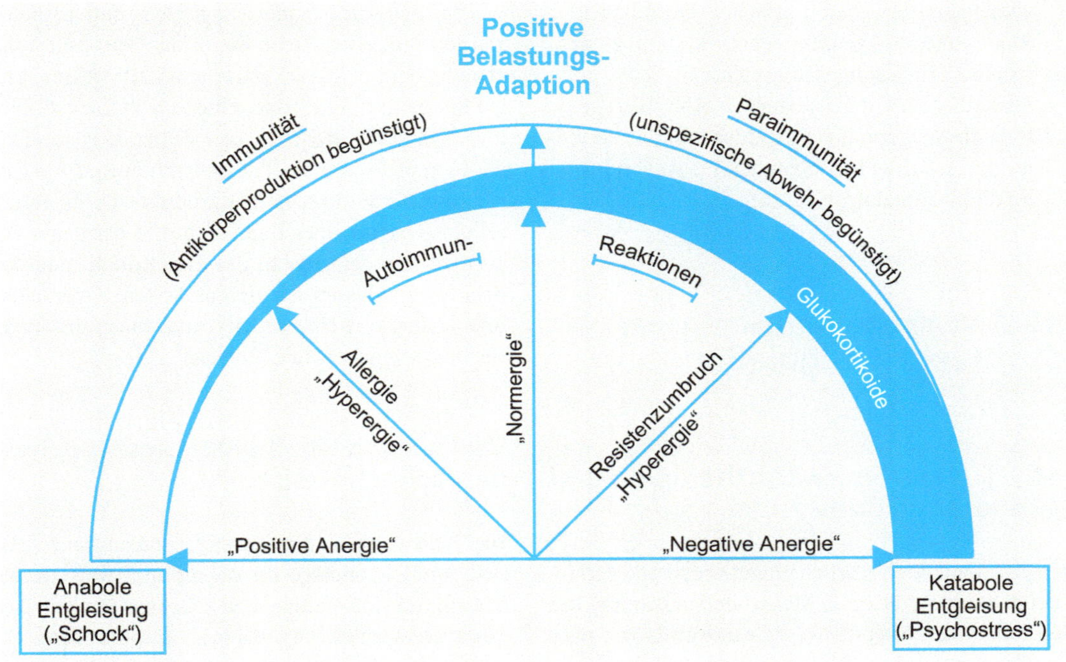

Abb. 10.4 Wichtige Stoffwechsellagen im Bereich des Abwehrsystems

10

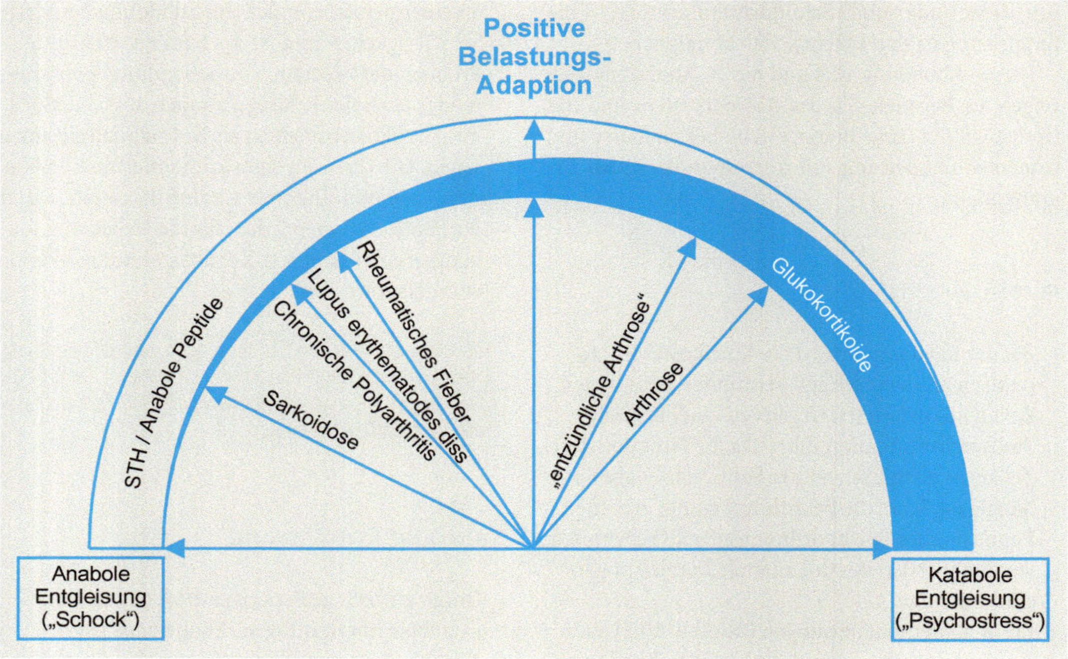

Abb. 10.5 Wichtige Stoffwechsellagen im Bereich des Gerüst-, Stütz- und Bindegewebe

abhängigen Geweben (Epithelien, Endothelien, Binde- und Stützgewebe, Abwehrsystem) zu katabolen Entgleisungen kommen.

- Bei katabolen Entgleisungen (➤ Abb. 10.2) gelingt die Steigerung der Peptidproduktion stufenlos durch Kohlenhydratentzug (Ersatz von Insulin durch Somatotropin).

10.2 Wirkmechanismen der Stoffwechselregulation

10.2.1 Ozon-Sauerstofftherapien und Grundregulationssystem

Der Zustand des die Zellen umgebenden und verbindenden, ubiquitär beim Menschen vorkommenden Grundregulationssystems (Grundsubstanz nach Pischinger) bzw. die Bindegewebsmatrix (Interstitium) übernimmt wesentliche statische und dynamische Aspekte bei physiologischen und pathologischen Prozessen. Denn die in der Grundsubstanz ablaufenden mikrozirkulatorischen Prozesse, fungieren als „Schiene“ und Filter für Informationen und Nährstoffe zwischen den Zellen, ebenso dient die Grundsubstanz als Transportraum und Ablagerungsort für Stoffwechselendprodukte. Da die Interzellularsubstanz über Kapillaren und periphere vegetative Nervenfasern an das Endokrinum und das ZNS angeschlossen ist, ist das System Hypothalamus-Hypophyse-Nebennierenrinde die informative, rückkoppelnde zentrale „Schiene“ [13].

Verstärkung lytischer Prozesse durch unspezifische Reize

Die Einheit von Blutkapillaren-Grundsubstanz-Zelle ist sowohl Grundlage für die Zellindividualität als auch für die notwendige soziale Gemeinsamkeit aller Strukturen eines Organismus. Insbesondere bei chronischen Erkrankungen ist es im Laufe der Zeit aufgrund einer Überlastung zur Reaktionsstarre der

Grundsubstanz gekommen. Die Regulation der Grundsubstanz als Basis der Homöostase soll nach Pischinger/Heine v.a. von der Fähigkeit der neutrophilen Granulozyten abhängig sein, auf alle Veränderungen mit physiologischer Lyse reagieren zu können. Die bei diesen Vorgängen freigesetzte enorme Vielfalt an Zytokinen, Lymphokinen, koloniestimulierenden Faktoren, Wachstumsfaktoren, Prostaglandinen, Leukotrienen und bakteriziden sowie viruziden Radikalionen ist hervorragend dazu geeignet, das hochvernetzte Regelsystem Grundsubstanz an vielen Stellen auf vielfältige Weise anzustoßen. Dass nach Heine ein unspezifischer Reiz z.B. durch eine UVB- oder HOT-Behandlung diese Lyse verstärkt, zeigt die Verbindung zu der Erhöhung der Konzentrationen von anabolen und katabolen Substanzen (➤ Kap. 10.1.1). In diese Förderung der gesamten Regulationskapazität sind über die Endstrombahn die endokrinen Drüsen und über die Endigung vegetativer Nervenfasern in der Grundsubstanz das ZNS einbezogen. Durch diese übergeordneter Regelbeteiligung sind psychoneuroimmunologische Vorgänge ebenfalls Bestandteil der Grundregulation und somit auch der Stoffwechselregulation der Zellen.

Funktionen der Redox-Potenziale

Um die Struktur-Eigenschafts-Funktionsbeziehungen dieses gesamten Regulationssystems auf molekularer, supramolekularer und makroskopischer Ebene in ihrer Dynamik voll zu verstehen und zu erklären, müssen die Strukturen der Zellen in ihrer Protein-Wasser-Ionen-Wechselwirkung bzw. die Struktur der Grundsubstanz in der Wechselwirkung ihrer Zucker (Zuckerproteine) mit Wasser und Ionen erkannt, verstanden und beschrieben werden. Hierfür sind phasentheoretische Ansätze vorhanden [14]. Diese sich dynamisch ändernden, miteinander wechselwirkenden Strukturen sind die direkten „Umweltbedingungen" für die Elektronendonator-Akzeptor-Reaktionen der Basisregulation und der Feinregulation des Stoffwechsels der Zellen. Ein quantitatives Maß für diese Struktur ihrer Eigenschaften und Funktionen auf makroskopischer Ebene sind die elektrochemischen Potenziale, speziell die Redox-Potenziale der Ionen, Makromoleküle, Phasen, Grenzflächen der subzellulären und zellulären Strukturen, der Grundsubstanz und letztendlich der Einheit von Zelle und Grundsubstanz in Zeit und Raum. Wir sind heute weit entfernt, diese Potenziale in ihrer Komplexität verstehen und bestimmen zu können (➤ Kap. 10.3).

10.2.2 Reiz-Reaktions-Anpassung und Biorhythmen

Bei jeder Reiz-Reaktions-Anpassung einer Einzelreaktion muss der bereits angedeutete typische Verlauf berücksichtigt werden, der in ➤ Abbildung 10.6 auch graphisch sichtbar wird.

Eine nicht ausreichende Erholungsphase (Rekonvaleszenzphase) führt zu der erwähnten Entgleisung, zur Ermüdung, Erschöpfung der Zellen, Gewebe und Organe, bis hin zu komplexen Erkrankungen. Dabei sind (individuelle) Wirkungstypenschemata mit unterschiedlicher Ausgangslage zu berücksichtigen (➤ Abb. 10.7).

Die Alarmreaktionen und Erholungsreaktionen führen zur schrittweisen Erhöhung der Kapazität der Regulation (➤ Abb. 10.8). Dies ist uns gut aus dem Leistungssportbereich bekannt (➤ Abb. 10.9).

Die hygiogenetischen Reaktionen (auch ➤ Kap. 9.2), die hier eine Rolle spielen, haben einen bestimmten Zeitbedarf, der bei Therapien berücksichtigt werden muss (➤ Tab. 10.1).

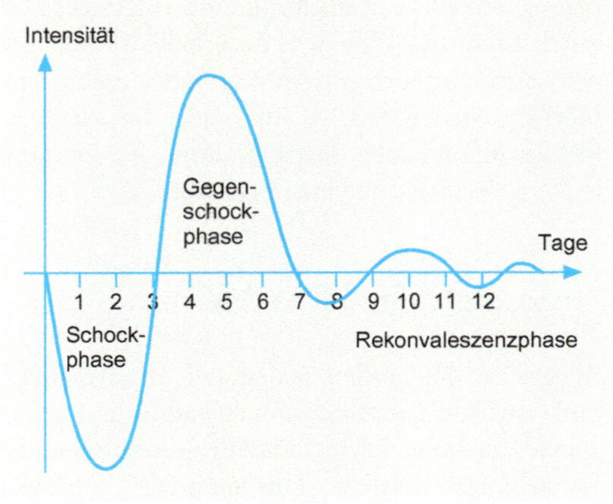

Abb. 10.6 Reiz-Reaktions-Anpassung (nach Selye [272])

10

10.3 Reizphysiologische und phasentheoretische Modelle

10.3.1 Reizphysiologie der Zelle

Das Erregungsniveau der Ruhezelle

Jede lebende Zelle hat einen Stoffwechsel, der durch das Erregungsniveau geregelt wird. Er ist extrem niedrig bei Erythrozyten und relativ hoch bei Leukozyten. Dementsprechend ist das Erregungsniveau im ersten Falle niedrig, im zweiten hoch. Als Ruhezelle bezeichnen wir korrekterweise eine Zelle, die ein den an sie gestellten Anforderungen entsprechendes Erregungsniveau einhält und von ihm durch keine zusätzlichen Reize abgedrängt wird.

Je nach Funktion der Zelle kann dieses Niveau sehr verschieden hoch sein, z.B. die Zellen des Sinusknotens im Wirbeltierherzen. Je nach den momentanen Anforderungen des Organismus wird dieses Ruheniveau verändert. Durch Erregung mittels der Impulse aus den Sympathikusfasern oder durch adrenerge Hormone wird die Frequenz des Rhythmus des Sinusknotens erhöht, durch Impulse aus dem Vagus oder durch cholinerge Hormone wird sie gehemmt. Nach einer Mahlzeit wird gemeinhin die Sekretion von Verdauungsfermenten aktiviert, im Schlafzustand dagegen gedrosselt. Das optimale Erregungsniveau kann auch humoral eingestellt (z.B. durch Thyroxin). Wohl jede dauerhafte Abweichung vom normalen Erregungsniveau eines Zellsystems führt zu einer Krankheit, und viele der therapeutischen Maßnahmen bestehen darin, die Erregung auf den Normalstand einzuregulieren.

Physiologie der Signalübermittlung

Angesichts der großen Bedeutung der Erregungsfunktion beim Zustandekommen pathologischer Zustände kann man sich nicht mit den vereinfachenden Darstellungen des Aktionspotenzials begnügen, einem nach dem Alles-oder-Nichts-Gesetz ablaufenden kurzen Impuls, der bei tierischen Geweben lediglich im Axon von Neuronen und in quergestreiften Muskeln nachgewiesen werden konnte. Der Impuls dient der Signalübermittlung auf große Entfernungen, er ist in seiner Intensität nicht graduierbar und daher als Grundlage eines Regelsystems denkbar wenig geeignet. Daneben existiert, in allen Zellen nachweisbar, eine so genannte unterschwellige Erregung, deren Niveau von der zugeführten Reizmenge abhängt. Sie tritt nach Einzelreizen als langsam abklingende Potenzialwelle auf; bei wiederholten oder stetigen Reizen manifestiert sie sich als dauerhafte Senkung des Ruhepotenzials der Zelle. Sie ist die eigentliche Grundlage der Regulation von Zellprozessen und ohne sie zu berücksichtigen, können wir uns keine korrekte Vorstellung von den normalen Zellfunktionen und erst recht nicht von der pathologischen Dysregulation bilden.

Hinzu kommt, dass die klassische Lehrmeinung noch immer von Bernstein (1902) ausgeht: von der nahezu ein Jahrhundert alten Membrantheorie der Erregung. Zu dieser Zeit wusste man so gut wie nichts von den Eiweißen, kannte kaum die verschiedenen Zustände des Wassers, konnte sie erst recht nicht messen und hatte nur vage Vorstellungen von der Existenz der Enzyme. Dagegen kannte man bereits durch die Arbeiten von Nernst die elektrogenen Effekte der Diffusion kleiner Ionen. Zu Recht verzichtete damals Bernstein in seiner Darstellung der Erregung auf eine Analyse der Stoffwechselfunktionen, klammerte völlig die Eiweiße aus und betrachtete das Zellinnere als eine verdünnte Lösung kleiner Ionen, die von einer anders zusammengesetzten Lösung kleiner Ionen im Außenmedium durch eine semipermeable Membran getrennt war. Die Erregung, nach Bernstein eine Steigerung der Membranpermeabilität, würde Ionenfluxe durch die Membran verursachen, die als Aktionspotenziale erfasst würden. Die ganze Vielfalt der durch die Erregung ausgelösten Veränderungen der physikochemischen Parameter der Zelle wurde somit einzig auf das elektrische Signal reduziert.

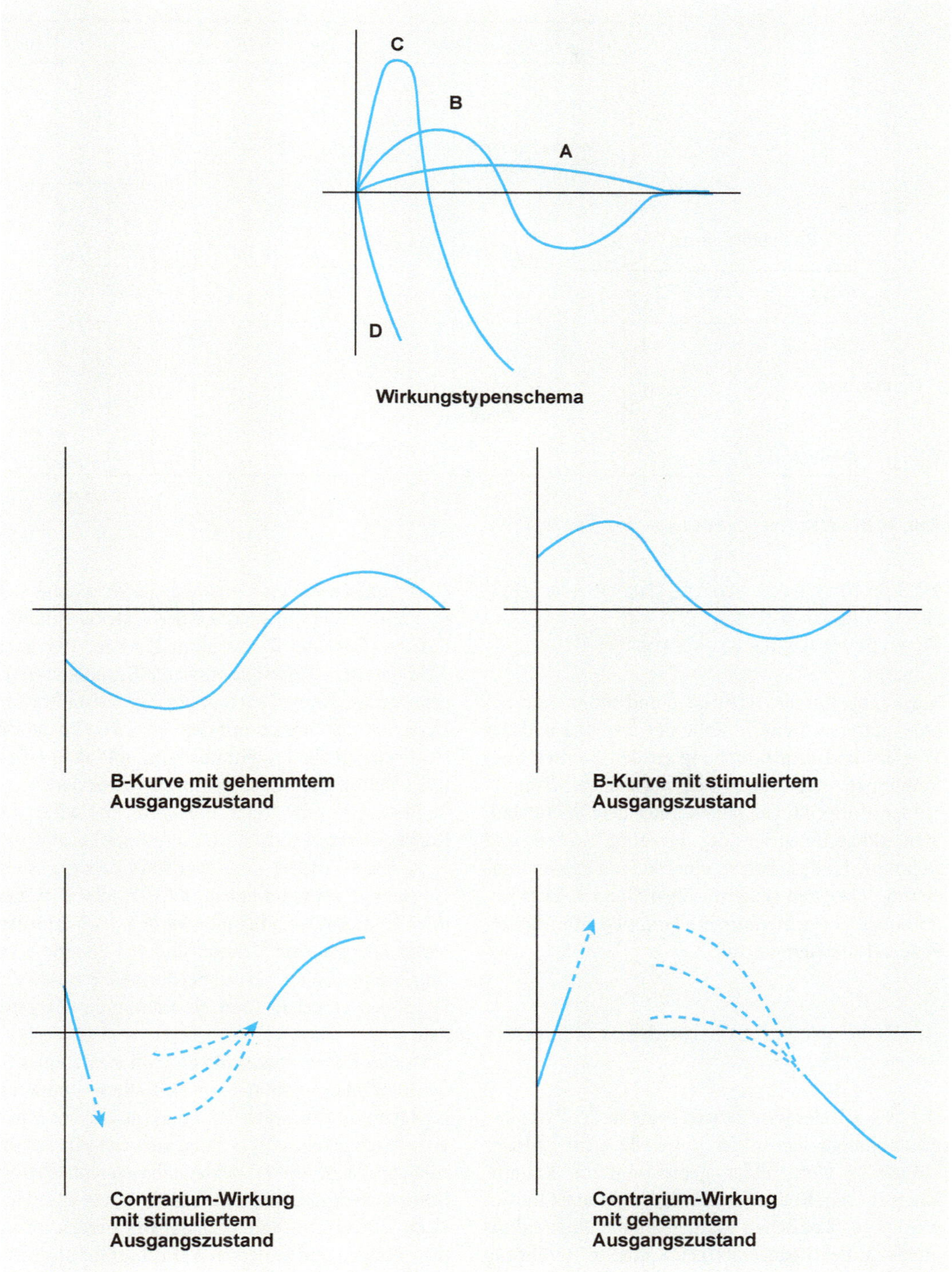

Abb. 10.7 Wirkungstypenschemata (unterschiedlicher Ausgangslage des Patienten) – aus: Melchart [179]

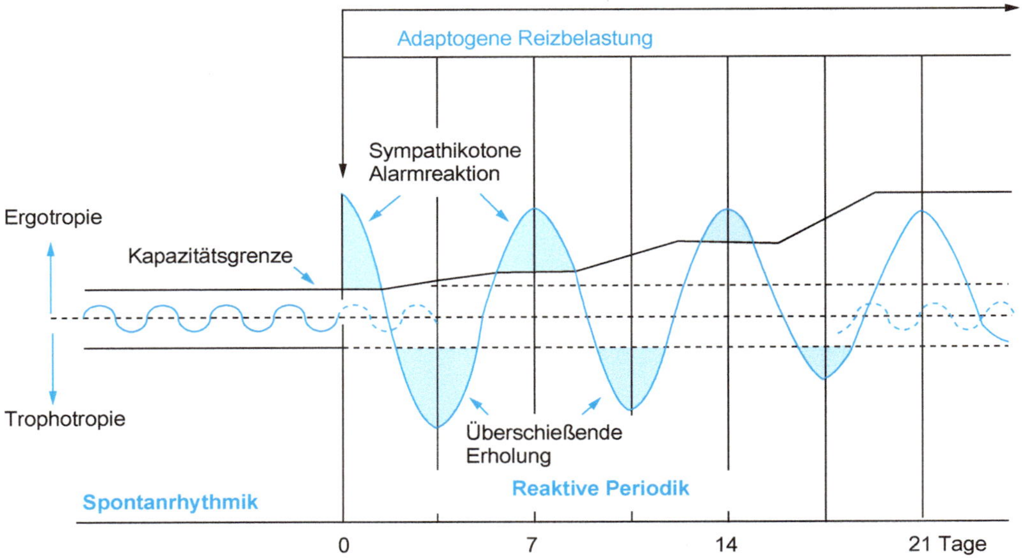

Abb. 10.8 Adaptogene Reizbelastung – aus: Melchart [179]

10.3.2 Phasentheoretische Modelle der Zelle und des Grundregulationssystems

Segal, Ling, Kurella, Hazlewood und andere Autoren [268] untersuchten die Rolle der Proteine und des Wassers und ihre Beziehung zu den Stoffwechselfunktionen. Diese zum Teil noch stark divergierenden Vorstellungen laufen unter dem Sammelnamen „Phasentheorien der Erregung". Segal und Dehmlow [268] haben in einer kurzen Zusammenfassung über den gegenwärtigen Stand solcher Bemühungen berichtet, der die Grundlage für die folgenden Darstellungen bildet.

Die Zelle im Ruhezustand aus Sicht der Phasentheorie

Die schwach elektronegativen Proteine des Zytoplasmas befinden sich in der Ruhezelle nicht in freier Lösung, sondern bilden gemeinsam mit Kaliumionen ein sog. **Koazervat**, ein Flüssigkristall. Im Gegensatz zu klassischen Kristallen haben die Makromoleküle des Koazervats keine direkte Berührung untereinander, sondern werden durch gleichsinnige elektrische Felder auf Abstand gehalten, woraus sich eine leichte Verschiebbarkeit der Moleküle und der flüssige Charakter der Struktur ergeben. Wie auch viele klassische Kristalle enthält das Eiweißkonservat eine gewisse streng begrenzte Menge Kristallwasser. Dessen Moleküle sind mit dem positiven Pol an die elektronegativen Proteinmoleküle, mit dem negativen Pol an die elektropositiven Kaliumionen gebunden. Da kein freier Pol verbleibt, wirkt das Koazervatwasser nicht als Lösungsmittel.

Insgesamt ist das Koazervat stark dehydratisiert. Bei seinem Zusammenbau müssen die Kationen ihres Hydratwassers beraubt werden. Dies erfordert wenig Energie beim Kalium- und viel Energie beim Natriumion. Daher werden bei der Koazervation Kaliumionen eingebaut und Natriumionen ausgestoßen.

Das im Koazervatzustand befindliche Zytoplasma der Ruhezelle enthält daher viele Kalium- und wenige Natriumionen, während das extrazelluläre Medium die umgekehrte Verteilung aufweist. An der Berührungsfläche dieser beiden Phasen entsteht ein Grenzflächenpotenzial von ca. 30 mV, ein statisches elektrochemisches Potenzial, das von keinem Ionenflux getragen und zu dessen Aufrechterhaltung keine Stoffwechselenergie benötigt wird.

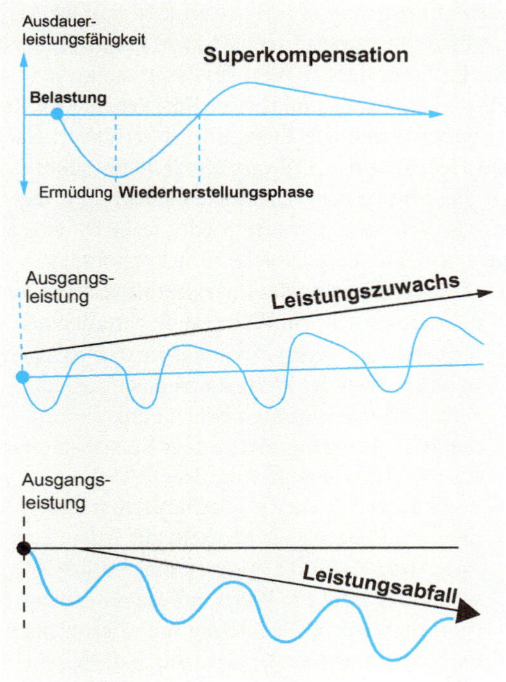

Abb. 10.9 Vermeidung von Übertraining [aus Hottenrott [123] Verlauf der Superkompensation: Durch die Trainingsbelastung kommt es zur Ermüdung des Organismus. Während der Wiederherstellungsphase erfolgen zunächst Abbauvorgänge mit einer vorübergehenden Leistungsminderung. Es erfolgen Aufbauvorgänge, die zu einer Superkompensation der Energiespeicher führen („positive" Belastungsadaptation).Summation von Superkompensationseffekten im Training zur Erklärung der trainingsbedingten Leistungssteigerung („positive" Belastungsadaptation. Leistungsverminderung bei Übertraining („negative" Belastungsadaptation)

Zu diesem physikalischen Potenzial kommt noch eine biochemische Komponente. Im Prozess der Zellatmung fallen ständig H-Ionen an, die durch ATP-getriebene Wasserstoffpumpen über die Membran ausgeschieden werden. Dieser ständige Efflux positiver Ionen erhöht das Grenzflächenpotenzial um weitere 30–60 mV je nach der Intensität des Grundstoffwechsels der Zelle.

In den Poren der Zellmembran sind an den Carbonylgruppen der Peptidbindungen von Membraneiweißen Kalziumionen verankert:

$$(^{+})C = O(^{-}) \ldots Ca^{++}$$

Tab. 10.1 Hygiogenetische Reaktionen

Hygionetische Reaktionen	Zeitbedarf
Trophische-plastische Adaptation Spezifische Anpassungen	Monate
Funktionelle Adaptationen mit Normalisierung	Wochen
Langzeiterholung, vegetative Äquilibrierung, Selbstheilung	
Überschließende Erholung Überkompensation nach Erschöpfung	Tage
Zentral koordinierte Erholung Schlaferholung	Nacht
Stoffwechselerholung Abbau der Ermüdungsprodukte Auffüllung der Energiespeicher	Stunden
Lokale Gewebserholung Abtragung der Sauerstoff-Schuld	Minuten

Ihr starkes elektropositives Feld behindert die Passage von Kationen durch die Membran, beeinflusst aber nicht das letzthin eingestellte Ionengleichgewicht. Ein Zusammenbruch des Membranwiderstands bei der Erregung kann daher keine neuen Ionenfluxe, keine Aktionspotenziale auslösen. Deren Auftreten zeugt davon, dass bei der Erregung zusätzliche aktive, treibende Kräfte freigesetzt werden.

Erregungsprozess aus Sicht der Phasentheorie

Eine Erregung kann durch verschiedene physikalische oder chemische **Reize** ausgelöst oder begünstigt werden, durch kathodische elektrische Reize (EF, MF), durch mechanische Kräfte (Vibrationen, US), durch strahlende Energie, Kälte, Säuren, Laugen und vielfältige andere chemische Wirkstoffe. Einheitlich ist dagegen die durch den Reiz ausgelöste Reaktionskette, die Erregung. Alle diese Reize haben eines gemeinsam: Sie sind geeignet, in Proteinmolekülen Wasserstoffbrücken zu brechen, sie also reversibel zu denaturieren. Diese Form der **Denaturation** verläuft exotherm, was die Ausbildung einer Kettenreaktion ermöglicht. Sie wurde von Segal/Dehmlow [268] an Eiweißlösungen in vitro dargestellt und untersucht.

Im Wesentlichen bewirkt die freigesetzte Denaturationsenergie eine Senkung des pH-Werts, wodurch weitere Wasserstoffbrücken des Proteins gespalten werden, was wiederum Denaturationsenergie freisetzt, weitere Wasserstoffbrücken spaltet. Der Erregungsprozess wird in der Folge vom auslösenden Reiz unabhängig.

Die Senkung des intrazellulären pH-Wert, das Grundelement der Erregung, hat vielfältige Folgeerscheinungen (➤ auch Tab. 2.3)

- Bei sinkendem pH-Wert, d.h. steigender Wasserstoffionenkonzentration, binden die ursprünglich schwach elektronegativen Proteine des Zytoplasmas verstärkt positive H-Ionen und werden isoelektrisch, d.h. neutral. Da sie sich nicht mehr abstoßen, jedoch weiterhin durch ihre Dipolmomente anziehen, verwandelt sich das Koazervat in ein **Koagulat**, ein gewöhnliches **Kolloidgel**, das stark quellungsfähig ist und gewaltsam Wasser an sich reißt. Wasser strömt durch die Membranporen in die Zelle ein, wobei diese Schwellung in extremen Fällen das Zellvolumen etwa verdoppelt.
- Im Außenmedium der Zelle ist das Wasser fast völlig als Hydrathülle an die Natriumionen gebunden. Bei der Quellung des Koagulats werden daher Natriumionen ins Zellinnere mitgerissen. Dieser starke Influx von Kationen manifestiert sich als die für Erregung typische Senkung des Ruhepotenzials, bei starken Reizen als Aktionspotenzial, bei dem die Polarisation der Zelloberfläche sogar umgekehrt wird. Dieser Kationeninflux entspricht aber einem anodischen Reiz, der hemmend wirkt, den **Erregungsprozess abbricht** und die **Rückkehr** zum **Ausgangszustand** ermöglicht.

Es war erkennbar, dass sowohl die Denaturation der Proteine als auch der Zusammenbruch des Koazervats mit der daraus resultierenden Quellung exotherm verlaufen. Die Rückkehr zum Ausgangszustand kann daher nur unter Energiezufuhr erfolgen. Wie bei jeder Arbeitsleistung der Zelle wird diese Energie dadurch bereitgestellt, dass Adenosintriphosphat (ATP) durch eine ATPase zu Adenosindiphosphat (ADP) hydrolysiert wird. In jeder gesunden Ruhezelle ist ein ausreichender Vorrat an ATP vorhanden, und er wird nicht angegriffen, da die ATPasen in neutralem Milieu inaktiv sind und ihr Aktionsoptimum etwa bei dem pH-Wert 6 liegt. Sinkt bei der Erregung der pH-Wert des Zytoplasmas, so wird eine ATPase aktiv und die zur Rückkehr in den Ruhezustand benötigte Energie wird verfügbar. Nach der Hydrolyse des ATP verbleibt freie Phosphorsäure. Sie aktiviert die Fermente der Zellatmung, durch welche die Phosphorsäure wieder ans ADP angelagert wird und dieses zu ATP zurückverwandelt.

- Diese **Aktivierung** des **Energiestoffwechsels** manifestiert sich als ein Wärmestoß, der mit einer kleinen Latenz jeden Erregungsprozess begleitet. In entsprechender Weise können natürlich die verschiedensten biochemischen Funktionen durch das Erregungsniveau über Verschiebungen des pH-Werts gesteuert werden.
- Auch die verschiedenen **mechanischen Funktionen** der **Zelle** wie die Muskelkontraktion, die Phagozytose oder die Mitose können mit Verschiebungen des pH-Werts in Zusammenhang gebracht werden: Die Bildung von Mikrofilamenten aus Aktinmolekülen wird durch die bei sinkendem pH-Wert eintretenden Strukturveränderungen begünstigt und die mit der Spiralisierung dieser Mikrofilamente einhergehende mechanische Arbeitsleistung erfolgt, wenn bei niedrigem pH die ATPase-Funktion der Mikrofilamente aktiviert wird. Lediglich bei der Zilienaktivität handelt es sich wahrscheinlich um einen grundlegend anderen Mechanismus.

10.4 Pathologische Erscheinungen aufgrund gestörter Erregung

Wird der normale Ablauf des Erregungszyklus soweit gestört, dass eine Rückkehr zum ursprünglichen Erregungsniveau unmöglich wird, kann es zu pathologischen Veränderungen verschiedener Art kommen.

10.4.1 Arterielle Verschlusskrankheiten

Die Anwendung von UVB bei arteriellen Verschlusskrankheiten ist im deutschen Sprachraum am meisten verbreitet. Dabei ist generell festzustellen, dass das Blut in den betroffenen Organen stark anoxisch ist.

Unter Sauerstoffmangel kann ein Erythrozyt seine normale Zellatmung nicht vollziehen. Um das für die Ausscheidung der H-Ionen benötigte ATP zu gewinnen, wird er wenigstens teilweise auf die anaerobe Glykolyse zurückgreifen, die als Endprodukt Milchsäure hinterlässt. Dies führt zu einer Übersäuerung der Zelle. Hämoglobin, das beim Erythrozyten fast die gesamte Zellmasse darstellt und normalerweise als viskosflüssiges Koazervat vorliegt, geht in den Koagulatzustand über. Der Zustand des Erythrozyten entspricht nunmehr einer hochgradigen Erregung.

Die Umwandlung des flüssigen Koazervats in ein starres Gel macht aus dem plastischen Gebilde ein starres Plättchen, was die Passage durch die Kapillaren erschweren muss. Hinzu kommt, dass durch die Koagulation eine Quellung bewirkt wird, die das Volumen auf fast das Doppelte ansteigen lässt. Anstelle des üblichen Durchmessers von 8 µm findet man im Blut aus Organen mit arteriellem Verschluss vielfach 12 µm breite Erythrozyten. Zudem büßen die Erythrozyten im Erregungszustand ihre Oberflächenpolarisation ein, sie stoßen sich nicht mehr gegenseitig ab, sondern verkleben miteinander und bilden die genannten Geldrollenpakete, was die Passage durch die Kapillaren noch weiter behindern muss.

Ähnliches gilt zweifelsohne auch für andere Zellarten, die Einfluss auf die Blutzirkulation haben. Die Endothelzellen sind breite, flache Zellen, die die Blutgefäße einschließlich der Kapillaren innen auskleiden. Schwellen sie durch anoxische Erregung, so verringert sich das Kapillarlumen sehr erheblich, wodurch die Passage der Erythrozyten erschwert werden muss.

Wird die Sauerstoffversorgung wieder hergestellt, erweitert sich auch das Kapillarlumen.

10.4.2 Erregung und Entzündung – Nekrose und Wundheilung

Bei steigender Erregung aktiviert der sinkende pH-Wert die ATPase und stellt dadurch die Zelle Energie zur Aufhebung des Erregungszustands zur Verfügung. Das Ganze ist ein Regelkreis mit negativer Rückkopplung (➤ Abb. 10.10). Je stärker der Reiz, umso bedeutender die Senkung des pH-Werts und umso größer die Menge des hydrolysierten ATP, solange der Regelbereich nicht überschritten wird.

Überschritten wird er bei besonders starken oder lang anhaltenden Reizen, also bei mechanischen, thermischen oder chemischen Traumen sowie bei der Einwirkung von Bakterientoxinen. Wird bei der Erregung etwa der pH-Wert 6 erreicht, so wird beim weiteren Fortschreiten des Prozesses keine zusätzliche Energie freigesetzt, weil die ATPase nicht weiter aktiviert werden kann, was in der ➤ Abbildung 10.10/2 angedeutet wird. Der Prozess schreitet weiter fort, bis bei etwa zum pH-Wert 5,8 der abfallende Schenkel der Aktivitätskurve der ATPase erreicht wird. Hier gerät man in einen Bereich positiver Rückkopplung. Je mehr die Erregung anwächst, umso geringer wird die freigegebene Energiemenge, die zur Bekämpfung dieser Erregung dienen soll (➤ Abb. 10.10/3). Der Prozess schreitet ungehindert weiter fort, bis schließlich der pH-Wert erreicht wird, bei dem die ATPase völlig versagt und die Zelle aller Abwehrkräfte beraubt ist (➤ Abb. 10.10/4). ➤ Abb. 10.10/1 beschreibt die funktionelle Erregung, die sich innerhalb der Regelbreite hält und vom Organismus gesteuert werden kann.

Leichte Entzündung

Die ➤ Abbildung 10.10/2 zeigt, dass die Zelle sich der Kontrolle entzogen hat. Dieser Zustand entspricht einer leichten Entzündung. Die Störung hält an, auch wenn die Noxe abgeklungen ist. Eine beginnende Histaminfreisetzung bewirkt Gefäßerweiterung und leichte Rötung. Die Schwelle der Schmerzrezeptoren sinkt und Juckreiz stellt sich ein. Der gesteigerte Energiestoffwechsel führt zur Wärmebildung, der Übergang des Zytoplasmas in den Koagulatzustand bewirkt eine Schwellung des befallenen Organs.

Solche leichten Entzündungen sprechen generell leicht auf Therapien an. Nach Beseitigung der auslösenden Noxe klingt die Erregung spontan ab, da die stak aktivierte ATPase viel Energie zur Verfügung stellt und der ebenfalls stark aktivierte Energiestoffwechsel den ATP-vorrat ständig erneuert.

Die Ozon-Sauerstofftherapien, die das Erregungsniveau aktiv senkt, haben bei Entzündungen eine ausgeprägte therapeutische Wirkung.

Starke Entzündung

Bei starker Entzündung erklärt sich das Zustandekommen der klassischen Symptome Wärme, Rötung, Schwellung und Schmerz aus den bereits beschriebenen Parametern der Erregung. Dieser Zustand ist noch reversibel. Neben der Beseitigung der Noxe kann hier die UVB zur Heilung beitragen, indem sie das Erregungsniveau senkt und die kranke Zelle in den normalen Regelbereich mit negativer Rückkopplung zurückbringt.

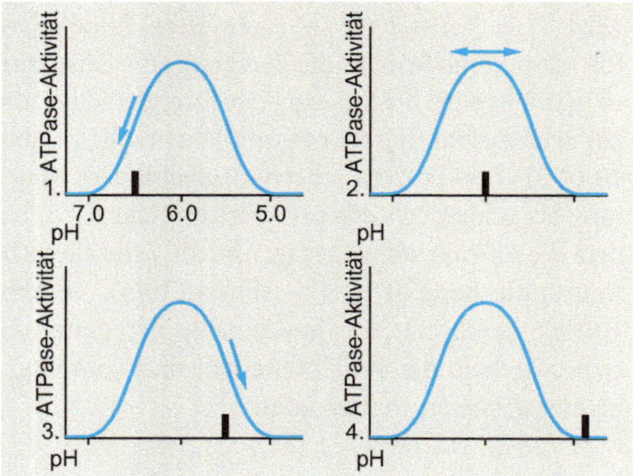

Abb. 10.10 Die Aktivität der ATPase des Zytoplasmas in Abhängigkeit vom Erregungsniveau, ausgedrückt durch den intrazellulären pH-Wert

1. Mäßige Erregung (pH-Wert: 6,5): Die Zelle kehrt bei abnehmender ATPAse-Aktivität zum Ruhezustand zurück.
2. Mäßige Entzündung (pH-Wert: 6,0): Es fehlen die steuernden Kräfte, die Zelle kann sich spontan erholen oder nekrotisieren.
3. Hochgradige Entzündung (= Paranekrose; pH-Wert: 5,5): Bei steigender Erregung sinkt die ATPase-Aktivität. Die Zelle tendiert zu einem höheren Erregungsgrad, der Nekrose überzugehen.
4. Die extrem starke Nekrose führt zur Nekrose (pH-Wert: 4,5). Die ATPase ist inaktiviert, ohne Versorgung mit ATP-Energie erleidet die Zelle den Tod.

Nekrose

Sich selbst überlassen, gehen die stark entzündeten Zellen oft spontan in den Zustand der Nekrose über. Der physiologische Zustand hochgradig entzündeter Zellen wird daher auch als Paranekrose bezeichnet. Im Gegensatz zu dieser ist aber die Nekrose irreversibel. Durch den niedrigen pH-Wert werden nicht nur die ATPase, sondern auch die Fermente des Energiestoffwechsels inaktiviert, die Zellatmung erlischt und die Zelle stirbt. Im nekrotischen Zentrum eines Abszesses liegt der pH-Wert zumeist um 5. Dadurch werden die proteolytischen Fermente der Kathepsin-Gruppe aktiviert. Dem Zelltod folgt rasch die Zellzerstörung.

Gegen die Nekrose ist eine Ozon-Sauerstoffbehandlung wirkungslos. Sie kann aber verhindern, dass paranekrotische Zellen der Nekrose verfallen.

Wundheilung

Eine unspezifische Reiztherapie, wie z.B. die UVB, vermag den Heilungsprozess eitriger Entzündungen wesentlich zu fördern [268]. Ähnlich liegen die Verhältnisse bei der Heilung steriler Wunden. Der Wundrand besteht aus einer Schicht nekrotischer und daher irreversibel verlorener Zellen. Ihr folgt eine Schicht paranekrotischer Zellen mit einer Tendenz zur Nekrose. Dahinter liegt eine Schicht von Zellen, die hochgradig erregt sind, jedoch noch im normalen Regelbereich liegen. Ihre starke Dauererregung bewirkt eine starke Proliferation oder Granulation, der schließlich die Ausfüllung der Wundlücke zu verdanken ist. Die UV-Behandlung veranlasst die paranekrotischen Zellen, vorzugsweise nicht der Nekrose zu verfallen, sondern an der Granulation teilzunehmen, wodurch der Heilungsprozess beschleunigt wird.

Dies gilt auch für besonders schwer heilende Wunden sowie für Ulzera. Kliche [137] berichtet über die Behandlung des als unheilbar geltenden Ulcus cruris durch eine UV-Behandlung. In neun von neun Fällen wurde eine vollständige und dauerhafte

Heilung erzielt. Dabei handelt es sich um Patienten, an denen andere therapeutische Maßnahmen bereits erfolglos ausprobiert worden waren.

10.4.3 Infektionen

Bakterielle Infektionen

Über die therapeutische Wirkung der UVB bei bakteriellen Infektionen liegen Mitteilungen sowohl auf dem Gebiet der Human- [212, 268] als auch der Veterinärmedizin vor [268]. Der Wirkmechanismus ist wahrscheinlich hoch komplex und daher schwer durchschaubar. Obwohl bereits die bloße entzündungshemmende Wirkung der UVB therapeutisch wirksam sein kann, muss doch damit gerechnet werden, dass die Bindung von Bakterien an die Zellen des Wirts durch die UVB beeinträchtigt wird, denn manche spezifische Membranrezeptoren werden bei der Erregung allosterisch verändert und möglicherweise entfallen ihre bindenden Fähigkeiten. Besonders genau wurde dies bei der Infektion humaner T4-Lymphozyten durch den AIDS-Erreger HIV (Human Immunodeficiency Virus) untersucht. Der Rezeptor CD4 ist in der Membran der T4-Zellen ständig vorhanden, bindet die Viren jedoch nur, wenn diese Zellen aktiviert, d.h. im Immunprozess aktiv sind. Physiologisch erfolgt diese Aktivierung durch den Wirkstoff Interleukin 2, experimentell lässt sich der gleiche Effekt durch eine ganze Reihe von Reizstoffen mit Dauerwirkung erzielen. Sollten, was zu vermuten ist, manche Bakterien auf die Rezeptoren in der Membran erregter Zellen angewiesen sein, wobei diese Erregung durch die von ihnen ausgeschiedenen Toxine bewirkt werden könnte, so könnte die erregungshemmend wirkende UVB die Wirkung der Toxine kompensieren und die Infektion einschränken.

Schließlich darf man auch nicht die direkte Einwirkung der UVB auf die Bakterien ausschließen. Sie hat wahrscheinlich keine direkte bakterizide Wirkung, aber die Entwicklung der Infektion ist an die rasche Proliferation der Bakterien gebunden. Zur Auslösung einer Zellteilung gehört aber eine lang anhaltende hochgradige Erregung. Durch erregungshemmend wirkende Narkotika kann man eine Zellteilung verhindern, durch alkalische Medien wird eine bereits begonnene Mitose abgebrochen. Es ist also durchaus denkbar, dass die UVB die Proliferation der Bakterien verlangsamt und dadurch der Infektion entgegenwirkt. Gezielte Versuche zu dieser Frage stehen jedoch noch aus.

Virale Infektionen

In vielen Berichten über die UV-Behandlung von Infektionskrankheiten werden auch Virusinfektionen positiv erwähnt, systematische Untersuchungen gibt es jedoch kaum. Dabei wäre eine Klärung der Wirkung der UVB bei Virusinfektionen von besonderer Wichtigkeit.

Eine therapeutische Wirkung der UV-Behandlung ist durchaus zu erwarten. Es scheint die Regel zu sein, dass Viren nur entzündete oder anderweitig „aktivierte" Zellen angreifen. Allgemein bekannt ist der Fall des gemeinen Schnupfens. Jeder Mensch ist ständiger Träger des Schnupfenerregers Rhinovirus. Es bedarf aber einer Entzündung der Nasenschleimhaut durch thermische und chemische Agenzien, damit das Virus in die Zellen eindringt, sich vermehrt und den Schnupfen auslöst. Die erregungshemmend wirkende UVB kann durchaus einer Infektion entgegenwirken.

Für die therapeutische Wirkung kommen zwei Mechanismen in Frage. Die Viren vermehren sich nur intrazellulär. Um in eine Zelle einzudringen, muss ein Virion sich zunächst an einen Rezeptor in der Membran der Wirtszelle anheften. Im Fall von AIDS ist bekannt, dass sich der Rezeptor durch die Erregung allosterisch verändert und nur in diesem Zustand eine Affinität zum Virus entwickelt. Hindert die UVB die Zelle daran, den hierfür erforderlichen Grad der Erregung zu erreichen, könnte sie die Infektion neuer Zellen und die Entwicklung der Krankheit verzögern oder verhindern.

Die UVB kann aber auch auf einem anderen Weg auf die Entwicklung von Virusinfektionen einwirken. Im Gegensatz zu Bakteriophagen verfügt ein Virus über keinen Mechanismus zur Penetration in die Wirtszelle. Diese erfolgt mittels einer aktiven Aufnahme des Virions durch die Wirtszelle. In der Virologie spricht man hierbei von einer Endozytose,

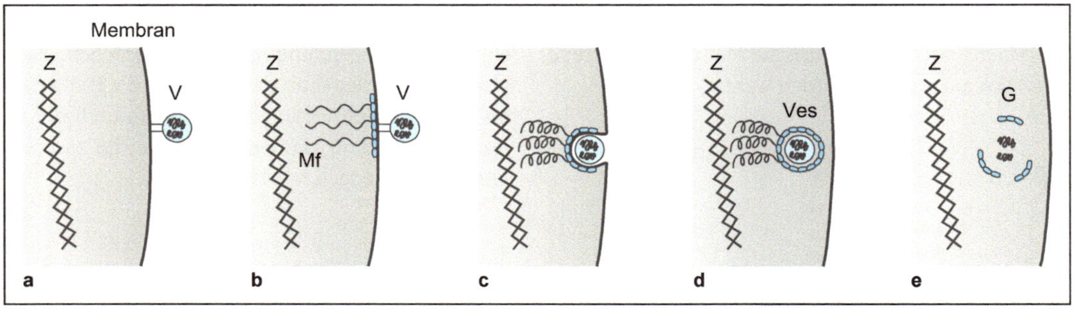

Abb. 10.11 Phasen der Endozytose (Z = Zytoskelett, V = Virion, Mf = Mikrofilamente, Ves = Vesikel, G = Genom)

doch ist diese mit Sicherheit identisch mit dem generellen Phänomen der Pinozytose, mittels derer Zellen verschiedener Art kleine Materiepartikel aufnehmen, die für die Membranporen zu dick sind.

Die ➤ Abbildung 10.11 stellt die verschiedenen Phasen der Endozytose dar. Das an die Zellmembran gebundene Virion übt auf diese einen Reiz aus, der eine Veränderung der Membranstruktur bewirkt (➤ Abb. 10.11a). Insbesondere lagert sich an die Membraninnenseite eine Schicht von Proteinmolekülen aus der Gruppe der Clathrine an. Aus dieser verdickten Membran wachsen nach innen Mikrofilamente heraus, die sich mit dem freien Ende am Zytoskelett verankern (➤ Abb. 10.11b). Mikrofilamente haben aber eine ATPase-Aktivität, sie hydrolysieren ATP und spiralisieren sich mit der Hilfe von ATP-Energie zu Mikrotubuli, wobei sie sich etwa ⅓ verkürzen.

Die Membran wird dadurch nach innen gezogen. Sie bildet zunächst eine Grube (coated pit) (➤ Abb. 10.11c) und schließlich ein im Zytoplasma frei eingebettetes Vesikel (➤ Abb. 10.11d). Dessen Wände sowie auch die Virushülle werden in der Folge durch das Zytoplasma der Wirtszelle verdaut und das Genom des Virions freigesetzt, wodurch die Infektion vollzogen ist (➤ Abb. 10.11e).

Genauso wie die anderen ATPasen entfaltet auch das Aktin der Mikrofilamente seine enzymatische Aktivität nur bei niedrigen pH-Werten, also im Zustand der Erregung. Das würde erklären, warum Zellen von Viren nur im Zustand einer Aktivierung (z.B. AIDS) oder einer Entzündung (z.B. Schnupfen) infiziert werden.

Manche Autoren führen das Eindringen des Virusgenoms in eine Zelle auch auf eine Verschmelzung der Zellmembran mit der Virushülle zurück. Leider wurde dieser Mechanismus bisher nur unvollkommen beschrieben, so dass es noch nicht möglich ist, die Beziehung zwischen der Infektion und dem Erregungszustand der Wirtszelle zu analysieren. Für den Fall der Infektion durch Membranfusion muss man sich damit begnügen, dass ganz generell eine Infektion von Ruhezellen durch Viren unmöglich zu sein scheint. Die erregungshemmende Wirkung der UVB würde also deren therapeutische Wirkung bei Virusinfektionen sowohl bei der Endozytose als auch bei der Membranfusion erklären.

10

KAPITEL

11 Experimentelle physiologische Resultate

11.1 Wirksamkeit von bestrahlten Albuminmolekülen

Die folgenden Versuche wurden in den 1990er-Jahren gemeinsam mit G. Wischnewsky erarbeitet und ausgewertet. (Die Durchführung der Versuche lag ausschließlich in seiner Verantwortung.)

11.1.1 Versuche auf zellulärem Niveau

Material und Methodik

Von einer einheitlichen Suspension von Ehrlich-Aszites-Carcinom-Zellen (eigene Zelllinie, abstammend von der von Prof. Langen entwickelten) wurden die unten beschriebenen Versuchsgruppen angesetzt. Als Versuchstiere wurden weibliche ICR-Mäuse (VE Versuchstierzuchtkombinat Schönwalde) einer einheitlichen Lieferung (d.h. gleichen Alters) verwendet.

- Die UV-Bestrahlung erfolgte mit dem bekannten Blut-Bestrahlungsgerät (FMR 10) und VEB Präcitronik K-Q Quarzküvetten (Dresden).
- Die EAC-Zellen wurden 1:5 mit isotonischer Kochsalzlösung verdünnt und dann gezählt. Anschließend wurde die Zellsuspension mit isotonischer NaCl- bzw. mit 5%iger HSA-Lösung 1:1 weiter verdünnt und danach für den Versuch eingesetzt.
- Die Quarzküvetten wurden nach 7,5 Min. Bestrahlung gedreht. Die Gesamtbestrahlungszeit betrug 15 Min.
- Es wurden jeweils 0,2 ml der EAC-Zellsuspension je Tier intrakutan injiziert. Am 8. Tag wurden die Tiere mit Ether getötet, die Tumoren sorgfältig präpariert und deren Feuchtgewichte sofort bestimmt. Jede Versuchsgruppe umfasste 10 Tiere.

Diskussion

- Die Ergebnisse (➤ Tab. 11.1, ➤ Tab. 11.2 und ➤ Tab 11.3) zeigen nach Ansicht des Verfassers, dass die Vorbehandlung der Zellen infolge mechanischer Schädigung bereits eine starke Beeinträchtigung des Tumorwachstums verursacht hatte.
- Die direkte UV-Bestrahlung der Zellen führt zu einer weiteren Hemmung über die Abtötung von ca. der Hälfte der Tumorzellen. Die Anwesenheit von Humanserumalbumin (HSA) ergibt keinen erkennbaren Effekt.
- Bei der Zugabe frisch UV-bestrahlten HSAs wächst der Tumor sogar erheblich besser; es werden auch alle Beeinträchtigungen durch die Zellmanipulationen aufgehoben.
- Dieser Versuch zeigt, dass nur außerhalb bestrahltes HSA, welches der ECA-Zellsuspension dann zugesetzt wurde, einen drastisch anderen physiologischen Effekt hat als alle anderen durchgeführten Manipulationen. Diese Versuche stärken die Vorstellungen von den durch die UVB charakteristisch veränderten Molekülen des Albumins mit drastisch veränderten physiologischen Eigenschaften.

Weitere Versuche auf zellulärer Ebene an Spermienzellen (Vitalitätsuntersuchung) und an Erythrozyten (Abnahme der Erythrozytenaggregation nach UV-Behandlung) unterstützten die Hypothese, dass bestrahltes HSA eine drastisch andere physiologische Wirksamkeit zeigt gegenüber nicht bestrahltem HSA.

11.1.2 Versuche auf Ebene des Blutserums

Da bekannt war, dass reinfundiertes UV-bestrahltes Eigenblut bei pathologischen Ausgangswerten in vivo zur Herabsetzung der Plasmaviskosität führt, wurde untersucht, ob gleiche Resultate in vitro zu erreichen sind. Dabei wurden Blut, Serum und HSA-Lösungen extrakorporal bestrahlt und normalen und pathologischen Seren – hinsichtlich erhöhter Plasmaviskosität – zugegeben.

11

Tab. 11.1 Erster Versuch

Gruppe	Wirkung	Mio. Zellen/ml	Tote Zellen in %
Kontrolle (unbeh.)	=0	5,8	2
15 Min. UV C	-61 ± 10	5,5	42
15 Min. Küvette ohne UV			
	-42 ± 21	5,7	5
+5 % HSA ohne UV	-37 ± 16	5,7	2
HSA/UV	-63 ± 9	4,4	5
15 Min. UV			
danach + HSA	-61 ± 8	1,4	50
danach + HSA + bestrahltes HSA	+23 ± 21	6,1	0

Tab. 11.2 Zweiter Versuch

Gruppe	Wirkung	Mio. Zellen/ml	Tote Zellen in %
Kontrolle (unbeh.)	=0	7,9	13
15 Min. UV C	-53 ± 8	6,5	40
15 Min. UV C +5 % HSA ohne UV	-11 ± 17	8,5	5
15 Min. UV C + HSA/UV	-15 ± 21	8,0	18
15 Min. UV C + bestrahltes HSA	-4 ± 33	6,9	3

Tab. 11.3 Dritter Versuch

Gruppe	Wirkung	Mio. Zellen/ml	Tote Zellen in %
Kontrolle (unbeh.)	=0	9,1	0
15 Min. UV C	-48 ± 17	6,1	10
15 Min. UV C +5 % HSA ohne UV	-48 ± 15	8,0	3
15 Min. UV C + HSA/UV	-38 ± 15	7,1	0
15 Min. UV C + bestrahltes HSA	+30 ± 27	6,0	2

Auch hier konnte gezeigt werden, dass bestrahlte HSA-Lösungen Blut- und Serumproben gegenüber unbestrahlten ausschließlich in Bezug auf pathologische Seren drastisch andere physiologische Eigenschaften haben (➤ Tab. 11.4 und ➤ Tab. 11.5). Die Versuche wurden gemeinsam mit Dr. Pöhlmann (Universität Jena) und Dr. Lück (Institut für Therapieforschung, Leiter: Dr. Dehmlow) durchgeführt.

Material und Methodik

- Untesuchungsgegenstand war das Blut von Patienten mit arteriellen Verschlusskrankheiten (AVK) unterschiedlicher Genesis und Typs. Ferner wurden Humanserumalbumin, Gamma-Globulin und Standardserum der Firma Sigma und normale physiologische Kochsalzlösung z.B. zur Herstellung der 4%igen HSA-Lösung verwendet.
- Die Messungen der Plasmaviskosität wurden mittels eines Hochtemperaturviskosimeters nach

Berger-Deckert durchgeführt. Die UV-Bestrahlung der verschiedenen Proben erfolgte mit dem UV-Blutbestrahlungsgerät FMR 10 der Firma Präcitronic Dresden nach einem patentierten Verfahren.

Resultate

Die Messresultate sind in den ➤ Tabellen 11.4 bis 11.7 dargestellt. Die Plasmaviskosität der unbestrahlten Lösung wird der einer bestrahlten Lösung gegenüber gestellt. Der Unterschied ist in der dritten Spalte der Tabelle als Prozentwert angegeben.

Im Fall dieser Patienten ist keine relevante Veränderung wie bei den Vergleichslösungen in der ➤ Tabelle 11.4 zu erkennen.

Die ➤ Tabelle 11.6 zeigt vergleichbare Messungen für Patienten mit pathologischen Werten hinsichtlich der Plasmaviskosität. Die Plasmaviskosität nimmt nach Bestrahlung deutlich ab und das umso stärker, je pathologischer der Ausgangswert war.

Die ➤ Tabelle 11.7 zeigt die Messwerte der Plasmaviskosität für die gleichen Patienten wie in ➤ Tabelle 11.6. Nur wurden hier dem Blut oder dem Serum bestrahlte bzw. unbestrahlte HSA-, Globulin- oder physiologische Kochsalzlösung im Verhältnis 1:3 zugesetzt. Daher sind schon die Ausgangswerte der unbestrahlten Proben stark in der Plasmaviskosität herabgesetzt.

Tab. 11.4 Viskositätsmessung. Messwerte für die physiologische Kochsalzlösung, 4 % HSA- und 4 % Gamma-Globulin-Lösung.

Untersuchte Lösung	Viskosität (nPa.s)	Veränderung
physiol. Kochsalzlsg.	0,878 ± 0,0037	
physiol. Kochsalzlsg. + hv(1′)	0,887 ± 0,0058	100,9 %
HSA Lsg. (4%ig)	0,99 ± 0,0035	
HSA Lsg. (4%ig) + hv(1′)	0,97 ± 0,0025	98,0 %
Glob. Lsg. (4%ig)	1,08 ± 0,0009	
Glob. Lsg. (4%ig) + hv(1′)	1,063 ± 0,0013	98,4 %
Glob. Lsg. + BSA	1,27 ± 0,0018	
Glob. Lsg. + BSA Stand + hv(1′)	1,34 ± 0,0013	97,7 %
Standardserum	0,988 ± 0,0011	
Standardserum + hv(1`′)	0,970 ± 0,0007	98,1 %

Tab. 11.5 Messung der Plasmaviskosität (nichtpathologisches Material). Messung der Plasmaviskosität bei Patienten mit normaler Plasmaviskosität. Blut und Serum wurden 1 Min. lang bestrahlt (= 253,7 nm).

	Viskosität (nPa.s)	Veränderung
Blut + hv(1′) unbestrahlt bestrahlt	 1,37 ± 0,004 1,36 ± 0,003	 99,2 %
Serum + hv(1′) unbestrahlt bestrahlt	 1,39 ± 0,002 1,385 ± 0,0011	 99,6 %

11

Tab. 11.6 Messung der Plasmaviskosität (pathologisches Material)

	Viskosität (nPa.s)	Veränderung
Blut + Zusatz von		
1. unbestrahlt	1,74 ± 0,011	87,3 %
1. bestrahlt	1,55 ± 0,007	
2. unbestrahlt	1,58 ± 0,007	93,8 %
2. bestrahlt	1,48 ± 0,007	
3. unbestrahlt	1,47 ± 0,006	96,5 %
3. bestrahlt	1,42 ± 0,002	
Serum + Zusatz von		
1. unbestrahlt	1,80 ± 0,033	90,5 %
1. bestrahlt	1,63 ± 0,012	

Tab. 11.7 Messung der Plasmaviskosität (pathologisches Material)

	Viskosität (nPa.s)	Veränderung
Blut + Zusatz von		
1. unbestrahltes HSA	1,39 ± 0,007	87,1 %
1. bestrahltes HSA	1,21 ± 0,005	
2. unbestrahltes HSA	1,41 ± 0,005	88,5 %
2. bestrahltes HSA	1,36 ± 0,003	
3. unbestrahltes Gamma-Globulin	1,30 ± 0,007	100 %
3. bestrahltes Gamma-Globulin	1,30 ± 0,003	
4. unbestrahlte phys. Kochsalzlsg.	1,30 ± 0,007	106 %
4. bestrahlte phys. Kochsalzlsg.	1,39 ± 0,004	
Serum + Zusatz von		
1. unbestrahlt	1,39 ± 0,0016	89,2 %
1. bestrahlt	1,24 ± 0,0010	

Die Veränderungen nach Bestrahlung bezüglich der HSA-Lösungszusätze entsprechen denen bei direkter Bestrahlung des Blutes oder des Serums (➤ Tab. 11.5). In Bezug auf die Globulin- und Kochsalzlösung, in der nach Bestrahlung kein Absinken der Viskosität zu finden war, entspricht damit die Veränderung auch den Werten bei direkter Bestrahlung der Blut- bzw. Serumprobe (➤ Tab. 11.7).

Auch diese Plasmaviskositätsmessungen dokumentieren – genau wie die Messungen auf zellulärem Niveau, dass bestrahltes und unbestrahltes HSA drastisch andere Wirkungen zeigten. Da Gamma-Globulin nicht diesen Unterschied hervorruft, kann angenommen werden, dass bei HOT und UVB die charakteristisch veränderten HSA-Moleküle mit erhöhtem Dipolmoment eine wesentliche Wirkung ausüben. Diese Annahme schließt jedoch nicht aus, dass dem sog. „Sauerstoffweg" über Mikro-Radikale und aktivierte Sauerstoffspezies (z.B. $^1O_2^*$, $\cdot OH$, $O_2^{\cdot-}$) ebenfalls eine wesentliche Bedeutung zukommt, und dass in Zukunft durch weitere Forschungen die Verbindung beider Wirkungsmechanismen nicht auszuschließen ist.

11.2 Aggregiertes Humanserumalbumin als Regulationspharmakon

Wie die bisherigen Arbeiten und die hier dargestellten Ausführungen zeigen, entsteht bei allen Ozon-Sauerstoff-Therapien (Ozon-, HOT und UVB-Eigenbluttherapien) auch „aggregiertes Humanserumalbumin" (Delta-HSA) aus dem „monomeren Humanserumalbumin" (m-HSA) im Blut, das als biogener Immunmodulator wirkt (➤ Abb. 11.1). Es löst ebenfalls biogene, so genannte „pseudoallergische" Reiz-Reaktions-Kaskaden aus, die über „mediatorvermittelte" („positive") Belastungsadaptationen erfolgen (➤ Abb. 10.9).

Ein „unspezifischer" Reiz – z.B. durch das „aggregierte" Humanserumalbumin (Delta-HSA) – wirkt hier im Sinne der „Auslösung der Selbstheilungskräfte" (Hygiogenese), der „Heilentzündung" oder einer „autoregulativen Medizin" bzw. einer „kybernetischen Medizin".

Zusammengefasst erzeugt („oxidativer") Stress eine **katabole Entgleisung**, Erhöhung der Delta-HSA-Komponente und z.B. auch der Cholesterinkonzentration (!) im Blut und löst als („kybernetische") komplexe Gegenregulation anabol-entzündliche Prozesse aus.

Eine **anabole Entgleisung** lässt demgegenüber bei niedrigen Delta-HSA-Konzentrationen als komplexe Gegenregulationsreaktion eine Verstärkung kataboler Stoffwechselprozesse zu (➤ Abb. 11.2).

Die Ausführungen speziell zum Regulationsstoffwechsel mit der Rückführung der Entgleisungen wie auch die Beseitigung der Übersäuerung machen bei der UVB/HOT/Ozontherapie deutlich, dass die hier erwähnten therapeutischen Möglichkeiten, insbesondere auch bei der Schmerzbeseitigung – und hier nicht nur der Symptome – nutzbar sind.

11.3 Wirkungen der UVB und HOT auf Mangelsyndrome

11.3.1 Antiinfektiöse Wirkung

Es erscheint zunächst selbstverständlich, dass nicht der gleiche Wirkmechanismus für die Heilung von Infektionen und für die Behebung von Kreislaufstasen verantwortlich gemacht werden konnte. Bei der antiinfektiösen Wirkung der UVB bot sich selbstverständlich eine Aktivierung des Immunapparates durch das bestrahlte Blut an, die experimentelle Überprüfung dieser Hypothese war jedoch nicht zufriedenstellend.

Obolenskaja et al. [197] bestimmten die **Phagozytenaktivität** im bestrahlten und unbestrahlten Blut. Im unbestrahlten Blut wurden pro Zelle 3 Latexkörnchen absorbiert, nach Bestrahlung mit einer optimalen Dosis. Die Zahl der phagozytoseaktiven Zellen stieg hierbei von 28 auf 34. Insgesamt stieg die Phagozytoseaktivität durch die Bestrahlung um den Faktor 2,2. Berücksichtigt man, dass dieses Blut bei der Reinfusion um 100 ml verdünnt wird, bliebe nur noch ein Faktor 0,02 übrig, der wirkungslos sein sollte.

Natürlich muss man auch eine mögliche **stimulierende Wirkung** des infundierten bestrahlten Blutes innerhalb des Organismus in Betracht ziehen. Wichrijew et al. [337] bestimmten verschiedene Immunparameter bei Patienten mit schweren Verbrennungen vor der UV-Behandlung und nach der 3. Infusion des bestrahlten Blutes. Die Menge IgM betrug anfangs 1,12 g/l und stieg von 2,75 auf 3,46 g/l. Für die an den Patienten beobachtete starke therapeutische Wirkung können solche winzigen Verschiebungen jedoch nicht verantwortlich sein. Ein anderer Wirkmechanismus muss gesucht werden.

11.3.2 Anstieg des Erregungsniveaus

Die verschiedenen pathophysiologischen Veränderungen, die mit der UV-Bestrahlung des Eigenblutes erfolgreich behandelt werden können, lassen sich auf

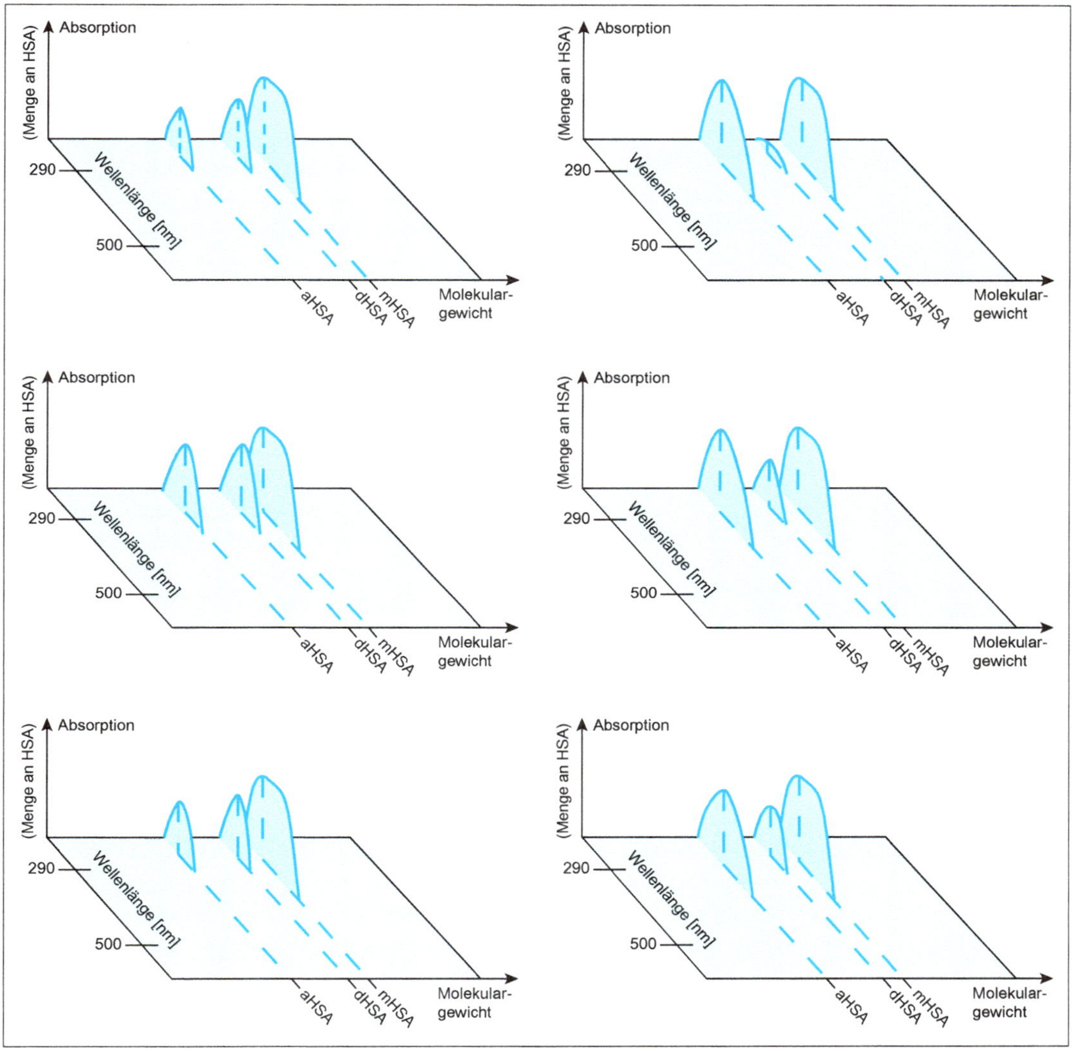

Abb. 11.1 Dreideimensionale Darstellung des aggregierten Humanalbumins bei UVB-, HOT-, Ozon und Temperaturbehandlung (schematisch). Die Abbildung zeigt: Oben links: unbehandeltes Serum (4%-Lösung) Oben rechts: bei 42°C für die Dauer von $>$ 6,5 Min. behandeltes Serum Mitte links: für die Dauer von 3 Sek. UV-Behandlung und Messung nach 60 Min. Mitte rechts: für die Dauer von 3 Sek. HOT-Behandlung und Messung nach 60 Min. Mitte links: für die Dauer von 6 Sekunden UV-Behandlung und Messung nach 6 Min. Unten links: 15 (g/ml) Ozon, 20 ml und Messung nach 90 Min. Unten rechts: 60 (g/ml) Ozon, 20 Ml und sofortige Messung (schematische Darstellung der HPLC-Messwerte).

einen übergreifenden Faktor zurückführen, nämlich auf einen Anstieg des Erregungsniveaus des geschädigten Gewebes. Aus vereinfachten Strukturvorstellungen der Proteinmoleküle des Blutplasmas, insbesondere des Albumins und deren Absorption bei λ = 254 nm, ergibt sich, dass ein Teil (ca. 10%) in je zwei Halbmoleküle mit hohem Dipolmoment gespalten werden könnten. Solche Halbmoleküle mit hohem Dipolmoment könnten aggregieren und sich an die Zellmembranen binden. Sie wirken mit ihrem positiven Feld als ständige Elektrode (anodisch wirkende molekulare Elektrode). Dadurch wird in der klas-

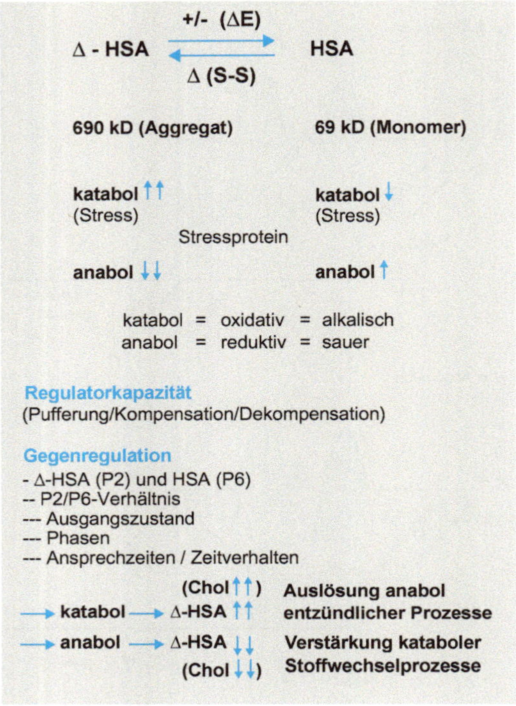

Abb. 11.2 Verallgemeinerte Prinzipien der HSA-Reaktion

sischen Erregungsphysiologie der als Anelektrotonus bekannte Zustand eingestellt, der das Erregungsniveau senkt. Aus neueren Untersuchungen wissen wir, dass dieser Polarisierungseffekt den pH-Wert des Zytoplasmas anhebt. Neuere eigene experimentelle Resultate weisen auf Photodenaturation mit anschließender möglicher Aggregation, insbesondere des Serumalbumins hin [268]. Auf physiologischer Ebene (Tierversuch) konnte gezeigt werden, dass bestrahlte Humanserumalbuminlösung gegenüber unbestrahlter eine drastisch andere Wirkung hat. Die Ausgangshypothese ist somit weitgehend überprüft.

Die Analyse der Endozytose, der Mechanismus, der Viren eine Aufnahmen in die Wirtszelle ermöglicht, zeigte: Eine kritische Phase dieses Prozesses, die Spiralisierung von Mikrofilamenten, die das membrangebundene Virus in die Zelle hineinziehen, wird in einer Ruhezelle nicht vollzogen. Sie stellt Anforderungen an den pH-Wert und an die Kalziumkonzentration, die nur in einer stark erregten Zelle befriedigt werden. Wenn, wie es gezeigt werden konnte, die UVB erregte Zellen in den Ruhezustand zurückdrängt, muss sie zugleich die Endozytose und damit die intrazelluläre Vermehrung von Viren unterdrücken, was die beobachtete therapeutische Wirkung erklären kann. Auf der Grundlage dieser Erkenntnisse werden auch die weitaus komplizierteren Bedingungen bei bakteriellen Infektionen diskutiert [268].

Durch diese Versuche und Vorstellungen wird keinesfalls ausgeschlossen, dass die Fotoradikale des Blutes und damit die aktivierten Sauerstoffspezies ($O_2^{\bullet-}$, H_2O_2, •OH, $^1O_2^*$), die bei der UV-Bestrahlung entstehen, ebenfalls eine physiologische und möglicherweise eine therapeutische Wirkung zeigen. In Zukunft wird die Verbindung beider Wirkungsweisen notwendig, wie wir sehen werden.

KAPITEL

12 Sauerstoff- und Ozontherapien bei speziellen Indikationen

Bei den folgenden indikationsorientierten Therapieempfehlungen zu den Sauerstoff- und Ozontherapien stehen die von HPGO3 (Heilpraktiker Gesellschaft für Ozontherapie e.V.) und der GOS (Gesellschaft für Ozon- und Sauerstoff in Medizin und Technik e.V.) empfohlenen Methoden und Therapieschemata im Vordergrund. Sie sind zugleich eine Konkretisierung der in den ➤ Kap. 3 genannten Anwendungsgebieten und Therapiemaßnahmen.

12.1 Erkrankungen des Herzens

12.1.1 Stellenwert der Ozon- und Sauerstofftherapien

Durch die Ozon- und Sauerstofftherapie, die HOT und UVB können koronare Durchblutungsstörungen sowie mit Herzerkrankungen einhergehende Sauerstoffmangelsituationen in der Peripherie (Domäne der Sauerstoff-/Ozontherapie) positiv beeinflusst werden. Selbst wenn es nicht gelingt, z.B. am EKG signifikante Veränderungen herbeizuführen, werden durch Verbesserung der Fließeigenschaften des Blutes und der Sauerstoffutilisation das Befinden des Patienten sowie seine Lebensqualität deutlich gebessert. V.a. bei Herzerkrankungen hat sich die Kombination mit der Sauerstoff-Mehrschritt-Therapie nach Ardenne sehr bewährt.

12.1.2 Herzinsuffizienz

- **GEB** (nach Prof. Wolff): 50–100 ml Blut, 20 µg Ozon pro ml, Gesamtmenge 100 ml Sauerstoff-Ozon-Gemisch). Mind. 2 × wöchentl., mind. 10 Behandl., tritt keine Besserung ein, andere Therapie wählen.
- **SMT** (Sauerstoff-Mehrschritt-Therapie): begleitend Inhalation (SMT) 2 ×, besser 3 × wöchentl. (20-Minuten-Schritte, ionisierter Sauerstoff, 5 l/Min.)
- **HOT** (nach Wehrli): 80 ml bestrahltes Blut. 2 × wöchentl.; 6–10 Behandl. danach evtl. für 4 Wo. 1 × wöchentl.
- **UVB** (nach Wiesner): 50 ml bestrahltes Blut. 2 × wöchentl.; 6–10 Behandl. danach evtl. für 4 Wo. 1 × wöchentl.

Liegt eine ausgeprägte Herzinsuffizienz vor, ist bei speziellen Befunden und Syndromen nach Definition der HPGO 3 eine Infusion kontraindiziert: bei P-pulmonale, Wolf-Parkinson-White-Syndrom (WPW) sowie einem bifaszikulärer Block. Denn in diesen Fällen können durch die Infusion (auch von Eigenblut!) Volumenbelastungen entstehen, die nicht mehr vom Heilpraktiker verantwortet werden sollten. In solchen Fällen kann nur noch mit der SMT gearbeitet werden.

12.1.3 Angina pectoris

Kontraindikation Herzinfarkt!

- **GEB** (nach Prof. Wolff): alle 3 Tage 10 µg O_2O_3/ml Blut bei 100 ml Blut, ca. 10 Behandl.
- **SMT** (Sauerstoff-Mehrschritt-Therapie): durch O_2-Inhalation wird pO_2 erhöht, Rezidive vermindert und Medikamentenreduzierung möglich. 2 ×, besser 3 × wöchentl. (20-Minuten-Schritte, ionisierter Sauerstoff, 5 l/Min.). Auch geeignet zur Infarktprophylaxe bei stabiler Angina pectoris.
- **HOT** (nach Wehrli) zur Verbesserung der Mikrozirkulation, O_2-Zufuhr, Medikamentenreduzierung möglich. 80 ml bestrahltes Blut. 2 × wöchentl.; 6–10 Behandl. danach evtl. für 4 Wo. 1 × wöchentl.
- **UVB** (nach Wiesner): 50 ml bestrahltes Blut. 2 × wöchentl.; 6–10 Behandl. danach evtl. für 4 Wo. 1 × wöchentl.

12.1.4 Herzinfarkt und Herzinfarktnachsorge

- **GEB** (nach Prof. Wolff): 50–100 ml Blut, 20 µg Ozon pro ml, Gesamtmenge 100 ml Sauerstoff-Ozon-Gemisch). Mind. 2 ×/Wo., mind. 10 Behandl., tritt keine Besserung ein, andere Therapie wählen.

- **SMT** (Sauerstoff-Mehrschritt-Therapie): begleitend Inhalation (SMT) 2 ×, besser 3 × wöchentl. (20-Minuten-Schritte, ionisierter Sauerstoff, 5 l/Min.)
- **HOT** (nach Wehrli): 80 ml bestrahltes Blut. 2 × wöchentl.; 6–10 Behandl. danach evtl. für 4 Wo. 1 × wöchentl.
- **UVB** (nach Wiesner): 50 ml bestrahltes Blut. 2 × wöchentl.; 6–10 Behandl. danach evtl. für 4 Wo. 1 × wöchentl.

12.1.5 Funktionelle kardiovaskuläre Störungen

Die UVB, HOT, Ozon- und Sauerstofftherapie sind sinnvoll, soweit über eine positive Belastungs- und Ordnungstherapie eine erhöhte Funktionelle kardiovaskuläre Leistungsfähigkeit erreicht wird.

- **GEB** (nach Prof. Wolff): 50–100 ml Blut, 20 µg Ozon pro ml, Gesamtmenge 100 ml Sauerstoff-Ozon-Gemisch). Mind. 2 ×/Wo., mind. 10 Behandl., tritt keine Besserung ein, andere Therapie wählen.
- **SMT** (Sauerstoff-Mehrschritt-Therapie): begleitend Inhalation (SMT) 2 ×, besser 3 × wöchentl. (20-Minuten-Schritte, ionisierter Sauerstoff, 5 l/Min.)
- **HOT** (nach Wehrli) zur Verbesserung der Mikrozirkulation, O_2-Zufuhr, Medikamentenreduzierung möglich. 80 ml bestrahltes Blut. 2 × wöchentl.; 6–10 Behandl. danach evtl. für 4 Wo. 1 × wöchentl.
- **UVB** (nach Wiesner): 50 ml bestrahltes Blut. 2 × wöchentl.; 6–10 Behandl. danach evtl. für 4 Wo. 1 × wöchentl.

12.1.6 Koronare Herzkrankheit

- **GEB** (nach Prof. Wolff): 50–100 ml Blut, 20 µg Ozon pro ml, Gesamtmenge 100 ml Sauerstoff-Ozon-Gemisch. Mind. 2 × wöchentl., mind. 10 Behandl.; tritt keine Besserung ein, andere Therapie wählen.
- **SMT** (Sauerstoff-Mehrschritt-Therapie): begleitend Inhalation (SMT) 2 ×, besser 3 × wöchentl., (20-Minuten-Schritte, ionisierter Sauerstoff, 5 l/Min.)
- **HOT** (nach Wehrli) zur Verbesserung der Mikrozirkulation, O_2-Zufuhr, Medikamentenreduzierung möglich. 80 ml bestrahltes Blut. 2 × wöchentl.; 6–10 Behandl. danach evtl. für 4 Wo. 1 × wöchentl.
- **UVB** (nach Wiesner): 50 ml bestrahltes Blut. 2 × wöchentl.; 6–10 Behandl. danach evtl. für 4 Wo. 1 × wöchentl.

12.2 Erkrankungen des Kreislaufs und der Gefäße

12.2.1 Stellenwert der Ozon- und Sauerstofftherapien

Wie auch bei Herzerkrankungen ist das Gewebe bedroht durch Sauerstoffmangel (Ischämie). Somit liegt die primäre Indikation der Sauerstoff-Ozontherapie, insbesondere der Ozontherapie (GEB), vor.

12.2.2 Arterielle Hypertonie

Die Hypertonie selbst lässt sich durch die Ozontherapie beeinflussen. Insbesondere die bei essenzieller Hypertonie im Erkrankungsverlauf auftretenden Durchblutungsstörungen sprechen auf eine ozontherapeutische Behandlung gut an. Die Indikation muss jedoch in Verbindung mit Durchblutungsstörungen (dort) gestellt werden.

Ozontherapie und ACE-Hemmer stellen Kontraindikation dar!

- **HOT bzw. UVB:** Blutdruck lässt sich auf Monate regulieren, Spätkomplikationen des erhöhten RR treten später und seltener auf.

12

  - **HOT** (nach Wehrli): 80 ml bestrahltes Blut. 2 × wöchentl.; 6–10 Behandl. danach evtl. für 4 Wo. 1 × wöchentl.
  - **UVB** (nach Wiesner): 50 ml bestrahltes Blut. 2 × wöchentl.; 6–10 Behandl. danach evtl. für 4 Wo. 1 × wöchentl.
- **O_2-Mehrschritt-Therapie:** indiziert bei Hypertonie Stufe I und II (WHO), Stufe III nur ohne Belastungsübungen (M. v. Ardenne).

12.2.3 Arterielle Hypotonie

- **HOT bzw. UVB:** verbessert Mikrozirkulation, sehr gute Erfolge, zusätzlich physikalische Therapie
  - **HOT** (nach Wehrli): 80 ml bestrahltes Blut. 2 × wöchentl.; 6–10 Behandl. danach evtl. für 4 Wo. 1 × wöchentl.
  - **UVB** (nach Wiesner): 50 ml bestrahltes Blut. 2 × wöchentl.; 6–10 Behandl. danach evtl. für 4 Wo. 1 × wöchentl.
- **O_2-Mehrschritt-Therapie:** bewährte Indikation. Vorgehen ➤ Kap. 3.3.2

12.2.4 Arteriosklerose

Arteriosklerose-Plaques können durch die Ozontherapie nicht aufgelöst oder verändert werden. Doch in Verbindung mit einer Senkung des Risikopotentials des Patienten durch z.B. Ernährungsumstellung und Nikotinverzicht ist die Ozontherapie im Sinne einer ganzheitlichen, naturheilkundlichen Therapie angezeigt.

- **GEB** (nach Prof. Wolff) (50–100 ml Blut, 20 µg Ozon pro ml, Gesamtmenge 100 ml Sauerstoff-Ozon-Gemisch). Mind. 2 ×/ Wo., mind. 10 Behandl., tritt keine Besserung ein, andere Therapie wählen.
- **HOT** (nach Wehrli): 80 ml bestrahltes Blut. 2 × wöchentl.; 6–10 Behandl. danach evtl. für 4 Wo. 1 × wöchentl.
- **UVB** (nach Wiesner): 50 ml bestrahltes Blut. 2 × wöchentl.; 6–10 Behandl. danach evtl. für 4 Wo. 1 × wöchentl.

12.2.5 Periphere arterielle Verschlusskrankheit (pAVK)

- **HOT bzw. UVB:** besonders gut bei AVK IIb und III. Zusätzlich 1 Amp. Placenta-Human i.m.
  - **HOT** (nach Wehrli): 80 ml bestrahltes Blut. 2 × wöchentl.; 6–10 Behandl. danach evtl. für 4 Wo. 1 × wöchentl.
  - **UVB** (nach Wiesner): 50 ml bestrahltes Blut. 2 × wöchentl.; 6–10 Behandl. danach evtl. für 4 Wo. 1 × wöchentl.
- **O_3** i.a.-Inj. (➤ Kap. 4.3.8): 10–35 µg/ml steigend 5–20 ml Blut (insgesamt max. 600 µg Ozon). Je akuter, desto öfter und desto geringere Mengen (1 × tgl. bis 2 × /Wo.), 5–15 Inj. nötig.
- **O_2-Mehrschritt-Therapie:** gute Erfolge in allen Stadien der AVK, ferner bei Raynaud-Syndrom und chron. zerebrovaskulärer Insuffizienz.
- **GEB** (nach Prof. Wolff) (50–100 ml Blut, 20 µg Ozon pro ml, Gesamtmenge 100 ml Sauerstoff-Ozon-Gemisch). Mind. 2 ×/Wo., mind. 10 Behandl., tritt keine Besserung ein, andere Therapie wählen.

12.2.6 Apoplex

Die HOT bzw. UVB verbessern Mikrozirkulation und O_2-Versorgung. Zusätzlich 1 Amp. Placenta-Humann i.m.

- **HOT** (nach Wehrli): 80 ml bestrahltes Blut. 2 × wöchentl.; 6–10 Behandl. danach evtl. für 4 Wo. 1 × wöchentl.
- **UVB** (nach Wiesner): 50 ml bestrahltes Blut. 2 × wöchentl.; 6–10 Behandl. danach evtl. für 4 Wo. 1 × wöchentl.

12.2.7 Varikosis, Thrombophlebitis und chronisch-venöse Insuffizienz

Der Sauerstoffmangel im Gewebe entsteht, weil das sauerstoffarme Blut durch den Rückstau nicht ausreichend abtransportiert wird. Dadurch liegt eine gewisse Form von Ischämie im Gewebe vor. In Verbindung mit Ablagerungen von „Gewebsschlacken" führt dies zu trophischen Störungen. Krampfadern lassen sich durch die Ozontherapie nicht zurückbilden, jedoch werden Beschwerden wie Krampfaderschmerzen, müde Beine, Wadenkrämpfe gemildert, ebenso die Folgen einer tiefen Beinvenenthrombose wie Ulcus cruris. Hämosiderinablagerungen (braune Flecken) werden z.T. aufgehellt.

- **GEB** (nach Prof. Wolff) (50–100 ml Blut, 20 µg Ozon pro ml, Gesamtmenge 100 ml Sauerstoff-Ozon-Gemisch). Mind. 2 × / Wo., mind. 10 Behandl., tritt keine Besserung ein, andere Therapie wählen.
- **O_3-Unterdruckbegasung** (➤ Kap. 4.3.5): ca. 50 µg/ml O_3/O_2 2–3 × /Wo.
- **HOT und UVB:** verbesserte Mikrozirkulation, verbesserte hämorheologische Wirkung. Adjuvant auch zur Thromboseprophylaxe als Zusatztherapie geeignet
- **HOT** (nach Wehrli): 80 ml bestrahltes Blut. 2 × wöchentl.; 6–10 Behandl. danach evtl. für 4 Wo. 1 × wöchentl.
- **UVB** (nach Wiesner): 50 ml bestrahltes Blut. 2 × wöchentl.; 6–10 Behandl. danach evtl. für 4 Wo. 1 × wöchentl.
- **O_2-Mehrschritt-Therapie:** beschleunigte Abheilung von venösen Ulzera möglich

12.2.8 Ulcus cruris

Ischämie und/oder Toxinablagerungen führen zu trophischen Störungen und Geschwürsbildung. Die Sauerstoff-Ozontherapie wirkt antientzündlich, antibakteriell, unterstützt wirkungsvoll die Abheilung der Ulzera und verbessert die Rheologie.

- **Ozon-Beutelbegasung:** Dosisanpassung bei Heilungsfortschritt (anfangs hochdosiert 60 µg zur Wundreinigung, später niedrigere Dosen 40 µg zur Granulationsförderung), beim späteren Krustenstadium reicht häufig schon eine lokale Hochfrequenztherapie (Tefra).
- **GEB** (nach Prof. Wolff) kann parallel oder anschließend eingesetzt werden: 50–100 ml Blut, 20 µg Ozon pro ml, Gesamtmenge 100 ml Sauerstoff-Ozon-Gemisch. Mind. 2 ×/ Wo., mind. 10 Behandl., tritt keine Besserung ein, andere Therapie wählen.
- **Zusatztherapie:** Factor AF2 Loges i.m., Coenzyme comp. l u. Ubichinon comp. i.m.
- **HOT** (nach Wehrli): 80 ml bestrahltes Blut. 2 × wöchentl.; 6–10 Behandl. danach evtl. für 4 Wo. 1 × wöchentl.
- **UVB** (nach Wiesner): 50 ml bestrahltes Blut. 2 × wöchentl.; 6–10 Behandl. danach evtl. für 4 Wo. 1 × wöchentl

12.2.9 Lymphödem

Keine primäre Indikation für die Ozontherapie. Durch eine Verbesserung der Durchblutung kann sich ein Lymphödem abbauen. Hier lohnt ein Versuch mit der GEB.

GEB (nach Prof. Wolff): mind. 2 × wöchentl, insges. mind. 10 Behandl.; 50 ml Blut, 20 µg Ozon pro ml, Gesamtmenge 100 ml Sauerstoff-Ozon-Gemisch; tritt keine Besserung ein, andere Therapie wählen.

12.3 Erkrankungen der Atemwege

12.3.1 Stellenwert der Ozon- und Sauerstofftherapien

Bei chronisch obstruktiven Atemwegserkrankungen, v.a. bei Asthma bronchiale und chronisch obstruktiver Bronchitis, aber auch beim Lungenemphysem hat sich die Ozontherapie sehr gut bewährt. Denn durch die Steigerung der Sauerstofftransportleistung des Blutes und der Sauerstoffutilisation im Gewebe werden die mangelhafte Sauerstoffaufnahme in die Lungen und das Sauerstoffangebot im Gewebe optimiert. Ebenso hilfreich ist die O_2-Inhalationstherapie durch dauerhafte Erhöhung des art. pO_2.

12.3.2 Rhinitis und Sinusitis

Die akute Bronchitis ist keine Indikation der Ozontherapie. Bei chronischer Sinusitis zeigt die KEB (nach Dr. Windstoßer ➤ Kap. 5.3.1) gute Erfolge im Sinne einer Umstimmungstherapie und zur Immunstimulierung:

KEB: 1 × wöchentl: 30 µg Ozon pro ml, Gesamtmenge 10 ml Sauerstoff-Ozon-Gemisch, 2 ml Blut sowie passendes Homöopathikum/Komplexmittel hinzufügen; i.m. reinjizieren. Sehr wichtig ist außerdem die ganzheitliche Begleitbehandl. (z.B. Störfeldsanierung, mikrobiologische Therapie).

12.3.3 Akute Bronchitis

Die akute Bronchitis ist keine Indikation der Ozontherapie. Bei chronischer Sinusitis zeigt die KEB (nach Dr. Windstoßer ➤ Kap. 5.3.1) gute Erfolge im Sinne einer Umstimmungstherapie und zur Immunstimulierung:

KEB: 1 × wöchentl: 30 µg Ozon pro ml, Gesamtmenge 10 ml Sauerstoff-Ozon-Gemisch, 2 ml Blut sowie passendes Homöopathikum/Komplexmittel hinzufügen; i.m. reinjizieren. Sehr wichtig ist außerdem die ganzheitliche Begleitbehandl. (z.B. Störfeldsanierung, mikrobiologische Therapie).

12.3.4 Asthma bronchiale

Bei Asthma bronchiale v.a. bei allergischer oder unbekannter Genese kann zunächst KEB (nach Dr. Windstoßer ➤ Kap. 5.3.1) zur Anwendung kommen. Falls diese nicht erfolgreich ist, erfolgt ein Therapieversuch mit GEB nach Prof. Wolff. Sehr wichtig ist bei beiden Formen die ganzheitliche Begleitbehandl. (z.B. Störfeldsanierung, mikrobiologische Therapie). Weitere Therapieoptionen sind die UVB und HOT.

- **KEB** (nach Prof. Windstoßer): 1 × wöchentl: 30 µg Ozon pro ml, Gesamtmenge 10 ml Sauerstoff-Ozon-Gemisch, 2 ml Blut sowie passendes Homöopathikum/Komplexmittel hinzufügen i.m. reinjizieren.
- **GEB** (nach Prof. Wolff): mind. 2 × wöchentl, insges. mind. 10 Behandl.; 50 ml Blut, 30 µg Ozon pro ml, Gesamtmenge 100 ml Sauerstoff-Ozon-Gemisch
- **HOT** (nach Wehrli): 80 ml bestrahltes Blut. 2 × wöchentl.; 6–10 Behandl. danach evtl. für 4 Wo. 1 × wöchentl.
- **UVB** (nach Wiesner): 50 ml bestrahltes Blut. 2 × wöchentl.; 6–10 Behandl. danach evtl. für 4 Wo. 1 × wöchentl.

12.3.5 Chronisch-obstruktive Bronchitis und Lungenemphysem

Sowohl die GEB als auch die HOT und UVB wirken Sauerstoffmangelzuständen entgegen. Sie sind einzusetzen als adjuvante Therapie zur Linderung von Begleit- und Folgeerscheinungen.

- **GEB** (nach Prof. Wolff): mind. 2 × wöchentl, insges. mind. 10 Behandl.; 50 ml Blut, 20 µg Ozon pro ml, Gesamtmenge 100 ml Sauerstoff-Ozon-Gemisch. Zeichnet sich keine Besserung ab, andere Behandl. wählen.
- **HOT** (nach Wehrli): 80 ml bestrahltes Blut. 2 × wöchentl.; 6–10 Behandl. danach evtl. für 4 Wo. 1 × wöchentl.
- **UVB** (nach Wiesner): 50 ml bestrahltes Blut. 2 × wöchentl.; 6–10 Behandl. danach evtl. für 4 Wo. 1 × wöchentl.

12.4 HNO-Erkrankungen, Erkrankungen des Mundraums

12.4.1 Stellenwert der Ozon- und Sauerstofftherapien

In der Zahnmedizin verwendetes Ozon (Ozonwasser ➤ Kap. 4.3.6) wirkt desinfizierend, blutstillend, wundreinigend, beschleunigt Wundheilung. Auch die GEB wird zur Vor- und Nachbehandlung von Herdsanierungen gerne verwendet.

- **Ozonwasser:** zur Desinfektion mehrfach täglich Spülungen durchführen (in Aqua bidest. Ozon in einer Konzentration von 30–60 µg O_3/ml/cm³ einleiten, für die Dauer von 15 Min. dort belassen)
- GEB (nach Prof. Wolff): mind. 2 × wöchentl, insges. mind. 10 Behandl.; 50 ml Blut, 20 µg Ozon pro ml, Gesamtmenge 100 ml Sauerstoff-Ozon-Gemisch. Zeichnet sich keine Besserung ab, andere Behandl. wählen.

12.4.2 Tonsillitis

Die Tonsillitis ist keine primäre Indikation für die Ozontherapie, jedoch hat sich bei rezid. Infekten und Angina tonsillaris die KEB bewährt.

KEB (nach Dr. Windstoßer): 1 × wöchentl.; 30 µg Ozon pro ml, Gesamtmenge 10 ml Sauerstoff-Ozon-Gemisch, 1–2 ml Blut sowie passendes Homöopathikum, Komplexmittel (Potenz nicht zu niedrig, z.B. Lymphomyosot®) hinzufügen, i.m. re-inj.

12.4.3 Schleimhautentzündungen im Mund

- **O_3:** Ozonwasser ca. 18 µg/ml H_2O zum Mundspülen
- **Kleine Ozon-Eigenblut-Therapie** (v.a. in Verbindung mit Mucosa comp. Amp. [Heel] und Pascotox forte Amp.).

12.4.4 Hörsturz

Anzuwenden, wenn Durchblutungsstörungen zugrunde liegen oder eine Verbesserung der Durchblutung erwünscht ist.

- **GEB** (nach Prof. Wolff): mind. 2 × wöchentl, insges. mind. 10 Behandl.; 50–100 ml Blut, 20 µg Ozon pro ml, Gesamtmenge 100 ml Sauerstoff-Ozon-Gemisch; tritt keine Besserung ein, andere Behandl. wählen.
- **HOT** (nach Wehrli): 80 ml bestrahltes Blut. 2 × wöchentl.; 6–10 Behandl. danach evtl. für 4 Wo. 1 × wöchentl.
- **UVB** (nach Wiesner): 50 ml bestrahltes Blut. 2 × wöchentl.; 6–10 Behandl. danach evtl. für 4 Wo. 1 × wöchentl.

12.5 Erkrankungen des Magen-Darm-Trakts

12.5.1 Stellenwert der Ozon- und Sauerstofftherapien

Die rektale Ozon-Insufflation ist unter den Ozon-Sauerstofftherapien die Methode der Wahl, v.a. bei chron.-entzündlichen Darmerkrankungen. Dabei darf diese nicht als Monotherapie eingesetzt werden, sondern immer in Kombination mit der mikrobiologischen Therapie.

12.5.2 Colitis ulcerosa und M. Crohn

Geeignet ist die Ozon-Insufflation (➤ Kap. 4.3.4). Bewährt hat sich zusätzlich die i.v.-Inj. mit Zentramin Amp. bzw. die Inzolen-E-Infusion zur vegetativen Stabilisierung.

- **Colitis ulcerosa:** 50 ml Sauerstoff-Ozon-Gemisch mit 30 µg Ozon als Anfangsdosis, möglichst tägliche Begasungen mit steigender Gasmenge, nach 1 Woche: 3–5 × /Wo.
- Bei **Colitis ulcerosa** die Gasmenge eher niedrig halten bei hoher Konzentration (ca. 100 ml Gasgemisch). Wenn keine Blutungen bestehen, kann die Gasmenge bis 300 ml gesteigert werden, aber es bleibt bei 30 µg Ozon/ml.

12.3.3 Dickdarmdivertikulose und Dickdarmdivertikulitis

- Bei der Divertikulitis ist die rektale Begasung mit Ozon einen Therapieversuch wert: 100–300 ml (Dosis langsam steigern) Sauerstoff-Ozon-Gemisch mit 30 µg Ozon pro ml; möglichst tägliche Begasung.

12.5.4 Hämorrhoiden

Analfissuren lassen sich positiv beeinflussen durch Unterspritzen mit 5–10 ml O_3/O_2 (3–5 ×) 25 µg/ml, St. III 0,6 bar.

12.6 Erkrankungen der Leber

12.6.1 Stellenwert der Ozon- und Sauerstofftherapien

Die Ozontherapie hat als Therapiemaßnahme der „Entgiftung" bei Lebererkrankungen einen sehr hohen Stellenwert. Die Ozoninsufflation über das Rektum gewährleistet eine schnelle Erreichbarkeit der Leber über den Pfortaderkreislauf.

12.6.2 Hepatitis

- GEB (nach Wolff): akute : 5–10 Behandlungen: 100 ml Blut + 3.000–5.000 gamma Ozon. Anfangs 2–3 Behandlungen/Wo. Später 5–10 Behandlungen mit 50–100 ml Blut + 4000 gamma Ozon
- **HOT bzw. UVB** zur Besserung des Allgemeinbefindens, zudem wird eine deutliche Besserung der Laborparameter (Senkung der Leberenzyme) erzielt, weniger chronische Leberschäden.
  - **HOT** (nach Wehrli): 80 ml bestrahltes Blut. 2 × wöchentl.; 6–10 Behandl. danach evtl. für 4 Wo. 1 × wöchentl.
  - **UVB** (nach Wiesner): 50 ml bestrahltes Blut. 2 × wöchentl.; 6–10 Behandl. danach evtl. für 4 Wo. 1 × wöchentl.

12.6.3 Fettleber

- **Fettleber (HOT bzw. UVB):** deutliche Verringerung der pathologisch erhöhten Leberenzyme.
  - **HOT** (nach Wehrli): 80 ml bestrahltes Blut. 2 × wöchentl.; 6–10 Behandl. danach evtl. für 4 Wo. 1 × wöchentl.
  - **UVB** (nach Wiesner): 50 ml bestrahltes Blut. 2 × wöchentl.; 6–10 Behandl. danach evtl. für 4 Wo. 1 × wöchentl.
  - **GEB** (nach Prof. Wolff): mind. 2 × wöchentl.; 20 µg Ozon pro ml, Gesamtmenge 100 ml Sauerstoff-Ozon-Gemisch, 50 ml Blut; mind. 10 Behandlungen; tritt keine Besserung ein, andere Therapie wählen.

12.6.4 Leberzirrhose

Die Leberzirrhose lässt sich durch die Ozontherapie zwar nicht heilen, doch es treten oft deutliche Verbesserungen des Zustands auf und oft kann das Fortschreiten des Krankheitsprozesses hinausgezögert werden. Deshalb ist die rektale Ozoninsufflation in Kombination mit der GEB indiziert.

- **Rektale Insufflation:** möglichst 2–3 × wöchentl.; Anfangsdosis 100 ml, langsam steigern auf 300 ml mit 30 µg pro ml
- **GEB** (nach Prof. Wolff): mind. 2 × wöchentl., 20 µg Ozon pro ml, Gesamtmenge 100 ml Sauerstoff-Ozon-Gemisch; 50–100 ml Blut; mind. 10 Behandl.; tritt keine Besserung ein, andere Therapie wählen
- **HOT** (nach Wehrli): 80 ml bestrahltes Blut. 2 × wöchentl.; 6–10 Behandl. danach evtl. für 4 Wo. 1 × wöchentl.
- **UVB** (nach Wiesner): 50 ml bestrahltes Blut. 2 × wöchentl.; 6–10 Behandl. danach evtl. für 4 Wo. 1 × wöchentl.

12.7 Harnsystem

12.7.1 Stellenwert der Ozon- und Sauerstofftherapien

Die Ozontherapie, HOT und UVB sind nur in der Behandl. der chron. Pyelonephritis oder Glomerulonephritis relevant. Hier ist gelegentlich eine Verbesserung der Blutwerte bezüglich harnpflichtiger Substanzen zu erzielen. Auch Folgeschäden werden gelindert.

12.7.2 Pyelonephritis

Die Therapieverfahren werden beleitend eingesetzt zur Erhöhung der harnpflichtigen Substanzen im Blut:

- **GEB** (nach Prof. Wolff): mind. 2 × wöchentl.; 20 µg Ozon pro ml, Gesamtmenge 100 ml Sauerstoff-Ozon-Gemisch, 50 ml Blut; mind. 10 Behandl., tritt keine Besserung ein, andere Therapie wählen.
- **HOT** (nach Wehrli): 80 ml bestrahltes Blut. 2 × wöchentl.; 6–10 Behandl. danach evtl. für 4 Wo. 1 × wöchentl.
- **UVB** (nach Wiesner): 50 ml bestrahltes Blut. 2 × wöchentl.; 6–10 Behandl. danach evtl. für 4 Wo. 1 × wöchentl.

12.7.3 Glomerulonephritis

Die Therapieverfahren werden beleitend eingesetzt zur Erhöhung der harnpflichtigen Substanzen im Blut:

- **GEB** (nach Prof. Wolff): mind. 2 × wöchentl.; 20 µg Ozon pro ml, Gesamtmenge 100 ml Sauerstoff-Ozon-Gemisch, 50 ml Blut; mind. 10 Behandl., tritt keine Besserung ein, andere Therapie wählen.
- **HOT** (nach Wehrli): 80 ml bestrahltes Blut. 2 × wöchentl.; 6–10 Behandl. danach evtl. für 4 Wo. 1 × wöchentl.
- **UVB** (nach Wiesner): 50 ml bestrahltes Blut. 2 × wöchentl.; 6–10 Behandl. danach evtl. für 4 Wo. 1 × wöchentl.

12.8 Erkrankungen der Genitalorgane

12.8.1 Stellenwert der Ozon- und Sauerstofftherapien

Falls die Erkrankungen durch Durchblutungsstörungen verursacht wurden, lohnt ein Therapieversuch mit die Ozontherapie, UVB und HOT.

12.8.2 Sexuelle Funktionsstörungen

UVB bzw. HOT-Therapie: 5–10 Behandlungen (bei Potenzstörungen). Zusätzlich 1 Amp. Placenta-Human (Wiedemann), intramuskulär.

- **HOT** (nach Wehrli): 80 ml bestrahltes Blut. 2 × wöchentl.; 6–10 Behandl. danach evtl. für 4 Wo. 1 × wöchentl.
- **UVB** (nach Wiesner): 50 ml bestrahltes Blut. 2 × wöchentl.; 6–10 Behandl. danach evtl. für 4 Wo. 1 × wöchentl.

12.8.3 Menstruationsbeschwerden

Versuchsweise kann ein Tampon mit ozonisiertem Olivenöl (➤ Kap. 4.3.7) eingeführt werden. Die Wirkung ist sehr gut, allerdings wird äußerst starkers Brennen verursacht.

Gute Erfahrungen bei regelabhängigen Schmerzen und Störungen bestehen auch mit Eigenurin (1–2 ml intramuskulär) ca. 3–5 Tage vor Einsetzen der Regelblutung.

- **HOT** (nach Wehrli): 80 ml bestrahltes Blut. 2 × wöchentl.; 6–10 Behandl. danach evtl. für 4 Wo. 1 × wöchentl.
- **UVB** (nach Wiesner): 50 ml bestrahltes Blut. 2 × wöchentl.; 6–10 Behandl. danach evtl. für 4 Wo. 1 × wöchentl.

12.8.4 Fluor vaginalis

Versuchsweise kann ein Tampon mit ozonsiertem Olivenöl (> Kap. 4.3.7) eingeführt werden. Die Wirkung ist sehr gut, allerdings wird äußerst starkers Brennen verursacht.

12.8.5 Klimakterische Beschwerden

- **GEB** (nach Prof. Wolff): mind. 2 × wöchentl.; 20 µg Ozon pro ml, Gesamtmenge 100 ml Sauerstoff-Ozon-Gemisch, 50 ml Blut; mind. 10 Behandl., tritt keine Besserung ein, andere Therapie wählen.
- **HOT** (nach Wehrli): 80 ml bestrahltes Blut. 2 × wöchentl.; 6–10 Behandl. danach evtl. für 4 Wo. 1 × wöchentl.
- **UVB** (nach Wiesner): 50 ml bestrahltes Blut. 2 × wöchentl.; 6–10 Behandl. danach evtl. für 4 Wo. 1 × wöchentl.

Eine Eigenurinbehandlung, 1–2 ml intramuskulär, 2–3 × wiederholen. Wirkt oft Wunder! Oft besser als O_3, O_2, HOT und UVB alleine.

12.9 Hormon- und Stoffwechselerkrankungen

12.9.1 Stellenwert der Ozon- und Sauerstofftherapien

Die Ozontherapie, HOT und UVB sind v.a. bei Diabetes mellitus, der Hyperlipidämie und der Gicht erfolgversprechend einzusetzen. Zur Behandlung von Schilddrüsenerkrankungen sind sie selten angezeigt. Nach einschlägiger Literatur gilt die (Thyreotoxikose) Hyperthyreose seit Jahrzehnten als absolute Kontraindikation. Leider wird nicht näher beschrieben, welche Umstände bzw. biochemischen Prozesse diese Kontraindikation bedingen, bzw. wie die therapierelevante Abgrenzung zwischen einer gut eingestellten Hyperthyreose, einem unbehandelten toxischen Adenom oder einer Autoimmunthyreoiditis vorgenommen werden kann: Es kann kein Hinweis darauf gefunden werden bei welchen Hormonwerterhöhungen (Schilddrüsenhormone) mit welchen unerwünschten Wirkungen zu rechnen ist. Da jedoch die Ozontherapie nicht nur durchblutungsfördernd, sondern auch immunologisch wirkt (Anstieg einiger Immunglobuline und Interleukine) kann nicht ausgeschlossen werden, dass die immunologische Wirkung eine unerwünschte Aktivierung der Hormonproduktion bedingt

12.9.2 Diabetes mellitus

Gerade die diabetische Angiopathie führt zu starken Schäden in der Mikrozirkulation. Schulmedizinisch ist kein therapeutisches Konzept möglich, aber die Ozontherapie greift exakt in diesen Bereich ein, indem sie für eine Verbesserung der Fließeigenschaften des Blutes und der Sauerstoffutilisation sorgt. Eine Heilung diabetischer Schäden ist nicht möglich, doch das diabetische Gangrän z.B. stellt eine hochrangige Indikation dar. Ebenso lässt sich Diabetes selbst durch die Ozontherapie nicht beeinflussen. In manchen Fällen, wenn die Ursache mit einer Durchblutungsstörung der Bauchspeicheldrüse in Verbindung steht, wird gelegentlich durch die Ozontherapie eine Verbesserung der Stoffwechsellage beobachtet.

- **GEB** (nach Prof. Wolff): mind. 2 × wöchentl. 20 µg Ozon pro ml, Gesamtmenge 100 ml Sauerstoff-Ozon-Gemisch; 50–100 ml Blut; 10 Behandl., tritt keine Besserung ein, andere Therapie wählen.
- **O_3:** zur Verbesserung der peripheren O_2-Versorgung wird verbessert. Intravasale Ozontherapie
- **Ozon-Unterdruckbegasung** (bei diabetischem Gangrän): 27 µg/ml 10 ml i.a., Begasung
- **HOT bzw. UVB:** Verhinderung bzw.Verzögerung der Folgekrankheiten. Zusätzlich 1 Amp. Placenta-Human (Wiedemann), intramuskulär
  - **HOT** (nach Wehrli): 80 ml bestrahltes Blut. 2 × wöchentl.; 6–10 Behandl. danach evtl. für 4 Wo. 1 × wöchentl.
  - **UVB** (nach Wiesner): 50 ml bestrahltes Blut. 2 × wöchentl.; 6–10 Behandl. danach evtl. für 4 Wo. 1 × wöchentl., dann monatlich 1 × (Dispensaire, nach Frick)

12

12.9.3 Hyper- und Hypothyreose

Nach der HPGO_3 ist die Ozontherapie bei nicht behandelter Hyperthyreose oder Hypothyreose mit Autonomie kontrainidiziert.

Bei **medikamentös eingestellter Hyperthyreose** mit normalen Blutwerten (Schilddrüsenhormone nicht erhöht) kann nach strenger Indikationsstellung und Nutzen-Risiko Abwägung (relative Kontraindikation) eine Ozontherapie durchgeführt werden.

- **KEB** (nach Dr. Windstoßer): 1 × wöchentl.; 30 µg Ozon pro ml, Gesamtmenge 10 ml Sauerstoff-Ozon-Gemisch, 1–2 ml Blut sowie passendes Homöopathikum, Komplexmittel (Potenz nicht zu niedrig) hinzufügen, i.m. reinjizieren.
- **GEB** (nach Prof. Wolff): mind. 2 × wöchentl, insges. mind. 10 Behandl.; 50 ml Blut (im Laufe der Therapie auf 100 ml steigern), 40 µg Ozon pro ml, Gesamtmenge 100 ml Sauerstoff-Ozon-Gemisch; tritt keine Besserung ein, andere Therapie wählen.

Hypothyreosen sind aufgrund ihrer Wirkweise (positiv rheologische Effekte, immunstimulierend) keine sinnvolle Indikation für eine Ozontherapie. Bei Patienten, die eine Indikation für eine Ozontherapie aufweisen (zum Beispiel AVK), ist Vorsicht geboten, wenn eine gleichzeitig bestehende Hypothyreose Folge einer Autoimmunthyreoiditis (Hashimoto) ist.

12.9.4 Hashimoto-Tyreoiditis

Bei Hashimoto-Thyreoiditis konnte in der Praxis beobachtet werden, dass das Krankheitsgeschehen durch eine KEB ausgelöst werden kann.

Wie auch bei anderen Autoimmunerkrankungen sollten die Sauerstoff- und Ozontehrapien nur mit großer Vorsicht und möglichst von erfahrenen Therapueten zur Korrektur überschießender immunologischer Reaktionen eingesetzt werden.

- **KEB** (nach Dr. Windstoßer): 1 × wöchentl.; 30 µg Ozon pro ml, Gesamtmenge 10 ml Sauerstoff-Ozon-Gemisch, 1–2 ml Blut sowie passendes Homöopathikum, Komplexmittel (Potenz nicht zu niedrig) hinzufügen, i.m. reinjizieren.
- **GEB** (nach Prof. Wolff): mind. 2 × wöchentl, insges. mind. 10 Behandl.; 50 ml Blut (im Laufe der Therapie auf 100 ml steigern), 40 µg Ozon pro ml, Gesamtmenge 100 ml Sauerstoff-Ozon-Gemisch; tritt keine Besserung ein, andere Therapie wählen.
- **HOT** (nach Wehrli): 80 ml bestrahltes Blut. 2 × wöchentl.; 6–10 Behandl. danach evtl. für 4 Wo. 1 × wöchentl.
- **UVB** (nach Wiesner): 50 ml bestrahltes Blut. 2 × wöchentl.; 6–10 Behandl. danach evtl. für 4 Wo. 1 × wöchentl.

12.9.5 Gicht

Die Ozontherapie hat hier einen hohen Stellenwert, da durch die Verbesserung der Durchblutungssituation der Abbau harnpflichtiger Substanzen gesteigert wird. Die Harnsäure im Blut verringert sich jedoch meist nur gering und nicht so regelmäßig, dass die Ozontherapie als alleinige Therapie ausreichen würde. Sowohl die Gichtniere als auch Gefäßschäden, z.B. am Auge, stellen eine Indikation für die Ozontherapie dar. Bei einer Gicht, die durch Diät oder andere Maßnahmen nicht erfolgreich therapiert werden konnte, kann sich ein Versuch mit der Ozontherapie lohnen.

- **GEB** (nach Prof. Wolff): mind. 2 × wöchentl.; 20 µg Ozon pro ml, Gesamtmenge 100 ml Sauerstoff-Ozon-Gemisch, 50–100 ml Blut; mind. 10 Behandl., tritt keine Besserung ein, andere Therapie wählen.
- **HOT** (nach Wehrli): 80 ml bestrahltes Blut. 2 × wöchentl.; 6–10 Behandl. danach evtl. für 4 Wo. 1 × wöchentl.
- **UVB** (nach Wiesner): 50 ml bestrahltes Blut. 2 × wöchentl.; 6–10 Behandl. danach evtl. für 4 Wo. 1 × wöchentl.

12.9.6 Adipositas, Hyperlipidämie

Die HOT bzw. UVB sowie die GEB wirken sich günstig auf die Cholesterin- und Triglyzeridwerte aus.

12

- **GEB** (nach Prof. Wolff): mind. 2 × wöchentl.; 20 µg Ozon pro ml, Gesamtmenge 100 ml Sauerstoff-Ozon-Gemisch, 50–100 ml Blut; mind. 10 Behandl., tritt keine Besserung ein, andere Therapie wählen.
- **HOT** (nach Wehrli): 80 ml bestrahltes Blut. 2 × wöchentl.; 6–10 Behandl. danach evtl. für 4 Wo. 1 × wöchentl.
- **UVB** (nach Wiesner): 50 ml bestrahltes Blut. 2 × wöchentl.; 6–10 Behandl. danach evtl. für 4 Wo. 1 × wöchentl.

12.10 Bewegungsapparat

12.10.1 Stellenwert der Ozon- und Sauerstofftherapien

Da die Ozon- und Sauerstofftherapien als Reiz- und Reaktionstherapien über den Regulationsstoffwechsel wirken (> Kap. 9.2), werden sowohl degenerative als auch entzündliche Erkrankungen positiv beeinflusst.

12.10.2 Rheumatoide Arthritis

- **GEB (alternativ):**
  - je nach Reaktion alle 2–5 Tage ca. 3000–5000 gamma Ozon/50–100 ml Blut
  - **GEB** (nach Prof. Wolff): mind. 2 × wöchentl.; 20 µg Ozon pro ml, 50–100 ml Blut; mind. 10 Behandl., tritt keine Besserung ein, andere Therapie wählen.
- **HOT** bzw. **UVB:** als Begleittherapie, schmerzstillende Wirkung, spart Antirheumatika.
  - **HOT** (nach Wehrli): 80 ml bestrahltes Blut. 2 × wöchentl.; 6–10 Behandl. danach evtl. für 4 Wo. 1 × wöchentl.
  - **UVB** (nach Wiesner): 50 ml bestrahltes Blut. 2 × wöchentl.; 6–10 Behandl. danach evtl. für 4 Wo. 1 × wöchentl.

12.10.3 M. Bechterew

- **GEB (alternativ):**
  - ca. 1000–3000 gamma Ozon/50–100 ml Blut 1 × /Wo, ca. 5–10 Behandlungen.
  - **GEB** (nach Prof. Wolf): mind. 2 × wöchentl.; 20 µg Ozon pro ml, 50–100 ml Blut; mind. 10 Behandl., tritt keine Besserung ein, andere Therapie wählen.
- **HOT** (nach Wehrli): 80 ml bestrahltes Blut. 2 × wöchentl.; 6–10 Behandl. danach evtl. für 4 Wo. 1 × wöchentl.
- **UVB** (nach Wiesner): 50 ml bestrahltes Blut. 2 × wöchentl.; 6–10 Behandl. danach evtl. für 4 Wo. 1 × wöchentl.

12.10.4 Arthrosen

Aufgrund der Rückführung der Stoffwechselentgleisung sind Ozon-, HOT und UVB gleichermaßen geeignet, die Arthrose zu lindern und aufzuhalten.

- **GEB (alternativ):**
  - ca. 1000–3000 gamma Ozon/50–100 ml Blut. 1 × /Wo, ca. 5–10 Behandlungen.
  - **GEB** (nach Prof. Wolff): mind. 2 × wöchentl.; 20 µg Ozon pro ml, 50–100 ml Blut; mind. 10 Behandl., tritt keine Besserung ein, andere Therapie wählen
- **HOT** (nach Wehrli): 80 ml bestrahltes Blut. 2 × wöchentl.; 6–10 Behandl. danach evtl. für 4 Wo. 1 × wöchentl.
- **UVB** (nach Wiesner): 50 ml bestrahltes Blut. 2 × wöchentl.; 6–10 Behandl. danach evtl. für 4 Wo. 1 × wöchentl.

12.10.5 Osteoporose

HOT bzw. UVB zeigen v.a. bei Morbus Sudeck gute Erfolge, verbessert Mikrozirkulation. In Verbindung mit 1 Amp. Placenta-Human (Wiedemann), intramuskulär.

- **GEB (alternativ):**
  - ca. 1000–3000 gamma Ozon/50–100 ml Blut. 1 × /Wo, ca. 5–10 Behandlungen

- **GEB** (nach Prof. Wolff): mind. 2 × wöchentl.; 20 µg Ozon pro ml, 50–100 ml Blut; mind. 10 Behandl., tritt keine Besserung ein, andere Therapie wählen

HOT (nach Wehrli): 80 ml bestrahltes Blut. 2 × wöchentl.; 6–10 Behandl. danach evtl. für 4 Wo. 1 × wöchentl.

- **UVB** (nach Wiesner): 50 ml bestrahltes Blut. 2 × wöchentl.; 6–10 Behandl. danach evtl. für 4 Wo. 1 × wöchentl.

12.10.6 Fibromyalgie

UVB, HOT, Ozon- und Sauerstofftherapie sind sinnvolle Therapieoptionen, soweit über eine positive Belastungs- und Ordnungstherapie eine erhöhte Leistungsfähigkeit und damit eine erhöhte Regulatorstabilität erreicht werden.

- **GEB** (nach Prof. Wolff): 50–100 ml Blut, 20 µg Ozon pro ml, Gesamtmenge 100 ml Sauerstoff-Ozon-Gemisch). Mind. 2 × wöchentl., mind. 10 Behandl.; tritt keine Besserung ein, andere Therapie wählen.
- **SMT** (Sauerstoff-Mehrschritt-Therapie): begleitend Inhalation (SMT) 2 x, besser 3 × wöchentl., (20-Minuten-Schritte, ionisierter Sauerstoff, 5 l/Min.)
- **HOT** (nach Wehrli): 80 ml bestrahltes Blut. 2 × wöchentl.; 6–10 Behandl. danach evtl. für 4 Wo. 1 × wöchentl.
- **UVB** (nach Wiesner): 50 ml bestrahltes Blut. 2 × wöchentl.; 6–10 Behandl. danach evtl. für 4 Wo. 1 × wöchentl.

12.10.7 Muskelprellungen und „Muskelkater"

UVB, HOT, Ozon- und Sauerstofftherapie aktivieren den Stoffwechsel und die Durchblutung. Dadurch wird in kürzerer Zeit Laktat also Milchsäure aus den Muskeln geschwemmt.

- **GEB** (nach Prof. Wolff): 50–100 ml Blut, 20 µg Ozon pro ml, Gesamtmenge 100 ml Sauerstoff-Ozon-Gemisch. Mind. 2 × wöchentl., mind. 10 Behandl.; tritt keine Besserung ein, andere Therapie wählen.
- **SMT** (Sauerstoff-Mehrschritt-Therapie): begleitend Inhalation (SMT) 2 ×, besser 3 × wöchentl., (20-Minuten-Schritte, ionisierter Sauerstoff, 5 l/Min.)
- **HOT** (nach Wehrli): 80 ml bestrahltes Blut. 2 × wöchentl.; 6–10 Behandl. danach evtl. für 4 Wo. 1 × wöchentl.
- **UVB** (nach Wiesner): 50 ml bestrahltes Blut. 2 × wöchentl.; 6–10 Behandl. danach evtl. für 4 Wo. 1 × wöchentl.

12.11 Nervensystem

12.11.1 Stellenwert der Ozon- und Sauerstofftherapien

Ozon- und Sauerstofftherapien kommen nur dann zur Anwendung, wenn Durchblutungsstörungen Ursache oder Folge der Erkrankung sind oder wenn immunologische Vorgänge die Symptomatik maßgeblich beeinflussen.

12.11.2 Migräne

- **HOT bzw. UVB** sind v.a. erfolgreich bei menstrueller und klimakterischer Migräne, der Cluster-Kopfschmerz wird durch Verbesserung der Mikrozirkulation und gesenkte Hypoxämie ebenfalls positiv beeinflusst.
  Versuch mit 1 Behandlung/Woche. Abbruch nach 5 Behandlungen, falls keine Besserung. In den meisten Fällen Versuch mit Zentramin Amp., Inzolen-E-Infusion. Desgleichen mit kleinen Dosen von Antidepressiva (z.B. Aponal Tr.), abends 1–3 Tropfen (Beurteilung nach 4 Wochen erst möglich!)

Nicht gleichzeitig Acetylsalicylsäure verordnen.

- **GEB** (nach Prof. Wolff): Bei chronischen Kopfschmerzen und Migräne **ungeklärter Ursache** (Cave! Ausschlussdiagnose Tumor!), lohnt sich in vielen Fällen ein Versuch mit Ozontherapie. Überraschend oft verschwinden Schmerzen bereits nach wenigen Anwendungen.
  Mind. 2 × wöchentl, insges. mind. 10 Behandl.; 50–100 ml Blut, 20 µg Ozon pro ml, Gesamtmenge 100 ml Sauerstoff-Ozon-Gemisch; tritt keine Besserung ein, andere Behandl. wählen.

12.11.3 Trigeminusneuralgie

Bei „frischer" Trigeminusneuralgie ist die GEB einen Therapieversuch wert; es kommt regelmäßig zu verblüffenden Therapieerfolgen.

GEB (nach Prof. Wolff): mind. 2 × wöchentl, insges. mind. 10 Behandl.; 50–100 ml Blut, 20 µg Ozon pro ml, Gesamtmenge 100 ml Sauerstoff-Ozon-Gemisch; tritt keine Besserung ein, andere Behandl. wählen.

12.11.4 Morbus Parkinson

Keine Indikation für die Ozontherapie bei Morbus Parkinson. Beim Parkins-Syndrom, der auf zerebrale Durchblutungsstörungen zurückzuführen ist, hat die Ozontherapie einen hohen Stellenwert.

- **GEB** (nach Prof. Wolff): mind. 2 × wöchentl, insges. mind. 10 Behandl.; 50–100 ml Blut, 20 µg Ozon pro ml, Gesamtmenge 100 ml Sauerstoff-Ozon-Gemisch; tritt keine Besserung ein, andere Behandl. Wählen.
- **HOT** (nach Wehrli): 80 ml bestrahltes Blut. 2 × wöchentl.; 6–10 Behandl. danach evtl. für 4 Wo. 1 × wöchentl.
- **UVB** (nach Wiesner): 50 ml bestrahltes Blut. 2 × wöchentl.; 6–10 Behandl. danach evtl. für 4 Wo. 1 × wöchentl.

12.11.5 Multiple Sklerose (MS)

Die MS ist keine primäre Indikation für die Ozontherapie. Bei Therapieversuchen sind sehr unterschiedliche Erfolge erzielt worden. Generell sollte die Ozontherapie bei Autoimmunerkrankungen nur mit großer Vorsicht eingesetzt werden.

- **GEB** (nach Prof. Wolff): mind. 2 × wöchentl, insges. mind. 10 Behandl.; 50 ml Blut (im Laufe der Therapie auf 100 ml steigern), 40 µg Ozon pro ml, Gesamtmenge 100 ml Sauerstoff-Ozon-Gemisch; tritt keine Besserung ein, andere Behandl. wählen
- **KEB** (nach Dr. Windstoßer): 1 × wöchentl.; 30 µg Ozon pro ml, Gesamtmenge 10 ml Sauerstoff-Ozon-Gemisch, 1–2 ml Blut sowie passendes Homöopathikum/Komplexmittel (Potenz nicht zu niedrig) hinzufügen, i.m. re-injizieren.
- **HOT** (nach Wehrli): 80 ml bestrahltes Blut. 2 × wöchentl.; 6–10 Behandl. danach evtl. für 4 Wo. 1 × wöchentl.
- **UVB** (nach Wiesner): 50 ml bestrahltes Blut. 2 × wöchentl.; 6–10 Behandl. danach evtl. für 4 Wo. 1 × wöchentl.

12.11.6 Demenz/Morbus Alzheimer

Demenzerkrankungen sind keine Indikation für die Ozontherapie, HOT und UVB. Die Ozontherapien sind hingegen indiziert, wenn eine Demenz auf eine Durchblutungsstörung zurückzuführen ist (Arteriosklerose).

12.11.7 Nervenwurzelsyndrome

Nervenwurzelsyndrome sind keine primäre Indikation für die Ozontherapie. Im Sinne einer Reflexzonentherapie kann durchaus eine Besserung erzielt werden: Im entsprechenden Segment mit Procain vorquaddeln. In diese Quaddeln Ozon applizieren, max. Quaddelgröße: 1-€-Stück; max. 10 ml Sauerstoff-Ozon-Gemisch mit 10–20 µg Ozon pro ml subkutan.

12.11.8 Neuropathien

Die Ozontherapie kann durch die Verbesserung der Durchblutungssituation sowohl bei der diabetischen als auch bei der alkoholischen Polyneuropathie gute Resultate erzielen.

GEB (nach Prof. Wolff): mind. 2 × wöchentl, insges. mind. 10 Behandl.; 50–100 ml Blut, 20 µg Ozon pro ml, Gesamtmenge 100 ml Sauerstoff-Ozon-Gemisch; tritt keine Besserung ein, andere Behandl. wählen.

12.11.9 Tinnitus

Besteht der Tinnitus noch nicht länger als max. 6 Mon. und ist eine Durchblutungsstörung als auslösende Ursache zu vermuten, haben die Ozontherapie, HOT und UVB einen hohen Stellenwert.

- **GEB** (nach Prof. Wolff): 50–100 ml Blut, 20 µg Ozon pro ml, Gesamtmenge 100 ml Sauerstoff-Ozon-Gemisch (mind. 2 × wöchentl., insges. mind. 10 Behandl.); tritt keine Besserung ein, andere Behandl. wählen. Wichtig ist die Begleitbehandlung, z.B. Kontrolle von Kiefergelenk und HWS, Akupunktur oder Inj. an Akupunkturpunkte (z.B. Di 4, Processus mastoideus)
- **HOT** (nach Wehrli): 80 ml bestrahltes Blut. 2 × wöchentl.; 6–10 Behandl. danach evtl. für 4 Wo. 1 × wöchentl.
- **UVB** (nach Wiesner): 50 ml bestrahltes Blut. 2 × wöchentl.; 6–10 Behandl. danach evtl. für 4 Wo. 1 × wöchentl.

12.11.10 Schwindel

UVB, HOT, Ozon- und Sauerstofftherapie aktivieren den Stoffwechsel und die Durchblutung und wirken soweit der Schwindel auf Durchblutungsstörungen zurückzuführen ist.

- **GEB** (nach Prof. Wolff): 50–100 ml Blut, 20 µg Ozon pro ml, Gesamtmenge 100 ml Sauerstoff-Ozon-Gemisch). Mind. 2 × wöchentl., mind. 10 Behandl.; tritt keine Besserung ein, andere Therapie wählen.
- **SMT** (Sauerstoff-Mehrschritt-Therapie): begleitend Inhalation (SMT) 2 x, besser 3 × wöchentl., (20-Minuten-Schritte, ionisierter Sauerstoff, 5 l/Min.)
- **HOT** (nach Wehrli): 80 ml bestrahltes Blut. 2 × wöchentl.; 6–10 Behandl. danach evtl. für 4 Wo. 1 × wöchentl.
- **UVB** (nach Wiesner): 50 ml bestrahltes Blut. 2 × wöchentl.; 6–10 Behandl. danach evtl. für 4 Wo. 1 × wöchentl.

12.11.11 Morbus Ménière

UVB, HOT und die Ozontherapie sind anzuwenden, wenn Durchblutungsstörungen zugrunde liegen oder eine Verbesserung der Durchblutung erwünscht ist.

- **GEB** (nach Prof. Wolff): 50–100 ml Blut, 20 µg Ozon pro ml, Gesamtmenge 100 ml Sauerstoff-Ozon-Gemisch (mind. 2 × wöchentl, insges. mind. 10 Behandl.); tritt keine Besserung ein, andere Behandl. wählen.
- **HOT** (nach Wehrli): 80 ml bestrahltes Blut. 2 × wöchentl.; 6–10 Behandl. danach evtl. für 4 Wo. 1 × wöchentl.
- **UVB** (nach Wiesner): 50 ml bestrahltes Blut. 2 × wöchentl.; 6–10 Behandl. danach evtl. für 4 Wo. 1 × wöchentl.

12.11.12 Schmerz

Durch die Verbesserung der Durchblutung werden auch Endorphine freigesetzt und die Übersäuerung beseitigt. Dies führt zur Reduktion des Schmerzes.

- **GEB** (nach Prof. Wolff): 50–100 ml Blut, 20 µg Ozon pro ml, Gesamtmenge 100 ml Sauerstoff-Ozon-Gemisch). Mind. 2 × wöchentl., mind. 10 Behandl.; tritt keine Besserung ein, andere Therapie wählen.
- **SMT** (Sauerstoff-Mehrschritt-Therapie): begleitend Inhalation (SMT) 2 x, besser 3 × wöchentl., (20-Minuten-Schritte, ionisierter Sauerstoff, 5 l/Min.)
- **HOT** (nach Wehrli): 80 ml bestrahltes Blut. 2 × wöchentl.; 6–10 Behandl. danach evtl. für 4 Wo. 1 × wöchentl.
- **UVB** (nach Wiesner): 50 ml bestrahltes Blut. 2 × wöchentl.; 6–10 Behandl. danach evtl. für 4 Wo. 1 × wöchentl.

12.11.13 Schlaganfall-Nachsorge

Bei arteriosklerotischem Apoplex kann in der Nachsorge mit guten Erfolgen durch die Ozontherapie gerechnet werden.

- **GEB** (nach Prof. Wolff): mind. 2 × wöchentl, insges. mind. 10 Behandl.; 50–100 ml Blut, 20 µg Ozon pro ml, Gesamtmenge 100 ml Sauerstoff-Ozon-Gemisch; tritt keine Besserung ein, andere Therapie wählen.
- **HOT** (nach Wehrli): 80 ml bestrahltes Blut. 2 × wöchentl.; 6–10 Behandl. danach evtl. für 4 Wo. 1 × wöchentl.
- **UVB** (nach Wiesner): 50 ml bestrahltes Blut. 2 × wöchentl.; 6–10 Behandl. danach evtl. für 4 Wo. 1 × wöchentl.

12.12 Haut und Hautanhangsorgane

12.12.1 Stellenwert der Ozon- und Sauerstofftherapien

Bei verschiedenen Hauterkrankungen sind die Ozontherapie, UVB und HOT ein fester Bestandteil der naturheilkundlichen Therapie. Bei durch Durchblutungsstörungen bedingten Erkrankungen, wie z.B. Wundheilungsstörungen, kommt die systemische Anwendung als GEB infrage, die KEB ist besonders zur Immunmodulation geeignet.

12.12.2 Akne und Seborrhoe

Die Ozontherapie ist nur eine der vielen Möglichkeiten eines ganzheitlichen Konzeptes. Besonders wichtig ist die Begleitbehandlung und gegebenenfalls Umstellung der Lebensweise, z.B. mikrobiologische Therapie, homöopathische Einzel- oder Komplexmittelbehandlung, Verzicht auf Schweinefleisch.

- **O_3:** Kleine Ozon-Therapie. Maximal 5 Behandlungen (1–2 ml Blut + 10 ml O_3 zu 20 Gamma)
- **KEB** (nach Prof. Windstoßer): 1 × wöchentl.; 30 µg Ozon pro ml, Gesamtmenge 10 ml Sauerstoff-Ozon-Gemisch, 2 ml Blut sowie passendes Homöopathikum/Komplexmittel (Potenz nicht zu niedrig, z.B. Injekto dermatica) hinzufügen, i.m. reinjizieren.

12.12.3 Dishydrotisches Syndrom

Die Ozontherapie ist nur eine der vielen Möglichkeiten eines ganzheitlichen Konzeptes. Besonders wichtig ist die Begleitbehandlung und ggf. Umstellung der Lebensweise.

- **KEB** (nach Prof. Windstoßer): 1 × wöchentl. 30 µg Ozon pro ml, Gesamtmenge 10 ml Sauerstoff-Ozon-Gemisch, 2 ml Blut sowie passendes Homöopathikum/Komplexmittel (Potenz nicht zu niedrig, z.B. Lymphomyosot®) hinzufügen, i.m. reinjizieren.
- **HOT** (nach Wehrli): 80 ml bestrahltes Blut. 2 × wöchentl.; 6–10 Behandl. danach evtl. für 4 Wo. 1 × wöchentl.
- **UVB** (nach Wiesner): 50 ml bestrahltes Blut. 2 × wöchentl.; 6–10 Behandl. danach evtl. für 4 Wo. 1 × wöchentl.

12.12.4 Urtikaria

Die Urtikaria ist keine Indikation für die Ozontherapie. Im Sinne einer Umstimmungstherapie kann die Ozontherapie jedoch beim allergischen Formenkreis gute Resultate bewirken.

KEB (nach Prof. Windstoßer): 1 × wöchentl.; 30 µg Ozon pro ml, Gesamtmenge 10 ml Sauerstoff-Ozon-Gemisch, 2 ml Blut sowie passendes Homöopathikum/Komplexmittel (Potenz nicht zu niedrig) hinzufügen, i.m. reinjizieren.

12.12.5 Psoriasis

Die Ozontherapie ist nur eine der vielen Möglichkeiten eines ganzheitlichen Konzeptes. Besonders wichtig ist die Begleitbehandlung und ggf. Umstellung der Lebensweise.

- **KEB** (nach Prof. Windstoßer): 1 × wöchentl.; 30 µg Ozon pro ml, Gesamtmenge 10 ml Sauerstoff-Ozon-Gemisch, 2 ml Blut sowie passendes Homöopathikum/Komplexmittel (Potenz nicht zu niedrig, z.B. Psorino Heel®) hinzufügen, i.m. reinjizieren.
- **Rektale Ozon-Insufflation:** Ozon-Gas-Gemisch, innerhalb von 1–4 Min. langsam in den Enddarm insufflieren 2–3 × pro Woche; je nach Schwere der Erkrankung 10–30 Behandl.

12.12.6 Neurodermitis (endogenes Ekzem)

Hier ist die Methode der Wahl die Ozon-Sauerstoff-Darm-Insufflation.

Rektale Ozon-Insufflation: Ozon-Gas-Gemisch, innerhalb von 1–4 Min. langsam in den Enddarm insufflieren 2–3 × pro Woche; je nach Schwere der Erkrankung 10–30 Behandl.

12.13 Infektionen

12.13.1 Herpesinfektionen

Ozon-Eigenblut wirkt immunmodulierend. Insbesondere geeignet ist die KEB. Die immunstimulierende Wirkung sorgt dafür, dass insbesondere Viren, z.B. Herpes-Viren, nicht in die Zellen eindringen können.

- **KEB:** 2 ml Blut mit 10 ml O_3 zu 20 Gamma/ml täglich oder jeden 2. Tag. In Kombination mit Pascotox forte (1–3 Amp. intravenös) + 1 Amp. Herpes Zoster Injeel).
- **GEB (alternativ):**
  - ca. 100 ml mit 20 µg/ml O_2/O_3,
  - **GEB** (nach Prof. Wolff): mind. 2 × wöchentl.; 20 µg Ozon pro ml, Gesamtmenge 100 ml Sauerstoff-Ozon-Gemisch, 50–100 ml Blut; mind. 10 Behandl., tritt keine Besserung ein, andere Therapie wählen.
- **Ozonisiertes Olivenöl:** ozonisiertes Öl, bzw. Ozoncreme auftragen (Fa. Kastner, Fa. Hänsler)

12.13.2 Bakterielle Infektionen

Systemische Behandlung

  - **GEB** (nach Prof. Wolff): 50–100 ml Blut, 20 µg Ozon pro ml, Gesamtmenge 100 ml Sauerstoff-Ozon-Gemisch). Mind. 2 × wöchentl., mind. 10 Behandl.; tritt keine Besserung ein, andere Therapie wählen.
  - **SMT** (Sauerstoff-Mehrschritt-Therapie): begleitend Inhalation (SMT) 2 x, besser 3 × wöchentl., (20-Minuten-Schritte, ionisierter Sauerstoff, 5 l/Min.)
  - **HOT** (nach Wehrli): 80 ml bestrahltes Blut. 2 × wöchentl.; 6–10 Behandl. danach evtl. für 4 Wo. 1 × wöchentl.
  - **UVB** (nach Wiesner): 50 ml bestrahltes Blut. 2 × wöchentl.; 6–10 Behandl. danach evtl. für 4 Wo. 1 × wöchentl.
- **Bakterielle Infektionen der Haut** – KEB: 60 µg/ml tägl., ca. 6 Behandlung, Stufe III 0,25 bar.

Lokale Behandlung (Dekubitis)

O_3: Ozon-Unterdruckbehandlung 2–3 ×/Wo.; 2–30 Min., bei heller Haut ca. 40 µg/ml, sonst 75–100 µg/ml Stufe III, 0,8 bar.

Sofern ein Ekzem auftritt (zu hohe Konzentration) 20 µg/ml i.m. geben.

12.14 Allergische Erkrankungen

Vorsichtiges Therapieren unter ständiger Beobachtung.

Bei allergischen Erkrankungen und Autoimmunerkrankungen muss mit kleinen Mengen, geringen Dosen Ozon, langen Intevallen (z.B. 1 ×/Wo.) und längeren Therapiepausen im Sinne der Reiz-Reaktions-Anpassung behandelt werden.

- **GEB** (nach Prof. Wolff): 50–100 ml Blut, 20 µg Ozon pro ml, Gesamtmenge 100 ml Sauerstoff-Ozon-Gemisch). Mind. 2 × wöchentl., mind. 10 Behandl.; tritt keine Besserung ein, andere Therapie wählen.
- **SMT** (Sauerstoff-Mehrschritt-Therapie): begleitend Inhalation (SMT) 2 ×, besser 3 × wöchentl., (20-Minuten-Schritte, ionisierter Sauerstoff, 5 l/Min.)
- **HOT** (nach Wehrli): 80 ml bestrahltes Blut. 2 × wöchentl.; 6–10 Behandl. danach evtl. für 4 Wo. 1 × wöchentl.
- **UVB** (nach Wiesner): 50 ml bestrahltes Blut. 2 × wöchentl.; 6–10 Behandl. danach evtl. für 4 Wo. 1 × wöchentl.

12.15 Psychische und psychosomatische Erkrankungen

UVB, HOT, Ozon- und Sauerstofftherapie sind eine sinnvolle Therapieoption, da über eine positive Belastungs- und Ordnungstherapie eine erhöhte Leistungsfähigkeit und somit auch eine erhöhte Regulatorstabilität erreicht wird. Bei **depressiven Verstimmungszuständen, Schlafstörungen und Angstsyndromen** können begleitend folgende Verfahren angewendet werden:

- **GEB** (nach Prof. Wolff): 50–100 ml Blut, 20 µg Ozon pro ml, Gesamtmenge 100 ml Sauerstoff-Ozon-Gemisch). Mind. 2 × wöchentl., mind. 10 Behandl.; tritt keine Besserung ein, andere Therapie wählen.
- **SMT** (Sauerstoff-Mehrschritt-Therapie): begleitend Inhalation (SMT) 2 ×, besser 3 × wöchentl., (20-Minuten-Schritte, ionisierter Sauerstoff, 5 l/Min.)
- **HOT** (nach Wehrli): 80 ml bestrahltes Blut. 2 × wöchentl.; 6–10 Behandl. danach evtl. für 4 Wo. 1 × wöchentl.
- **UVB** (nach Wiesner): 50 ml bestrahltes Blut. 2 × wöchentl.; 6–10 Behandl. danach evtl. für 4 Wo. 1 × wöchentl.

12.16 Maligne Erkrankungen

- **O_3:** (begleitend zur herkömmlichen Therapie) Kleine Ozon-Eigenblut-Therapie (➤ Kap. 5.3.1), Bestrahlungspatient auch über 1000 µg/d.
- **Vor Bestrahlung:** pro Tag max. 350 µg O_3/O_2.
- **Nach Bestrahlung:** 500 µg/d verringern nach 6 Wo. auf max. 350 µg/d z.B. 25 µg/ml, St. III, 0,5 bar i.m. (gluteal).
- **HOT und UVB:** als Zusatztherapie, stabilisiert körpereigene Abwehr, verbessert Verträglichkeit der Chemotherapie und Hochvoltstrahlen, vermindert NW.
  - **HOT** (nach Wehrli): 80 ml bestrahltes Blut. 2 × wöchentl.; 6–10 Behandl. danach evtl. für 4 Wo. 1 × wöchentl.
  - **UVB** (nach Wiesner): 50 ml bestrahltes Blut. 2 × wöchentl.; 6–10 Behandl. danach evtl. für 4 Wo. 1 × wöchentl.

12.17 Geriatrische Erkrankungen

Insbesondere bei älteren Menschen können beträchtliche Einschränkungen in der Regulationsfähigkeit des Organismus vorliegen. Eine maßvolle Diagnostik von Regulationsstörungen ist vor Beginn aller ganzheitlichen Maßnahmen empfehlenswert.

Die HOT, UVB, Sauerstoff- und Ozontherapie zielen zuätzlich zur Behandlung der Körperlichen Erkrankungen wie auch andere naturheilkundliche Therapien darauf ab, die geistige und körperliche Vitalität zu fördern.

- **GEB** (nach Prof. Wolff): mind. 2 × wöchentl, insges. mind. 10 Behandl.; 50–100 ml Blut, 20 µg

Ozon pro ml, Gesamtmenge 100 ml Sauerstoff-Ozon-Gemisch; tritt keine Besserung ein, andere Therapie wählen.
- **HOT** (nach Wehrli): 80 ml bestrahltes Blut. 2 × wöchentl.; 6–10 Behandl. danach evtl. für 4 Wo. 1 × wöchentl.
- **UVB** (nach Wiesner): 50 ml bestrahltes Blut. 2 × wöchentl.; 6–10 Behandl. danach evtl. für 4 Wo. 1 × wöchentl.

Anhang

Literatur

1. Ajamieh H.H., Menendez S., Nerino N., Martinez-Sanchez G., Re L., Leon O.: Ischemic and ozone oxidative preconditioning in the protection against hepatic ischemicreperfusion injury. Ozone. Sci. Eng. 2003(25):241–250
2. Albers, H. Weigel, W: Bildung und Bedeutung peroxydischer Oxydationskatalysatoren im Blut. Physikalische Medizin und Rehabilitation. 1934 (10/I):6–9
3. Albers H., Kromphardt, H.: Die haematogene Oxydationstherapie (HOT) nach WEHRLI. Med. Klinik. 1960 (55):108–114
4. Allemann R.: Zur Ozonbehandlung großer, schlecht heilender Wunden. Zbl. Chir. 1934(25):1–6
5. Ardenne M.V., Wiemuth H.H., Wiesner, S.: Messungen über permanente bzw. zeitweilige Steigerung der arterio-venösen pO_2 Differenz durch den O_2-Mehrschritt-Regenerationsprozeß bzw. Reinfusion von UV-bestrahltem Eigenblut. Dt. Gesundh.-Wesen 1980 (35):1620–1629
6. Ardenne M.v.: Die Abhängigkeit des Sauerstofftransportes in das Körpergewebe vom Lebensalter und die günstige Beeinflussung dieses Transportes durch Sauerstoff-Mehrschritt-Therapie Z. Alternsforsch. 1984 (39):187–210
7. Ardenne M.v.: Sauerstoff-Mehrschritt-Therapie. Physiologische und technische Grundlagen. 4. Aufl., Thieme, Stuttgart 1987
8. Ardenne M.v., U. W. Klemm: Grundlagen der O_2-Mehrschrittprozesse mit lang anhaltender Vergrößerung der arteriovenösen O_2-Sättigungsdifferenz. Dt. Gesundh.-Wesen 1983(38):1469–1490
9. Aubourg P.: Cholibakterien, akute und chronische Bazillose. Sichtliche klinische Besserung nach Ozontherapie. Bull. mem. 1936(140):644–654
10. Aubourg P.: Fistel-Therapie – Fisteln und Eiterungen der Weichteile nach chirurgischem Eingriff. Austrocknen und Vernarben durch Darm- und lokale Therapie. Bull. men., Paris (1936)
11. Bachem A.: Die Lichtdurchdringung der menschlichen Haut. Strahlenther. (1931) (39):30–56
12. Balkanyi A:. Herpes zoster – ein komplementärmedizinisches Behandlungskonzept. In: Viebahn-Hänsler, Knoch: Ozon-Handbuch (Hrsg.). Grundlagen, Prävention, Therapie. ecomed, Landsberg 2002
13. Balkanyi A.: Tonanalgetische Systeme Einsatz von Ozon bei verspannter Muskulatur. In: Viebahn-Hänsler R., Knoch H.: Ozon-Handbuch (Hrsg.). Grundlagen, Prävention, Therapie. ecomed, Landsberg 1999
14. Baltin H.: Sauerstoffpartialdruckmessung im arteriellen und venösen Blut vor, während und nach Ozon-Behandlung. OzoNews 1983(2/II) 40–43
15. Barakat S., Saleh N., Thabet S., Missiri A., Badawy Mh.: Protektiver Mechanismus des Ozons zur Verhinderung von Reperfusionsschäden am Herzen In: Viebahn-Hänsler, Knoch: Ozon-Handbuch (Hrsg.). Grundlagen, Prävention, Therazpie. ecomed, Landsberg 2006
16. Barker S.: Chemische und therapeutische Eigenschaften des Ozon. Pharm. 1925(114):.55–59
17. Barrett H.A.: Five years experimentence with hemoirradiation according to the KNOTT technic. Amer. J. Surg. 1943 (56):42–45
18. Barrett H.A.: The irradiation of autotransfused blood by ultraviolet spectral energy. Results of therapy in 110 cases. Med. Clin. North. Am. 1940(24):723–729
19. Barron, M.: In: Wolff H.H.: Das Ozon und seine Eigenschaften. Sonderdruck aus: „Ärztliche Praxis", 1961 (15/XIII): 909–914
20. Bauerschmidt H., Frick G., Gänsicke F. W., Wiesner A., Wiesner S.: Gerät zur Ultraviolettbestrahlung des Blutes. Medizintechnik 1976(16):44–46
21. Bäumler H., Lerche D., Scherf H.-P., Bilsing R., Meier W., Kucera W., Wiesner, S.: Experimentelle Untersuchungen zum rheologischen Verhalten von Blut bei Ultraviolettbestrah lung (UVB). Z. ges. inn. Med. 1982(37) 458–465
22. Bäumler H., Scherf H.-P., Meffert H., Lerche D., Thümmler, M.: Einfluß der Ultraviolett-Ganzkörperbestrahlung auf Fließeigenschaften des Blutes. Dermatol. Monatsschr. 1985(171):366–371
23. Becher E., Fischer A.W., Hildebrand H.: Bestrahlung des strömenden Blutes mit ultraviolettem Licht. Münch. med. Wochenschr. 1925(82): 872–874
24. Beck E.G.,Viebahn-Hänsler R. (Hrsg.): Ozon-Handbuch. Grundlagen, Prävention, Therapie (Loseblatt-Ausgabe). Ecomed, Landsberg 1995
25. Beck E.G., Waßer, G.H., Viebahn-Hänsler, R.. Ozontherapie in Wissenschaft und Empirie. Z.Komplement. Medizin 1998(5):61–75
26. Beensen V., Ernst G, Schreyer I., Pöhlmann G., Groh-Mann G., Gollmick F.: Chromosomenuntersuchungen bei Patienten mit arterieller Verschlußkrankheit nach Retransfusion von ultraviolett bestrahltem Eigenblut. Z. klin. Med. 1988(43): 473–476
27. Benediktov I.I., Kondratjev I.I., Kolpakov L.P.: Methode der extrakorporalen UV-Blutbestrahlung (russ.). Wiss. Konferenz Quantenhämotherapie, Sverdlovsk 1981

28. Bering F., Meyer, H.: Experimentelle Studien über die Wirkung des Lichtes. Untersuchungen über die Wirkung auf die Oxydationsfermente, Wirkung der verschiedenen Strahlengruppen und ihre Sensibilisierung. Strahlenther. 1912(1):411–437
29. Bertram F.: Die Behandlung von Durchblutungsstörungen mit der HOT. Kongreßber. Med. Klinik 1957(40):1755–1761
30. Bocci V, Larini A, Micheli V.: Restoration of Normoxia by Ozone Therapy May Control Neoplastic Growth: A Review and a Working Hypothesis. J Alt Compl Med 2005(11):252–265
31. Bocci V. Immunologische Aspekte. in Beck, E.G., Viebahn-Hänsler, R. (Hrsg.) Ozon-Handbuch, ecomed Landsberg (1995)
32. Bocci V., Di Paolo N., Garosi G., Aldinucci C., Borelli E., Valacchi G., Capelli F., Guerri L., Gavioli G. et al: Ozonation of blood during extracorporeal circulation. Rationale, methodology and preliminary studies. Int J Artif Organs 1999(22):6451-6457
33. Bocci V., Paulesu, L.: Studies on the biological effects of ozone. Induction of interferon an human leucocytes. Haematologica 1990(75): 51515
34. Bollinger, Frei, Ch.: Double-blind study of pentoxifylline against placebo in patients with intermittent claudication. Pharmatherapeutica 1 (1977) 55562
35. Bontemps C. nach Wolff, H. H. Das Ozon und seine Eigenschaften. Sonderdruck aus „Ärztliche Praxis" 1961 (15/XIII):909–914
36. Brand J.: Migränebehandlung in einer Fachklinik. Ärztezeitschr. Naturheilverf. 25 (1984) 80
37. Brand J.: Praktische und klinische Erfahrungen mit der HOT. Ärztezeitschr. Naturheilverf. 1981(22): 151–61
38. Bringmann G.: Versuche zur quantitativen Bestimmung der letalen Wirksamkeit von Chlor und Ozon auf E. coli. Z. Hyg.lnfektionskrankheiten.1954(139):131–139
39. Buchholz K.: Die HOT als Vor- und Nachtherapie in einer Klinik für Knochen- und Gelenkchirurgie. In: Doerfler J. (Hrsg.): Hämatogene Oxydationstherapie (HOT). Med.-Lit. Verlagsges., Uelzen 1982
40. Bühring M., Jakubian M., Rotmann A.R., Gerlach H.E.: Eine kontrollierte Therapiestudie zur hämatogenen Oxidationstherapie bei Patienten mit Claudicatio intermittens. Ärztez. Naturheilverf. 1991(32):838–845
41. Burgkhardt K.: o.T. Arch. Gynäkol. 1938(166):535–536
42. Calderon N., Kaufmann T.: Ozon-Unterdruckbegasung bei chronischen Ulzerationen. In: Viebahn-Hänsler R., Knoch H (Hrsg.): Ozon-Handbuch. Grundlagen, Prävention, Therapie. 7. Erg. ecomed, Landsberg 2001
43. Chamorro T. A.: Ozonanwendung in der Obstretik und der Gynäkologie, Semana med. 1939(43):1037
44. Clavo B., Perez J. L., Lopez L., Suarez G., Lloret M., Rodriguez V., Macias D. et al: Effect of ozone therapy on muscle oxygenation. J. Altern. Complement Med. 2003(9):256–259
45. Dähn W., Scherf H.-P., Wiesner, S.: Elektroenzephalographie (EEG) in Korrelation zur zerebralen Impedanzmessung (CIM) vor und nach der Retransfusion UV-bestrahlten Eigenblutes (UVB). Z. Klin. Med. 41 (1986) 443–445
46. Dehmlow R. und Segal J.: Die Rolle der Serumeiweiße bei der Ultraviolettbestrahlung des Blutes (UVB) – neuere experimentelle Resultate und theoretische Zusammenhänge. Erfahrungsheilkunde 1989(38): 219–222
47. Dehmlow R.: Veränderungen biochemischer und pathophysiologischer Parameter bei der UV-Bestrahlung des Eigenblutes unter besonderer Berücksichtigung der Serumeiweiße: Mechanismen und Wirkungsweisen. Ärztezeitschrift f. Naturheilverfahren 1989(30):263–268
48. Dehmlow R., Segal, J.: Physikalisch-chemische Grundlagen der UVB und HOT. In: Segal J., Seng G. (Hrsg.): Methoden der UV-Bestrahlung von Blut – HOT und UVB. Hippokrates, Stuttgart 1990
49. Dehmlow R. Mechanismen, Prozesse und Wirkungsweisen der UVB und HOT. Teil 1: Einleitung, Pathophysiologie, Indikation. Therapeutikon 1991(5):446-450
50. Dehmlow, R. Mechanismen, Prozesse und Wirkungsweisen der UVB und HOT. Teil 2: Epirische Wirkungen, Mechanismen, Prozesse und komplexe Wirkungsweisen. Therapeutikon 1991(5):526–531
51. Dehmlow R. Mechanismen, Prozesse und Wirkungsweisen der UVB und HOT. Teil 3: Ausgewählte eigene experimentelle Resultate und deren Interpretation im Kontext eigener Arbeiten. Therapeutikon1991(5):587–595
52. Dehmlow R.: Mechanismen, Prozess und Wirkungsweisen von Sauerstofftherapien (SMT, Ozontherapie, HOT, UVB) – Gemeinsamkeiten und Unterschiede. Therapeutikon 1993(7): 497–504
53. Dehmlow R.: Gedanken zur AIDS-Therapie mit Hilfe der Ultraviolettbestrahlung des Blutes (UVB). Ärztezeitschrift für Naturheilverfahren. 1995(9):686–694
54. Dehmlow R.: Grundregulation, Zellstoffwechsel, Regulationskrankheiten und die HOT /UVB. Teil 2: Stoffwechselregulationen, Entgleisungen, Grundregulationen und die UVB/HOT. Erfahrungsheilkunde 1992(41):565–570
55. Dehmlow R.: Biophysikalische und biochemische Vorstellungen zur Wirkungsweise verfremdeten Eigenblutes, in: Gedeon, W. (Hrsg.): Eigenbluttherapien und andere autologe Verfahren, S. 141–162, Haug, Stuttgart 1999
56. Dehmlow R, Jungmann M: Handbuch der Ozon-Sauerstoff-Therapien, Stuttgart: Haug, 2000
57. Dehmlow, R u. Sauer H.: Eigenblut-Regulationstherapie in der Prävention und Behandlung chronischer Krankheitsbilder, Erfahrungsheilkunde 2007(56): 1–9
58. Dehmlow R. Grundregulation, Zellstoffwechsel, Regulationskrankheiten und die HOT/UVB. Teil 1: Einleitung, Pathophysiologie, Indikationen. Erfahrungsheilkunde 1992(41):479–484
59. Dehmlow, R.: Das Glaukom/Die altersbedingte Makuladegeneration (AMD), in : Marx, K.-U. (Hrsg.): Komplementäre Augenheilkunde. Hippokrates, Stuttgart 2006

60. Dehmlow R. in: Frick G., Frick U., Dehmlow R.: Praxisleitfaden UVB und HOT. Hippokrates, Stuttgart 2001
61. Dehmlow R., Sauer H.: Reiz-Reaktions-(Regulations-) Therapien. Haug, Stuttgart 2004
62. Derjagina G.P.: Der Einfluß UV-bestrahlten Blutes auf den Zustand des Gerinnungs- und Fibrinolysesystems bei Patienten mit instabiler Stenokardie (russ.). In: GANELINA, I.E. (Hrsg) Nauk, Leningrad 1986
63. Dewes W., Kurth J., Zilliken, F.. Die Wirkung von UV-C-Bestrahlung auf die Cholesterin-, Triglycerid- und Harnsäurewerte des menschlichen Blutes. In: Doerfler J. (Hrsg.): Hämatogene Oxydationstherapie (HOT). Med.-Lit. Verlagsges., Uelzen 198
64. Doerfler J.: Biologische Behandlung der Angina pectoris. Phys. Med. Rehab. 1978(19):391–395
65. Doerfler J.: Chronische Polyarthritis – die Hämatogene Oxydationstherapie (HOT) als zusätzliche Behandlung. Ärztezeitschr. Naturheilverf. 1984(25):53–58
66. Doerfler J.: Die HOT-Behandlung in der Praxis. Phys. Med. Rehab. 1969(10):37–42
67. Doerfler J.: Erfahrungen und Ergebnisse der hämatogenen Oxydationstherapie (HOT) bei Lebererkrankungen. Phys. Med. u. Rehab. 1978(6):264 ff.
68. Doerfler J.: Hämatogene Oxydationstherapie (HOT) bei Nieren- und Blasenerkrankungen aus internistischer Sicht. Phys. Med. Rehab. 1979(20):489–498
69. Doerfler J.: Historische und apparative Entwicklung der Hämatogenen Oxydationstherapie (HOT). Erfahrungsheilk. 1982 (31):110–115
70. Doerfler J.: HOT eine vorbeugende Behandlung gegen Arteriosklerose und ihre Folgekrankheiten. Erfahrungsheilk. 1980(29):726–730
71. Doerfler J.: Hämatogene Oxydationstherapie zur Krebsbehandlung. Krebsgeschehen. 1972(6):136–143
72. Dorstewitz H.. Periphere und arterielle Durchblutungsstörungen. in Beck, E.G., Viebahn-Hänsler R. (Hrsg.): Ozon-Handbuch. Ecomed, Landsberg 1995
73. Eberhardt H. G.: Die rektale Ozonapplikation als Grundlage für eine erfolgreiche Immunmodulation. Ärztezeitschrift für Naturheilverfahren. 1990(4/31):305–309
74. Eisenmenger W: Brief des Institutes für Rechtsmedizin der Universität München vom 21. Dezember 1979 an den Ersten Vorsitzenden der Ärztlichen Gesellschaft für Ozontherapie e. V., (1979). Prof. Dr. H. H. Wolff. Brief des Institutes für Rechtsmedizin der Universität München vom 11.11.1981 an M. T.jacobs (1981)
75. Elies M., Vogelberger, W/Runkel, R./Brunazema,j./Herget, H. F.: Ozonanwendungen in der klinischen Schmerztherapie. OzoNews,1984(3/4/III):78–85
76. Ernst E., Scherer J., Roloff Ch., Magyarosy I.: Verändert UV-Strahlung das rheologische Verhalten von Blut? Münch. med. Wochenschr. 1985
77. Ernst F. D.: Das Verhalten der Mikrozirkulation nach Ozonbehandlung ein Beitrag zur Pathophysiologie der Ozontherapie der Ozontherapie. OzoNews OzoNews.1988(1/2/VII):2–8
78. Fernex M.: The mast cell system. It´s relationship to atherosclerosis, fibrosis ans eosinophils. Karger, Basel 1968
79. Fervers C.: Die Behandlung von Anämien mit ultraviolett bestrahltem Eigenblut. Arch. klin. Med. 1933 (175):226–240
80. Filippi A.. Water disinfection of dental units using ozone – microbiological results after 11 years and technical problems. Ozone Sci Eng 2002(24):479–484
81. Fisch E. A.: Über die Anwendung von Ozon in der Stomatologie. als wirksames Mittel einer neuzeitlichen Therapie. Dtsch. ztl. Wschr. 1936 (40/4)953–946, 971–974
82. Fischer C.: Über Eigenblut-, Eigenserum-, Fremdblut- und Fremdserumbehandlung. Med. Welt.1936(46):1659–1662
83. Franck B., Dust M., Stange A.: Über die Rolle von Singulett-Sauerstoff bei Porphyrie-Erkrankungen. Naturwiss. 1982(69):401–402
84. Frick G., Frick U., Dehmlow R.: Praxisleitfaden UVB und HOT. Hippokrates, Stuttgart 2001
85. Frick, G.: Fibel der Ultraviolettbestrahlung des Blutes. 2. Aufl. Hans-Müller-Verlag, München 1993
86. Frick G.: Behandlung mit extrakorporal UV-behandeltem Eigenblut. 1. Teil: Geschichte und Grundlagen der UVB und HOT. In: Bühring M., F.H. Kemper, F:H: Lose-Blatt-Sammlung Naturheilverfahren Band 2, Springer-Verlag 1994
87. Friedel W., Schulz F.H., Stadtlaender H., Bothe G., Schmäcke J.: Kritische Betrachtungen zur hämatogenen Oxydationstherapie (HOT). Dt. Gesundh.-Wesen. 1967(22):575–576
88. Gäbelein I.: Sauerstoff- und Ozontransport in Membranen. Kongreßbericht zu Ozon-Therapie-Kongreß im Rahmen der „Medizinischen Woche Baden-Baden". 1979:19
89. Gall F. P.: Ozontherapie. Tägliche Ärztliche Praxis, Nr. 2, S. 54 (1979)
90. Ganelina, i.e. (Hrsg.): Wirkungsmechanismen ultraviolett bestrahlten Blutes auf den menschlichen und tierischen Organismus (russ.). Nauk, Leningrad 1986
91. Ganelina I.E., Kukui L.M., Nikolaeva J.P., Schumilova T. E., Kholmogorov V.E.et al: Zur Therapie schwerer Stenocardien mittels Ultraviolettbestrahlung des Blutes (UVB) und zu einigen Wirkungsmechanismen dieser Therapie. Folia haematol. 1982: (109):470–482
92. Gänsicke F.-W., Wiesner S.: Entwicklung und Anwendung eines Gerätes zur Ultraviolettbestrahlung des Blutes (UVB) sowie Objektivierung klinischer Effekte bei der Behandlung chronisch-arterieller Verschlußerkrankungen der unteren Extremitäten (Dissertationsschrift B, Jena), 1989
93. Gedeon W. (Hrsg.): Eigenbluttherapien und andere autologe Verfahren. Haug, Heidelberg 2000
94. Geserick G., Patzelt D., Dehmlow R., Wiesner S.: Serumproteinveränderungen bei Typisierung genetischer Serumproteinpolymorphismen nach UV-Bestrahlung von Serumproben. Z. Klin. Med. 1987(42):2089-2091

95. Gianelli F., Botcherby P.K., Marimo B.: Cellular hypersensitivity to UV-A: A clue to the aetiology of actinic reticuloid. Lancet 1983(I):88–91
96. Glaskova L.KPulkanov W.S.: Die Quantenhämotherapie in der komplexen Behandlung von Patienten mit chronischer Candidose (russ.) In: Ganelina I.E. (Hrsg.) 1986
97. 02González R., Borrego A., Zamorra Z., Romay, C., Hernández F. et al.: Reversion by ozone treatment of acute nephrotoxicity induced by Cisplatin in rats. Med Inflamm 2004(13):307–312
98. Göretzlehner G., Frick G., Frick U: Hormonale Kontrazeption – Thromboembolie und Operationsrisiko. Zbl. Chir. 1976(10):1103–1111
99. Grankvist K., Marklund S., Sehlin J., Täljedahl, I.B.: Superoxide dismutase, catalase and scavengers of hydroxyl radical protect against the toxic action of alloxan on pancreatic islet cells in vitro. Biochem. J. 1979(182):17–25
100. Grischenko W.I., Khudenskij J.K., Demidenko D.I., Se-Rebrjakov A.M.: Die Behandlung der Spättoxikose in der Schwangerschaft mit ultraviolett bestrahltem Eigenblut (russ.). Tagg. Blutbestrahlung, Stavropol 1979
101. Gruner S., Riese Ch., Schnitzler S., Meffert H., Ka-Rasek, E.: Prolongation of the survival of allogeneic skin grafts in mice by PUVA treatment. Experientia 1984(40): 487–488
102. Günzler N., Seeger M.: HOT-Behandlung in einer Schwerpunktklinik. Erfahrungen, Berichte und Ergebnisse der biologischen Untersuchungen. Erfahrungsheilk. 1976(25):567–577
103. Haferkamp H.: Die Eigenblutbehandlung. Hippokrates, Stuttgart 1951
104. Hancock V.K.: Treatment of blood stream infections hemoirradiation. Amer. J. Surg. 1942(58): 336–344
105. Hänsler J., Weiss H.: Beitrag zum Unterschied zwischen HOT und Ozontherapie mit dem Ozonosan. Erfahrungsheilkunde 1976(5/XXV):185–188
106. Hässler F., Fegert J.M.: Moderne Behandlungskonzepte für Menschen mit geistiger Behinderung. 1. Aufl. Stuttgart: Schattauer 2000
107. Hart D., Sanger, P.W.: Effect on wound healing of bactericideal ultraviolet radiation from a special unit. Experimental study. Arch. Surg. 1939(38):797–805
108. Hausser W., Vahle U.W: Die Abhängigkeit des Lichterythems und der Pigmentbildung von der Schwingungszahl (Wellenlänge) der erregenden Strahlung. Strahlenther. 1921(13):14–31
109. Havlicek H.: Steigerung der Abwehrkräfte durch Bestrahlung des Operationsgebietes während des Eingriffes mit gefilterten ultravioletten Strahlen. Arch. klin. Chir. 1932(173):144–145
110. Hegar K.: Die Havlicek'sche Laparophoslampe und ihre Anwendung in Geburtshilfe und Gynäkologie. Zbl. Gynäkol. 48(1936) (2843–2848
111. Heilmeyer, L.: Zit. nach Diehm U. Rechtsteiner (61) S. 65
112. Heine H., Pischinger A.: Lehrbuch der biologischen Medizin. Hippokrates, Stuttgart 1997
113. Heine H.. In: Pischinger A.: Das System der Grundregulation. Neubearbeitet von Hartmut Heine. 5. Aufl., Haug, Heidelberg 1988
114. Henn R.: Neuere medizinische Behandlungsmethoden aus dem Blickwinkel der forensischen Medizin. Vortrag anlässlich des 11. Sauerstoff-Ozon-Seminars in Salzburg, 20. Mai 1984. In: Raum und Zeit. 1984(12): 8–12
115. Herrmann K.O.: Das Verhalten des Cholesterins im Blut bei der HOT-Behandlung. Therapiewoche. 1958(8):361–363
116. Hess H., Mietschak A.: Rezidivprophylaxe nach PTA: Antikoagulation oder Aggregationshemmmer? VASA 1982(11):344–345
117. Hildebrandt G: Chronobiologie und Chronomedizin. Hippokrates, Stutgart 1998
118. Hildmann H.: HOT nach Hautverbrennungen. In: Doerfler J (Hrsg.): Hämatogene Oxydationstherapie (HOT). 1982:139–142
119. Hofmann D.: Die Ozontherapie bei Coronarer Herzkrankheit, Ozon Nachrichten. 1982(3): 49–52
120. Höfs T.: Untersuchungen zur arteriellen Makrozirkulation nach Ultraviolettbestrahlung venösen Blutes bei Patienten mit arterieller Verschlußkrankheit. Wiss. Kurzmitt. Z. ges. inn. Med. 1988(42): 74–75
121. Holesch H.: Praxis der Hämatogenen Oxydationstherapie (HOT) und der Ultraviolettbestrahlung des Blutes (UVB). 3. Aufl., Müller-Verlag, München 1994
122. Holtz P.: Einige Wirkungen bestrahlter Eiweißkörper und Eiweißspaltprodukte. Arch. exp. Pathol. Pharmakol. 1930(157):135–136
123. Hottenrott K: Ausdauertraining. 4. Aufl. Wehdemeier & Push, Winsen 1997
124. Höveler V.: Eigenbluttherapie – eine Fibel für die Praxis. Haug, Heidelberg 1983
125. Huldschinsky K.: Die Ultraviolett-Therapie der Rachitis. Strahlentherapie. 1919(11):43–57
126. Ippen H.: Chronische Hautveränderungen durch Lichteinwirkung. Strahlenther. 1981(123):622–631
127. Issels K: Ozon-Sauerstofftherapie im deutschen Fernsehen. OzoNews.1985: 1/2/IV:45
128. Kaffarnik H., Becker W., Zöfel P., Otto U.: Lipide und Lipoproteine sowie verschiedene Laborparameter nach Hämatogener Oxydationstherapie. Ärztez. Naturheilverf. 1983 (24):563–565
129. Kage, K.O., Lorenz, D.: Histochemisch nachweisbare Änderungen der Enzymaktivität in der Haut nach Reinfusion von ultraviolett bestrahltem Eigenblut. Z. Physiother. 1986(38):(397–405
130. Karandashov V.I., Petukhov, E.B.: Quantenhämotherapie (russ.). Stomatologiya. 1985(64): 84–85
131. Karandashov V.I., Petukhov E.B., Alexandrova N.P., Konstantinova N.A.: Die Behandlung von Phlegmonen des Gesichts und Halses mit der Reinfusion UV-bestrahlten Blutes (russ.). Stomatologiya 1982(61):41–42
132. Keyse S.M., Tyrrell R.M.: Heme oxygenase is the major (32-KD stress protein induced in human skin fibroblasts

by UVA radiation, hydrogen peroxyde, and sodium arsenite. Proc. Natl. Acad. Sci. 1989(86):99–103

133. Kief H.: Eine neue Möglichkeit erweiterter Ozontherapie, Kongreß-Bericht zum Ozon-Therapie-Kongreß im Rahmen der Medizinischen Woche Baden-Baden 1979, 179: 37ff.
134. Kief H.: Verschiedene klinische Effekte der hyperbaren Ozontherapie. Eigenverlag, o.O. 1962
135. Kleinmann H.: Behandlung mit pharmakologisch aktiven Gasen. Die Wirkung von Ozon auf pathogene Keime, normalen Schleim und seriöse Membranen. Zeitschrift für experimentelle Pathologie und Therapie. 1921 (22, Heft 2/3)
136. Klemm W., Scharper, U.: Messungen über Veränderungen des antioxidativen Schutzenzyms Superoxiddismutase (SOD, EC1.15, 1.1.) im Blut durch die Sauerstoffmehrschrittherapie (O2-MT) Z. med. Labor.-Diagn. 1987(28):14–17
137. Kliche N.: Fahrradergometrische Messungen an Patienten mit peripheren arteriellen Durchblutungsstörungen nach ultravioletter Eigenblutbestrahlung. Z. Physiother. 1982(34):221–223
138. Klink D.: Zur Wirkung der UVB bei der CVI unter besonderer Berücksichtigung der Hirnleistung. Dissertation, Jena 1984
139. Klink D., Wieczorek V., Wolfram, H.: Ultraviolettbestrahlung des Eigenblutes (UVB) bei zerebrovaskulärer Insuffizienz unter besonderer Berücksichtigung der Hirnleistung (Pilotstudie). Z. Klin. Med. 1987(42):1145–1149
140. Knoch H.G., Klug W.. Rektale Ozon-Sauerstoff-Anwendung in der Proktologie. in Beck, E.G., Viebahn-Hänsler, R. (Hrsg.) Ozon-Handbuch, ecomed Landsberg (1995)
141. Knott E.K., Hancock, V.K.: Irradiated blood transfusion in treatment of infections. Northwest Med. 1934(35):200–202
142. Knott E.K.: Development of ultraviolet blood irradiation. Amer. J. Surg. 1948(76):156–171
143. Koeffler, H.P., Tobler, A., Munker, R., Reichel, H., Norman, A.: Hematopoiesis and the vitamin D endocrine system. In: Aarbakke J., Chiang P.K., Koeffler H.P. (Hrsg.): Vitamin D. Humana Press; Totowa 1987
144. Koester W.: Die Anwendung der UVB bei endogenen Augenentzündungen. 8. Arbeitstagg. UVB, Lenz/Malchow 1983
145. Köhler B.: Biophysikalische Informations-Therapie. Einführung in die Quantenmedizin. Videel, Niebüll 2003
146. Kollath W., Suhrmann, R.: Quantitative Messungen in sichtbaren und ultravioletten Absorptionsspektren des Blutes und seiner Bestanddteile. Biochem. Z. 1927(184):217–223
147. Kolpakov L.F., Dawydov, W.W., Novak, S.T.: Anwendung von UV-bestrahltem Eigenblut (UVB) bei eitrigseptischem und septischem Krankheitsbild (russ.). Konf. Quantenhämotherapie Sverdlovsk 1981, S. 58–60
148. Kost H.R., Fisch J., Riemann, M.: Verfahren zur langwelligen ultravioletten und Blaulichtbestrahlung des Blutes (UVAB). Z. Klin. Med. 1986(41):1021–1022
149. Kramann B., Zeitler E., Scherer K., Feng, G.: Früh- und Spätergebnisse der PTA in Abhängigkeit vom Patientenalter. VASA 1990(19):149–156
150. Kramer F.: Ozon in der konservierenden und prothetischen Zahnheilkunde und die Anwendung des Ozons bei der Gingivitis- und Parodontose-Therapie. Kongreß-Bericht zum Ozon-Therapie-Kongreß, anläßlich der Medizinischen Woche Baden-Baden, S. 28 ff. (1979)
151. Krebs, H.: Eigenbluttherapie. Methodik, Indikation und Praxis. 5. Aufl., Elsevier, Urban & Fischer, München 2007
152. Krimmel M.: HOT in der Praxis. In: Segal J., Seng G.: Methoden der UV-Bestrahlung von Blut – HOT und UVB. Hippokrates, Stuttgart 1990
153. Krimmel M.: Behandlung von peripheren Durchblutungsstörungen in einer Allgemeinpraxis mit HOT. Ärztezeitz. Naturheilverf. 1983(24):323–33
154. Krimmel M.: Hämatogene Oxidationstherapie (HOT) – eine Möglichkeit bei der kombinierten Tumortherapie. Ärztez. Naturheilverf. 1989(30):864–871
155. Kroyer G, Washüttl J., Klammer N. Steiner I: Untersuchungen über den Einfluß von Ozon auf ausgewählte organische Schadstoffe in Wasser. Wien.tierärztl.Mschr. 1986(73, 4/5):154–160
156. Kubina H.: Erfahrungen mit der HOT-Behandlung. Erfahrungsheilk. 1957(6):447–453
157. Kucera W., Lerche D., Meier W., Rentsch, W.: Charakterisierung der Erythrozytendeformierbarkeit mittels Filtrationstechnik. Ein teilautomatisiertes Hämofiltrometer für Routine und Forschung. Z. med. Labor.Diagn. 1986(27):262–267
158. Kulenkampff D.: Zur Behandlung mit bestrahltem Eigenblut. Hippokrates. 1936(44):1186–1189
159. Labbe D., Oudin I.: Therapeutische und physiologische Wirksamkeit von Ozon, Compt. rend. 1981(113/3):141–144
160. Ladenburg M.: zitiert nach Wolff, H.H.: Das Ozon und seine Eigenschaften, Sonderdruck aus: „Ärztliche Praxis“ 1961(15):909–914
161. Lamers H.J., Göring L.W., Seeger P.G.: Das Phänomen Leben. Fundamentales Konzept einer neuen Ganzheitsmedizin. Vesta, Roermond 1992
162. Laquer J.: zitiert nach Wolff,H.H.: Das Ozon und seine Eigenschaften, Sonderdruck aus: „Ärztliche Praxis“ 1961(15):909–914
163. Lell B., Viebahn R., Kremsner, P.: The Activity of Ozone Against Plasmodium Falciparum. Ozone: Sci Eng 2001(23): 89–93
164. Leon O.S., Martinez G., Menendez S., Comona, P., Merino N., Al-Dalain S.M.: Die Wirksamkeit der Ozontherapie bei Diabetes Typ II, tierexperimentell und in einer klinisch kontrollierten Studie mit 160 Patienten. In: Viebahn-Hänsler R., Knoch H.G. (Hrsg.): Ozon-Handbuch. Grundlagen, Prävention, Therapie. Exomde, Landsberg 2005

165. Léon O.S., Menendéz S., Merino N., Castillo R., Sam S., Pérez L. Cruz, E. BocciV.: Ozone Oxidative Preconditioning: a protection against Cellular Damage by Free Radicals Mediators of Inflammation. 1998(7):289–294
166. Lerche D., Meier W.: Fließeingenschaften von Blut und deren Bedeutung für die Mikrozirkulation unter physiologischen und pathologischen Bedingungen. Erg. exp. Med. 1985 (46):227–247
167. Lewin G., U. Popov I.: Zum Verhalten der antioxydativen Kapazität des Plasmas nach UV-Blutbestrahlung. 1. In-vitro-Studie. Z. Klin. Med. 1989(44):1599–1606
168. Liebschner K.: Erste Erfahrungen mit der UVB in der Hals- Nasen-Ohren-Heilkunde, insbesondere bei der Behandlung des Hörsturzes. HNO-Praxis. 1990(15):149–154
169. Lim H.W.: Activation of the complement system in patients with porphyrias after irradiation in vivo. J. Clin. Invest. 1984(74):1961–1965
170. Ludwig C. M.: Untersuchungen metabolischer Parameter bei Patienten mit Diabetes mellitus Typ I und Typ II. Klinische Prüfung einer Reinfusionstherapie mit Sauerstoff- und UVB- behandeltem Eigenblut (sog. Hämatogene Oxydationstherapie nach WEHRLI). Diss. med. Frankfurt/Main 1990
171. Lukjanova M.I., Khudenskij J.K., Tshernov E.M., Stasenko E.D.: Prophylaxe von Rezidiven und Reinfarkten mit der Anwendung von Ultraviolett-Eigenblut (russ.). In: Komarova, F.I. (Hrsg.): Prophylaxe von Erkrankungen innerer Organe und deren Dispensaire, Moskva 1978, S. 75–79
172. Lüscher, M.: Das Harmoniegesetz in uns. 3. Aufl., Ullstein, München 2005
173. Malten: zitiert nach Wolff. H. H.: Das Ozon und seine Eigenschaften, Sonderdruck aus: Ärztliche Praxis, 1961(15/XIII): 909–914
174. Martinez G., Said M., A.D., Menendez S., Guiliani A.,León O.S: Ozone Treatment Reduces Blood Oxidative Stress and Pancreas Damage in a Streptozotocon-Induced Diabetes Model in Rats. Acta Farm. Bonaerense. 2005 (24):491–7
175. Martinez-Sanchez G, Said M., Menendez S., Lamberto R et al.. Therapeutic Efficacy of Ozone in Patients with Diabetic Foot. European Journal of Pharmacology. 2005(523):151–161
176. Masignar: zitiert nach Andrews, T: Proceedings of the Royal Society, London 1853
177. Mawsouf N. et al. . Hepatitis C-eine Pilotstudie (2004). In: Viebahn-Hänsler R., Knoch H. (Hrsg): Ozon-Handbuch. Grundlagen, Prävention, Therapie. Erg. Lief., ecomed, Landsberg. 2004
178. McNair P., Lesher S.: Radiositizers, radiotherapy and fraction size. In: Sugahara, T.I . et al: Fraction size in radiobio. A radiotherapy. Urban & Schwarzenberg, München 1973
179. Melchart D, Wagner H.: Naturheilverfahren. Schattauer, Stuttgart 1993
180. Melzer H.-J., Koester W., Wiesner A., Wiesner S.: Zur Anwendung der Ultraviolettbestrahlung des Eigenblutes in der Augenheilkunde. Dt. Gesundh.-Wesen. 1975(30): 903–906
181. Miley G.P., Christensen J.A.: Ultraviolet blood irradiation therapy in acute virus- and virus-like infections. Rev. gastro-enterol. 1948(15):271–283
182. Miley G.P.: A method irradiating circulating blood in vitro with ultraviolet spectral energy. Studies of its physiological effects in vivo application in humans. Proc. Amer. J. Physiol. Soc. 1941(76):200
183. Miley G.P.: Efficacy of ultraviolet blood irradiation therapy in the control of staphylococcemias. Amer.J. Surg. 1944(64):313–322
184. Miley G.P.: The control of acute thrombophlebitis with ultraviolet blood irradiation therapy. Amer. J. Surg. 1943(55):354–368
185. Miley G.P.: The KNOTT technic of ultraviolet blood irradiation in acute pyogenic infections. New York State J. Med. 1942(42):38–46
186. Miley G.P.: The ultraviolet irradiation of autotransfused human blood: Studies in oxygen absorption values. Amer. J. med. Sci. 1939(197):873–880
187. Miley G.P.: Ultraviolet blood irradiation therapy (KNOTT-technic) in non-healing wounds. Amer. J. Surg. 1944(65): 368–372
188. Miley G.P., Seidell R.A: et al: Ultraviolet blood irradiation therapy of apparently intractable asthma. Arch. phys. Ther. 1946(27):24–29
189. Minar E., Ehringer H., Ahmadi, R., Dudczak, R., Leitha, T. Koppensteiner, R., Jung., M, A. Stümpflen, A.: Platelet deposition at angioplasty sites and its relation to stenosis in human iliac and femoropopliteal arteries. Radiology 1989(170):767–772
190. Mix E., Jenssen H.-L., Lehmitz R., Buddenhagen F., Hitzschke B., Richter, M.: Einfluß von Ultraviolettbestrahlung des Blutes (UVB) auf Zellvolumen, Zelladhärenz und Phagozytose bei Normalpersonen und Patienten mit Multipler Sklerose (MS). Folia haematol. 1988(115):669–687
191. Munker R., Norman A., Koeffler H.P.: Vitamin D compounds: Effects on clonal proliferation and differentiation of human myeloid cells. J. clin. Invest. 1986(78):424–427
192. Murina M.A., Anosov A.K., Rostshupkin D.U.: Veränderung der Aggregation von Erythrozyten und Thrombozyten unter der Einwirkung ultravioletter Strahlen (russ.). Biofizika. 1984(29): 92–95
193. Naswitis K.: Über die Folgen der direkten Bestrahlung des Blutes mit ultraviolettem Licht. Med. Klinik.1922 (44):1410–1411
194. Natsvishvili G.A., Twaladse M.G., Gigauri G.M., Tabidse, F.N.: Die Reinfusion ultraviolett bestrahlten Blutes zur Behandlung der chronischen arteriellen Verschlußkrankheit (russ.). Khirurgia (Moskva). 1981(12):57–59

195. Neumann M., Scherf H.-P.: Zu einigen photochemischen Grundlagen der Ultraviolettbestrahlung des Blutes (UVB). Medizintechnik 1983(23):60–61
196. Nitzschner H.: Therapie-Ergebnisse der Ultraviolettbestrahlung des Eigenblutes bei einigen Hautkrankheiten. 10. Arbeitstagg. UVB, Schwerin 1986
197. Obolenskaja K.D. et al.: Veränderungen der Phagozytoseaktivität der Leukozyten im Donorblut nach UV-Bestrahlung (russ.) Zitol. 1989(2):948–954
198. Ohlenschläger, G., U. Römer, E.: Die biologische Oxidation und die aktivierten Sauerstoffstufen. Ambivalente Seinsprinzipien. Ärztez. Naturheilverf. 1985(26):83–93
199. Olney R.C.: Effective treatment of resistent staphylococci infections and serum hepatitis. J. Amer. Med. Assoc. 1959(14):131–133
200. Pauli W.E.: Untersuchungen über die künstlich vergrößerte Durchlässigkeit der Haut für die kurzwelligen Strahlen des Spektrums und über die Eigenstrahlung (Fluoreszenz) der Haut bei der Bestrahlung mit ultraviolettem Licht. Strahlenther. 1927(25):577–584
201. Paulitschke M., Turowski A., Lerche D.: Ergebnisse der Berliner HOT/UVB-Vergleichstudie bei Patienten mit peripheren arteriellen Durchblutungsstörungen. Z.ges. inn. Med. 1992(47):148–153
202. Pavlacovic M.: Erfahrungen mit der Ozontherapie bei peripheren Durchblutungsstörungen. Schriftenreihe Erfahrungsheilkunde: Ozon-Therapie. Haug, Heidelberg 1975
203. Payr E.. Über Ozonbehandlung in der Chirurgie. Arch.f.Klin.Chirurgie. 1935(183):1–291
204. Pelz L.: Chromosomenveränderungen nach Ultraviolettbestrahlung des Blutes. 5. Arbeitstagg. UVB, Sternberg 1975
205. Pencz A.: Gasembolien nach intravasaler Sauerstoff-Ozon-Injektion. IN: Diagnostik und Intensivmedizin 1978(3): 106 f.
206. Pfannenstill, S. A.: Behandlung der laryngalen Tuberkulose und anderer lokaler infektiöser Prozesse mit Natriumjodid und Ozon oder Wasserstoffsuperoxyd, Deutsche Medizinische Wochenschrift.1912(37)2420–2423
207. Pincemail J., Deby C.: Radikalfänger-Eigenschaften von Rökan. In: Kemper F.H., Schmid-Schönbein, H. (Hrsg.): Rökan. Springer, Berlin 1991
208. Pischinger A.: Das System der Grundregulation. Grundlagen für eine ganzheitsbiologische Theorie der Medizin. Haug, Heidelberg 1983
209. Pöhlmann G. Vergleichende Untersuchungen zur Wirkungsweise und Wertigkeit unterschiedlicher Verfahren in der Therapie peripherer Durchblutungsstörungen. Therapiequantifizierungen und -optimierungen mit Hilfe diagnostischer Verfahren. Promotion B-Schrift, Jena, 1985
210. Pöhlmann G., Bäumler H., Lerche D., Wessel G., Stanek F.-D., Scheibe, J.: Klinisch-experimentelle Untersuchungen zur Wirkung der Retransfusion von ultraviolett bestrahltem Eigenblut bei Patienten mit peripherer arterieller Verschlußkrankheit. Z. Ärztl. Fortbild. 1987(81):121–125
211. Pöhlmann G., Weichert W., Vigh Z., Breddin, H.K.: Wirksamkeit von Pentoxifyllin und der hämatogenen Oxydationstherpie. Vergleichende Untersuchungen bei Patienten im Stadium IIb einer arteriellen Verschlußkrankheit. Natur- und Ganzheitsmed. 1992(5) 80–84
212. Popov J., Lewin G., Scherf H.-PMeffert, H.: Zum Verhalten der antioxydativen Kapazität des Plasmas nach UV-Bestrahlung. 2. Untersuchungen an Patienten mit Psoriasis und peripherer arterieller Verschlußkrankheit. Z. klin. Med. 1989(44):1857–1860
213. Popp: Neue Horizonte in der Medizin. Haug, Stuttgart 2006
214. Potashov L.V., Cheminava R.V.: Reinfusion bestrahlten Eigenblutes bei chirurgischen Patienten. Vestnik Khir. 1980(125):144-146
215. Potashov L.V., Kruglikova O.F, Nikitin G.V., Zubkov J.I.: Apparat zur Ultraviolettbestrahlung des Blutes. Vestnik Khir. 1977(118):124–126
216. Przemeck H.: UV-Bestrahlung des strömenden Blutes bei septischen Krankheitsbildern Zbl. Chir. 1948(73):225–229
217. Przemeck H.: UV-Bestrahlung des strömenden Blutes und bisherige Erfolge. Strahlenther 1952(88):522–526
218. Quincke H.: Über den Einfluß des Lichtes auf den Tierkörper. Pflügers Arch. Physiol. 1895(57):123–137
219. Ratschow M.: Stellungnahme zu einer Leseranfrage. Dt. Med. Wochenschr.1960(85):1998
220. Rebbeck E.W., Lewis H.T.: The use of ultraviolet blood irradiation in typhoid fever. Rev. Gastroenterol. 1949(16):640–649
221. Rebbeck E.W., Walther, R.A.: Double septicemia following prostatectomy treated by the KNOTT technic of ultraviolet blood irradiation. Amer. J. Surg. 1942(57/3):536–538
222. Rebbeck E.W.: Preoperative hemo-irradiation. Amer. J. Surg. 1943(56): 259–265
223. Riemann M., Fisch J., Schulze P., Kost H.-R., Link, G.M.: Transmissionsmessungen bei ultraviolett bestrahltem Venenblut. Dt. Gesundh.-Wesen 1983(38):2061–2062
224. Rietschel H.G.: Die hämatogene Oxydationstherapie (HOT) nach WEHRLI. Med. Klinik 1959(54):1546–1547
225. Rilling S: Vagus und Sympathikus in Diagnostik und Therapie. Haug, Ulm 1957
226. Rilling S: Stellungnahme der Ärztlichen Gesellschaft für Ozontherapie zur hyperbaren Methodik bei der großen Eigenblutbehandlung mit Ozon. Informationsblatt Nr.1 / März 1988 Ärztliche Gesellschaft für Ozontherapie e.V.
227. Rilling S., Viebahn, R.: Praxis der Ozon-Sauerstoff-Therapie. Ein Informations- und Arbeitsbuch. Haug, Heidelberg 1986
228. Rilling S, Viebahn R. Wissenswertes über Ozon und die Ozon-Sauerstoff-Therapie – Übersicht und Einführung. Erfahrungsheilkunde 1985 (34/5):325–333
229. Riva Sanseverino E., Meduri R.A., Pizzino A., Pantera M., Martini E.: Effects of oxygen-ozone therapy on age-related Degenerative retinal maculopathy. Panminerva Medica. 1990(32):77–84

230. Riva Sanseverino E., Castellacci P.: Kniegelenkerkrankungen. In Beck E.G., Viebahn-Hänsler R. (Hrsg.): Ozon-Handbuch, ecomed Landsberg, 1. Erg. (1996)
231. Rokitansky O.. Klinik und Biochemie der Ozontherapie. Hospitalis. 1982(52):643–646 und (71):1–7
232. Rokitansky O., Rokitansky A.: Elektronenmikroskopische Untersuchungen an Kapillarendothelzellen und am Peritorium nach Ozon-Sauerstoff-Applikation am Tierversuch. OzoNews. 1984(3/4(III):53–57
233. Rollier A.: Heliotherapie der chirugischen Tuberkulose. Strahlenther. 1933(48): 621–632
234. Rosa H.: Beschleunigung. Suhrkamp, Frankfurt 2005
235. Rust M.: Untersuchungen zur Toxikologie des Ozons. Inaugural-Dissertation, Würzburg 1939
236. Runow, K-D. Klinische Ökologie. Hippokrates, Stuttgart 1994
237. Samoilova K.A., Klimova K.N., Prisyasheva L.S., Art-Sishevskya, R.A.: Funktionelle und strukturelle Veränderungen der Oberfläche menschlicher Erythrozyten nach UV-Bestrahlung unterschiedlicher Wellenlängen (russ.). Zytologia. 1983(15):1378–1385
238. Sandhaus, 5.: L'hydrozotomie, methode therapeutique remettant en honeur l'ozone. SMFZ/RMSO 1968(78):620
239. Saveljev V.S., Alexandrova N.P., Petukhov E.B., Riabova S.S., Savonov, M.L.: Korrektur rheologischer Störungen durch UV-Bestrahlung des Blutes (russ.). Vestnik Akad. Med. Nauk. SSSR. 1981(10):72–74
240. Schardin N.S.A., Knovalov W.I., Romashova, B.R.: Extrakorporale Quantenhämotherapie einiger Gefäßerkrankungen. Wiss. Konf. Quantenhämother. 1981:26–28
241. Schardina L.A.: Zur Frage der Anwendung der Quantenhämotherapie in der nephrologischen Praxis (russ.). Wiss. Konf. Quantenhämother 1981:36–38
242. Scherbinov A.E., Tron, N.A., Olchovnikova S.V.: UV-bestrahltes Eigenblut bei Patientinnen mit Adnextumoren vor und nach Operation (russ.). Wiss. Konf. Quantenhämother. 1981:55–57
243. Scherbinov, A.E., Uschkina, G.I., U. Karassev, V.A.: Quantenhämotherapie bei Patientinnen mit Entzündungen der inneren Geschlechtsorgane (russ.). Wiss. Konf. Quantenhämother. 1981: 52–54
244. Scherf, H.-P., Ziegler-Böhme, H., Meffert, H., Thümmler, M. und Sönnichsen, N.: Steigerung der Phagozytose polymorph kerniger Leukozyten durch UV-Ganzkörperbestrahlung und extrakorporale UV-Bestrahlung. Dermatol. M.schr. 1985(171): 319–324
245. Scherf H.-P.: Vergleichende Untersuchungen zur Wirkung von Ultraviolettbestrahlung der Haut bzw. des Blutes bei Patienten mit arterieller Verschlußkrankheit. Psoriasis und Gesunden (Promotion B-Schrift, Berlin), 1986
246. Scherf H.-P., Meffert H., Miehe M., Steinigner S., Sönnichsen N.: Placebokontrollierter Vergleich der therapeutischen Wirkung von extrakorporaler UV-Blutbestrahlung und UV-Bestrahlung der Haut bei chronisch-stationärer Psoriasis. Dermatol. Monatsschr. 1987(73):591–596
247. Scherf H.-P., Meffert H., Turowski A., Priem F., Töpfer, W., Ziegler-Böhme H., Strey H., Frick G., Sönnichsen, N.: Serielle Infrarot- und UV-Ganzkörperbestrahlung sowie Schein- und UV-Blutbestrahlung venösen Eigenblutes bei peripheren arteriellen Verschlußkrankheiten im Stadium II nach FONTAINE. Ausgewählte zelluläre und laborchemische Parameter im Blut. Z. ges. inn. Med. 1989(44):201–207
248. Scherf H.-P., Strangfeld D., Meffert H., Glatzel. E., Sievert H., Sönnichsen N.: Arterieller und venöser Sauerstoffpartialdruck bzw. Nutzungsfaktor und Xenon-133-Muskelclearance nach UV-Bestrahlung der Haut oder des Blutes von Gesunden und Kranken mit arterieller Verschlußkrankheit bzw. Psoriasis. Z. Physiother. 1988(40):315–322
249. Scherf H.-P., Turowski A., Prim F., Mach, H.: Messung von Laktat/Pyruvat und pO_2 in Korrelation zur Laufbandergometrie vor und nach der Ultraviolettbestrahlung des Blutes (UVB) bei Patienten mit arterieller Verschlußkrankheit (Stadium IIa und IIb nach FONTAINE). Z. Physiother. 1987(39):381–388
250. Scherf. H.-P., Wiesner S., Lerche D., Bäumler, H.: Charakterisierung des Effektes der Retransfusion UV-bestrahlten Eigenblutes (UVB) – synoptische Betrachtung klinischer, metabolischer, rheologischer und hämodynamischer Ergebnisse am Beispiel von 6 Patienten mit arterieller Verschlußkrankheit. Z. ges. inn. Med. 1983(38):488–494
251. Schernishev Y.S., Wedernikova M.A., Malsheva, R.P.: Anwendung der Quantenhämotherapie bei Patienten mit Sepsis nach Reanimation (russ.). Wiss. Konf. Quantenhämother. 1981:61–63
252. Schliephake W., Smets, N.: Physikalische Therapie, Balneologie, Lichttherapie. Münch. med. Wochenschr. 1954(38):1103–1106
253. Schmid-Schönbein, H.: A proposal for the documentation of hemorheological data in clinical medicine (the clinical test profile). Int. Workshop on Instrumentation and Techniques in Microcirculation Research, Maastricht, Riksuniversity of Limburg 1984:68–81
254. Schole J., Lutz, W.: Regulationskrankheiten – Versuch einer fachübergreifenden Analyse, Stuttgart: Enke-Verlag, 1988
255. Schönbauer M., Methka M., Salzer H.: Ozon in der Behandlung rezidivierender Soorkolpitiden. OzoNews, 1984(2/III):28
256. Schönbein, C.F.. Beobachtungen über den bei der Elektrolyse des Wassers und dem Ausströmen der gewöhnlichen Elektrizität aus Spitzen sich entwickelnden Geruch. Basel 1840
257. Schubert E.V.: Das Blut als Angriffsfläche der ultravioletten Strahlen. Dt. med. Wochenschr. 1926(52):903–966
258. Schultz I.T.: Use of KNOTT technic of blood irradiation therapy in cases of thretened and inevitable abortion. Amer. J. Surg 1954 (88):421–424

259. Schulz F.H., Knobloch H.: Abhängigkeit der Fibrinogen und Fibrinolysewerte vom Lebensalter. Münch. med. Wochenschr 1954(96):1226–1229
260. Schulz S.: Ein neues Tiermodell zur integralen Messung von Heilvorgängen bei kleinen Labortieren am Beispiel von ozonisiertem Olivenöl. Deutsche tierärztliche Wochenschrift 1981(88):60–64
261. Schwarz P.: Verhalten der Cholesterinfraktionen während der Behandlung mit HOT. Med. heute. 1967(16):174–177
262. Seeger P.-G.: Eine gezielte Therapie des Krebses: Die Zehn-Wege-Therapie. Zugleich die beste Methode der Vorbeugung. Ars Medici. 1966(56)
263. Segal J, Dehmlow R.: Zellphysiologische Grundlagen der Wirkung UV-bestrahlten Blutes. In: Segal, J., Seng, G.,: Methoden der UV-Bestrahlung von Blut – HOT und UVB. eds. Stuttgart: Hippokrates, 1990, S. 38–52
264. Segal J. Dehmlow R.: Gedanken zur therapeutischen Wirkung der UVB bei Viruserkrankungen. Erfahrungsheilkunde 1989(5):289–293
265. Segal J. Dehmlow R.: Physikalisch-chemische Grundlagen der UVB und HOT. In: Methoden der UV-Bestrahlung von Blut- HOT und UVB. Stuttgart: Hippokrates-Verlag, 1990, S. 25-37
266. Segal J., Dehmlow R.: The Origin of Biopotentials According to the Phase Boundary Concept. Acta Biochim. Biophys. Hung. 1987 (22 /IV): 439–462
267. Segal J. et.al: Die Entwicklung des Lebens aus biophysikalischer Sicht. Gustav Fischer, Stuttgart 1983. Darin: Dehmlow, R.: Zum Verhältnis von Membrantheorie und Phasentheorie. S. 369–373
268. Segal J. und Seng, G. Methoden der UV-Bestrahlung von Blut – HOT und UVB, Stuttgart: Hippokrates-Verlag, 1990
269. Segal J.: AIDS – Zellphysiologie, Pathologie und Therapie, Verlag Neuer Weg, Gelsenkirchen 1992
270. Sehrt E.: Das bestrahlte Eigenblut. Med. Welt. 1939 (13):1554–1556
271. Sehrt E.: Die selektive Ultraviolettbestrahlung in Therapie und Prophylaxe. Hippokrates, Stuttgart 1942
272. Selye H.: The evolution of the stress concept. American Scientist. 1973(61,):692–699
273. Seidel S.: Der Einfluß der Ultraviolettbestrahlung auf den Kohlenhydrat- und Phosphatstoffwechsel. Strahlenther.(1960)111:359–370
274. Seidlein I., Seidlein H., Frick G.: Die Ultraviolettbestrahlung des Blutes bei der Behandlung der diabetischen Retinopathie. 7. Arbeitstagg. UVB, Lenz/Malchow 1982
275. Seidlein I., Sittner S., Frick U., Frick G.: UVB-Dispensaire bei 40 Patientinnen mit diabetischer Retinopathie. 11. Arbeitstagg. UVB, Klink bei Waren/Müritz 1989
276. Seng G.: HOT in der Geriatrie. Ärztez. Naturheilverf. 1987(29):294–298
277. Seng G.: Methode und Technik HOT. In: Segal J., Seng G. (Hrsg.): Methoden der UV-Bestrahlung von Blut, HOT und UVB. Grundlagen, Klinik, Praxis. Hippokrates, Stuttgart (1990, S. 19-22
278. Seyderhelm, R.: Über einen durch ultraviolette Bestrahlung aktivierbaren antianämischen Stoff im Blute. Klin. Wochenschr. 1932(11):628–631
279. Shinriki N., Miura T . Spezifische Reaktionen des Ozons im Vollblut. In: Beck E.G., Viehbahn-Hänsler, R.: Ozon-Handbuch. Grundlagen, Prävention, Therapie. Ecomed, Landsberg 1998
280. Siemsen C.-H.: Ozonanwendung bei akuten und chronischen Gelenkerkrankungen. In Beck E.G., Viebahn-Hänsler R. (Hrsg.): Ozon-Handbuch, ecomed Landsberg (1995)
281. Slenczka W.: Hepatitis C nach Ozon-Eigenblut-Behandlung. Dt. Ärzteblatt. 1990(49/87)
282. Smettan R.. Influence on visual acuity in patients with age related maculardegeneration. Proceedings World Congress of the International Ozone Association IOA Strassbourg 2005
283. Solvatini K.: zitiert nach: Wolff. H. H. Das Ozon und seine Eigenschaften, Sonderdruck aus: Ärztliche Praxis. 1961(15/XIII): 909–914
284. Sönnichsen N., Meffert H., Gruner S., Böhm F., Scherf, H.-P.: Die therapeutische Nutzung der Ultraviolettstrahlung in der Medizin – wissenschaftliche Grundlagen und klinische Ergebnisse. Z. ges. inn. Med. 1988(43):22–26
285. Spieske W.: Verhalten des Fibrinogenspiegels unter der UV-Bestrahlung. Neue Indikationen zur UVB. 8. Arbeitstagg. UVB Lenz/Malchow 1983
286. Stadtlaender H.: Biochemische, experimentelle und klinische Grundlagen der HOT. Erfahrungsheilkunde. 1981 (4/30):277–281
287. Stadtlaender H.: Lehrbuch der Hämatogenen Oxydationstherapie – HOT. Haug, Heidelberg 1991
288. Stadtlaender H.: Untersuchungen zur „Hämatogenen Oxydationstherapie“ nach Wehrli und Steinbarth über die Atmungsaktivität von Rattenleberhomogenat im Warburg-Versuch unter Zusatz von Blut unbehandelter und mit der „Hämatogenen Oxydationstherapie“ behandelter Patienten sowie über das Verhalten der Peroxydase in den Granulozyten des peripheren Blutes mit Hilfe der Peroxydasefärbung nach Sato. Dissertation (A), Berlin 1969
289. Stadtlaender M., Stadtlaender H.: Gaslaufplan bei HOT-Gerät „UV-MED“ (schematisch), S. 21 Praxis-Fibel und Betriebsanleitung für die Durchführung der „hämatogenen Oxydationstherapie“ (HOT-UVC) mit dem HOT-Gerät „UV-MED“, Hrsg. Firma UV-MED, Produktion und Vertrieb von med. Geräten für biologische Therapieverfahren und hämatologische Diagnostik, Wolfsburg (1975)
290. Stahl R.: Die Reinjektion von ultraviolett bestrahltem Blut. Z. ärztl. Fortbild. 1938(4):93–98
291. Staubert W.: Die HOT in der geriatrischen Behandlung. In: Dörfler J. (Hrsg.): Hämatogene Oxydationstherapie (HOT). Med.-Lit. Verlagsges., Uelzen 1982
292. Steinbarth H.: Die Oxydationstherapie nach Wehrli.. Kongreßbericht 9. Therapiewoche Karlsruhe 1957. Med. Klinik. 1957(52):1755

293. Steinbarth H.: Therapeutische und klinisch-analytische Studien zur Sauerstoff- und UV-Bestrahlungsbehandlung des Blutes nach WEHRLI. Med. Klinik. 1956(51):2048–2054
294. Steinmann H.: Vortrag anlässlich der 6. Arbeitstagung der Ärztlichen Gesellschaft für Ozontherapie e.V
295. Stern R.S.: Genital tumors among men with psoriasis exposed to psoralens and ultraviolet A radiation (PUVA) and ultraviolet B radiation. New Engl J. Med. 1990(322):1093–1097
296. Stibbe M: Die Behandlung des postthrombotischen Syndroms mit UVB. 6. Arbeitstagg. UVB, Lenz/Malchow 1981
297. Tabakova M.G.: Die Ozontherapie bei obliterierenden arteriellen Gefäßerkrankungen und atonischen Geschwüren. Medizin heute. 1967(9):272–274
298. Tait A.: Proceedings of the Royal Society, London (1987)
299. Tarinskij A.P., Prochorov V.N., Saikov S.A., Shnyr V. J.: Die Anwendung der UV-Bestrahlung des Eigenblutes bei der Behandlung der Sterilität der Männer. Wiss. Konf. Quantenhämother. 1981:64–66
300. Taubert K.: UVB bei Migräne. Erfahrungsheilk. 1991(40):749
301. Teitel P.: Basic principles of filterability test (FT) and analysis of erythrocytic flow behaviour. Blood cells. 1977(3):55–70
302. Therapieempfehlung der IG UVB (Autorenkollektiv): Empfehlungen für die konservative Therapie chronisch-arterieller Verschlußkrankheiten, Sternberg 1982
303. Therapieempfehlung des Ministeriums für Gesundheitswesen der RSFSR: Retransfusion kleiner Dosen von UV-bestrahltem Blut bei der Therapie von Gesichts- und Halsphlegmonen, Moskau 1982
304. Thorp C. E.: Die Giftigkeit des Ozon. Bericht und Bibliographie. Ind. med. and Surg. 19 (1950)
305. Treshchinsky A.I., Vasilev G.A., Sheiman B.S., Feldman S.M., Povorozniuk V.S.: Die Anwendung der Quantenhämotherapie zur Behandlung eitrig-septischer Erkrankungen bei Kindern (russ.). Klin. Khir. 6 (1984) 44–47
306. Türk R.. Ozon in der Zahnheilkunde. In. Beck E.G., Viebahn-Hänsler R. (Hrsg.) Ozon-Handbuch, ecomed Landsberg (1995)
307. Turowski A. et al.: Über die Behandlung des sekundären und primären Raynaud-Syndrom mit der HOT und UVB. Zeitschrift für Naturheilverfahren: 1992(8):638–645
308. Turowski A., Paulitschke M., Wack, R.: Die Behandlung chronischer Lebererkrankungen mit der hämatogenen Oxydationstherapie (HOT). Ärztez. Naturheilverf. 1991(32):1019–1025
309. Turowski A., Scherf H.-P., Mach, H,: Venenverschlußplethysmographie und US-Doppler-Blutdruckmessung am Unterschenkel im Vergleich mit der Laufbandergometrie bei Patienten mit aVK vor und nach UVB. Z. Physiother. 1987(39):293-300
310. Turro N.J., Lamola, A.A.: Photochemistry. In: Smith K.C. (Ed.): The Science of Photobiology. Plenum Press, New York, London 1977
311. Valtonen,E.J.: The effect of ultraviolet radiation of some spectral wavebands on mast cell count in the skin. Acta path. microbiol. scand. 1961(Suppl. 1):151–161
312. VanMarum, M: zitiert aus Andrews, T. Über das Ozon, Vortrag in der Royal Society of Edinburgh 1856, veröffentlicht in Ann. Phys. 1874(152):239 ff
313. Vaupel P., Krüger W.: Wärmetherapie mit wassergefilterter Infrarot-A-Strahlung. Grundlagen und Anwendungsmöglichkeiten. 2. Aufl. Hippokrates, Stuttgart 1995
314. Viebahn R.: The use of ozone in medicine. ODREI Publishers, Iffezheim, Germany
315. Viebahn R.: Ozon-Peroxyde – Peroxydradikale – Sauerstoffradikale – was der Ozontherapeut darüber wissen sollte. Erfahrungsheilk. 1985(34):334–341
316. Viebahn R.: Ergebnisse internationaler Ozonforschung – die Inaktivierung von Viren durch Ozon, Erfahrungsheilkunde 1977(5/26(Heft):197
317. Viebahn-Hänsler R. Knoch, H.G. (Hrg.). Ozon-Handbuch, Grundlagen-Prävention-Therapie. ecomed, Landsberg (1995–2006)
318. Viebahn-Hänsler R.: Das Mikro-Perl-System, eine Applikationstechnik zur Immunaktivierung und durchblutungsfördenden Wirkung bei niedrig dosierter Ozontherapie. Erfahrungsheilkunde 1992(5/41): 367
319. Vogel R., Gänsicke F.W., Reher O., Wiesner, S.: Klinische Untersuchungen zur UV-C-Blutbestrahlung in Korrelation mit Messungen rheologischer Blutparameter und der spezifischen Oberflächenenergie des Plasmas. 7. Arbeitstagg. UVB, Lenz/Malchow 1982
320. Volpert E.J., Ganelina I.E., Kukui L.M., Janushkene T.S. U. Borisova J.J.: Ein modifiziertes Fibrillationsmodell bei der Kombination von interventrikulärer Arterienligatur mit der Ultraviolettbestrahlung des Blutes (russ.). Kardiologia.1984(24):66–69
321. Washüttl J., Viebahn R.. Ozonisiertes Olivenöl – Zusammensetzung und desinfizierende Wirksamkeit. Ozo-Nachrichten 1982(1):25–28
322. Washüttl J.: Die Entstehungsmöglichkeit verschiedener Abbauprodukte bei der Ozontherapie und deren medizinische Bedeutung. Vortrag gehalten am 4.11.1976 anlässlich der Medizinischen Woche Baden-Baden 1976
323. Wasser G.H.: Zerebrale Durchblutungsstörungen. In: Beck, E.G., Viebahn-Hänsler, R. (Hrsg.): Ozon-Handbuch. Ecomed, Landsberg 1998
324. Wehrli F.: Die Hämatogene Oxydationstherapie (HOT). Medizin heute 1958(7):97–106
325. Wehrli F.: WEHRLI, F.: Erfahrungen mit haematogenen Oxydationstherapie. Ars Medici 1954(10):694–699
326. Wehrli F.: Ergebnisse der Kastschen extravasalen Sauerstoff-Ultraviolettstrahlenbehandlung des Blutes. Ars Medici 11 (1949), 689–694
327. Wehrli F.: Die hämatogene Oxydationstherapie „Blutwäsche". Med. Klinik 51 (1956) 1072–1074

328. Weiss H.: Die HOT als Basistherapie bei Colitis ulcerosa und Morbus Crohn. Erfahrungsheilk. 33 (1984) 200–209
329. Wels P. : Die Wirkung der Strahlen auf einige elementare Lebensvorgänge. Strahlenther. 47 (1933), 401–407
330. Wennig F.: Blutveränderungen durch UV-Bestrahlung in O_2-Atmosphäre. Wien med. Wochenschr. 106 (1956) 1015–1018
331. Wennig F.: Die Bedeutung der oxidativen Systeme in den Serumfetten und ihre Bestimmung. Ärztl. Forsch. 1959(13):95–109
332. Wennig F.: Veränderungen der Blutelemente durch UV-Bestrahlung in Sauerstoffatmosphäre. Wien. med. Wochenschr. 1956(106):1067–1069
333. Wentworth P. JE McDunn, AD Wentworth, C Takeuchi, J. Nieva, T Jones, C Bautista, JM Ruedi, A Gutierrez, KD Janda, BM Babior, A Eschenmoser, RA Lerner. Evidence for antibody-catalyzed ozone formation in bacterial killing and Inflammation. Science. 2002 (298):2195–2199
334. Werkmeister H.. Dekubitalgeschwüre und die Behandlung mit der Ozon-Unterdruckbegasung. In Beck, E.G., Viebahn-Hänsler, R. (Hrsg.) Ozon-Handbuch. Ecomed Landsberg (1995)
335. Werkmeister H.: Ozon-Sauerstoffinjektionsbehandlung Krebskranker unter besonderer Berücksichtigung gleichzeitiger Strahlentherapie, Sonderdruck: „Deutscher Röntgenkongreß 1968", Georg-Thieme-Verlag, Stuttgart (1968)
336. Werkmeister H.: Ozon-Unterdruckbegasung bei Dekubitus, chron. Ulcerationen. Fisteln und Bestrahlungsfolgen, Kongreß-Bericht zum OzonTherapie-Kongreß im Rahmen der Medizinischen Woche Baden-Baden, S. 9 ff. (1979)
337. Wichrijew B.S. et al., Die immunostimulierende und antioxidierende Wirkung der Autotransfusion von UV-bestrahltem Blut bei thermischen Verbrennungen. In: Die Mechanismen der Wirkung UV-bestrahlten Blutes auf den Organismus des Menschen und der Tiere, Leningrad: NAUKA, 1986, S. 39–50
338. Wiesner, A. Über experimentelle und klinische Ergebnisse bei der therapeutischen Anwendung von Ultraviolettbestrahlung in der Medizin unter besonderer Berücksichtigung der Ultraviolettbestrahlung des Eigenblutes aus historischer Sicht (Dissertation A, Greifswald), 1987
339. Wiesner A.: Zur Geschichte der UV-Therapie. Folia haematol. (101 (1974) 848–856
340. Wiesner S. U. Dehmlow, R.: Erwiderung zur Publikation „Vorläufige Mitteilung über den Einfluß UV-bestrahlter NaCl-Lösung auf arterielle Verschlußkrankheiten (AVK)" von H.-J. Melzer. Z. Physiother. 41 (1989) 63–64
341. Wiesner S., Melzer, H.-J.: Über einen Soforteffekt der Ultraviolettbestrahlung des Blutes (UVB) bei der Behandlung arterieller Verschlußkrankheiten. Z. Physiother. 1982(34):141–143
342. Wiesner S., Stadtlaender, H.: Vorrichtung zur Behandlung von Blut, Plasma und anderen Flüssigkeiten aus lebenden Organismen. Patentschr. DDR Nr. 55 75 6 v. 5.5.1967
343. Wiesner S.: Die Anwendung der Ultraviolettbestrahlung des Blutes bei arteriellen Verschlußkrankheiten. Dt. Gesundh. Wesen 30 (1975) 1045-1051
344. Wiesner S.: Zur Behandlung arterieller Verschlußkrankheiten im Stadium IV nach Fontaine – ein kasuistischer Beitrag. Z. Physiother. 1974(26):309–310
345. Wiesner S., Frick G., Hübner W.: Erfahrungen mit der Ultraviolettbestrahlung des Blutes bei chronischen Erkrankungen. Z. ärztl. Fortbild. 1974(60):10–13
346. Wiesner S., Frick G., Gänsicke F.-W., Linke A., Wiesner A.: Stellungnahme zur Arbeit „Untersuchungen zur Effektivität der UV-Bestrahlung des Blutes bei Patienten mit arterieller Verschlußkrankheit." Z. ärztl. Fortbild. 1988(82):473–474
347. Wiesner S., Gänsicke, F.-W., U. B. Rogacki: Die Anwendung der Ultraviolettbestrahlung des Blutes (UVB) bei arteriellen Verschlußerkrankungen. Z. Physiother. 1975(27):437–441
348. Windstoßer R.: Eine Methode der vereinfachten Blutwäsche nach Windstoßer, Erfahrungsheilkunde 1974(23):173–175
349. Wolff A,: Die medizinische Verwendbarkeit des Ozons, Deutsche Med. Wochenschrift 1915(11):311
350. Wolff H. H,: Das medizinische Ozon: Theoretische Grundlagen, therapeutische Anwendung. Verlag für Medizin Fischer, Heidelberg 1979
351. Wolff H. H.: Ergebnisse venöser P02-Messungen unter der Ozontherapie. Kongreß-Bericht zum Ozon-Therapie-Kongreß im Rahmen der Medizinischen Woche Baden-Baden, 1979:39
352. Wolff H. H.: Über den Wert und Unwert einer Ozontherapie. Kongreß-Bericht zur 2. Ozon-Therapie-Tagung der Österreichischen Ärztlichen Gesellschaft für Ozon-Therapie in Wien. Mai 1980
353. Wolkov G.G., Archipov M.V., Simakov V.N.: Anwendung der Reinjektion UV-bestrahlten Eigenblutes bei der komplexen Behandlung der bakteriellen Endokarditis und chronischen Pyelonephritis (russ.). Wiss. Konf. Quantenhämother., Sverdlovsk 1981:33–38
354. Wolynska E.A.: Die Behandlung koronarer Krankheiten mit der Reinfusion UV-bestrahlten Blutes (russ.). Wiss. Konf. Quantenhämother. Sverdlovsk 1981:23–25
355. Wziontek A.: Primäres und sekudäres Raynaudphänomen. Differentialdignostische Aspekte sowie vergleichende Untersuchungen zur therapeutischen Wirksamkeit der UV-Eigenblutbestrahlung (UVB) und der Hämatogenen Oxydationstherapie (HOT). Dissertation, Berlin 1992
356. Yamamoto K.: Der Einfluß subkutan injizierten Ozons auf die gasige Metabolie der Leber und Nieren von Kaninchen. Mitteilungen med. Akad. Kyoto 1940(28)888–894

357. Zelck U., Karnstedt U., Gänsicke F.-W., Wiesner S., Lange, P.: Untersuchungen zur Wirkungsweise der UV-Bestrahlung des Blutes: Zur möglichen Rolle des antioxydativen Enzymsystems. VASA Suppl. 1991(32):363–367
358. Zettel G.: Erhöhung der Röntgentoleranz des Gewebes durch HOT. Ärztl. Praxis 1971(23):629–630
359. Ziemer S., Scherf H.-P., Turowski A.: Untersuchungen zur Hämostase vor und nach der Ultraviolettbestrahlung des Blutes bei Patienten mit und ohne arterieller Verschlußkrankheit. 9. Tagg. der AG UVB d. Sektion Angiologie der Ges. Kardiol. Angiol. DDR, 8.-9.10.1984 in Ferch b. Potsdam
360. Ziepert M.: Zur Wirkung der Ultraviolettbestrahlung des Eigenblutes bei der Migräne. Dissertation (A), Jena 1987
361. Zilliken F., Dewes W.. In: Dörfler J: Hämatogene Oxydationstherapie (HOT), Uelzen: Medizinisch-Literarische Verlagsgesellschaft, 1982, S. 34–39
362. Zorraquin G.: Viszerale etiopathogenische dystonische Sympathektomie durch 0_3 oder Okzon anstatt chirurgischer Symathektomie. Ong. interam. chir. 1947(3):421–425
363. Zusammenfassender Bericht des Arbeitsausschusses ‚Ärztliche Behandlung' des Bundesausschusses der Ärzte und Krankenkassen über die Beratungen gemäß Paragraph 135 Abs. 1 Sozialgesetzbuch (SGB) V vom 30.03.2001
364. Zuzor W.B., Benediktov I.I.: Die UV-Blutbestrahlung bei der Behandlung von Patientinnen mit prämenstruellem Syndrom (russ.). Wiss. Konf. Quantenhämother., Sverdlovsk 1981: 43–45
365. Zuzor W.B., Skornjakova M.N., Benediktov I.I., Korova M.G.: Die Behandlung mit UV-bestrahltem Eigenblut bei Erkrankungen mit gestörtem Klimakterium (russ.). Wiss. Konf. Quantenhämother. Sverdlovsk 1981: 49–51
366. Zwiener U. Belgrad D.: Objektivierung rheologisch-hämodynamischer und metabolischer Effekte der UV-Bestrahlung venösen Eigenblutes bei peripheren arteriellen Durchblutungsstörungen vom Typ II-IV nach Fontaine. Z. Gesamte Inn. Med. 1987(42):44–50

Register